U0592024

国家卫生健康委员会"十四五"规划教材

全国高等学校教材

供本科护理学类专业用

护理综合实训

第 **2** 版

主　编　李映兰　王爱平

副主编　李玉红　孙彩霞　颜　萍

编　者　（按姓氏笔画排序）

王　巍（中国医学科学院北京协和医院）　　张　宁（大连医科大学附属第一医院）

王爱平（中国医科大学附属第一医院）　　张　晶（哈尔滨医科大学附属第二医院）

毛智慧（辽宁中医药大学护理学院）　　张晓春（中国医科大学附属第一医院）

卢运红（广西医科大学护理学院）　　陈翠萍（同济大学附属第十人民医院）

卢敬梅（中南大学湘雅医院）　　金瑞华（山西医科大学）

孙彩霞（温州医科大学附属第一医院）　　徐玉兰（华中科技大学同济医学院附属协和医院）

李玉红（安徽医科大学护理学院）　　郭红霞（四川大学华西护理学院）

李玉丽（山东大学护理与康复学院）　　郭晓元（西安交通大学医学部）

李映兰（中南大学湘雅护理学院）　　曾冬阳（海南医学院）

李彩霞（河北医科大学第二医院）　　颜　萍（新疆医科大学护理学院）

宋锦辉（大连大学医学部）

编写秘书　卢敬梅（中南大学湘雅医院）

人民卫生出版社

·北　京·

版权所有，侵权必究！

图书在版编目（CIP）数据

护理综合实训/李映兰，王爱平主编.—2版.—
北京：人民卫生出版社，2022.7（2025.4重印）
ISBN 978-7-117-32616-2

Ⅰ.①护… Ⅱ.①李…②王… Ⅲ.①护理学 Ⅳ.
①R47

中国版本图书馆 CIP 数据核字（2021）第 270578 号

| 人卫智网 | www.ipmph.com | 医学教育、学术、考试、健康，购书智慧智能综合服务平台 |
| 人卫官网 | www.pmph.com | 人卫官方资讯发布平台 |

护理综合实训
Huli Zonghe Shixun
第 2 版

主　　编：李映兰　王爱平
出版发行：人民卫生出版社（中继线 010-59780011）
地　　址：北京市朝阳区潘家园南里 19 号
邮　　编：100021
E - mail：pmph @ pmph.com
购书热线：010-59787592　010-59787584　010-65264830
印　　刷：人卫印务（北京）有限公司
经　　销：新华书店
开　　本：850×1168　1/16　印张：19
字　　数：562 千字
版　　次：2018 年 7 月第 1 版　　2022 年 7 月第 2 版
印　　次：2025 年 4 月第 7 次印刷
标准书号：ISBN 978-7-117-32616-2
定　　价：82.00 元
打击盗版举报电话：010-59787491　E-mail：WQ @ pmph.com
质量问题联系电话：010-59787234　E-mail：zhiliang @ pmph.com

第七轮修订说明

2020 年 9 月国务院办公厅印发《关于加快医学教育创新发展的指导意见》(国办发〔2020〕34 号)，提出以新理念谋划医学发展、以新定位推进医学教育发展、以新内涵强化医学生培养、以新医科统领医学教育创新，并明确提出"加强护理专业人才培养，构建理论、实践教学与临床护理实际有效衔接的课程体系，加快建设高水平'双师型'护理教师队伍，提升学生的评判性思维和临床实践能力。"为更好地适应新时期医学教育改革发展要求，培养能够满足人民健康需求的高素质护理人才，在"十四五"期间做好护理学类专业教材的顶层设计和规划出版工作，人民卫生出版社成立了第五届全国高等学校护理学类专业教材评审委员会。人民卫生出版社在国家卫生健康委员会、教育部等的领导下，在教育部高等学校护理学类专业教学指导委员会的指导和参与下，在第六轮规划教材建设的基础上，经过深入调研和充分论证，全面启动第七轮规划教材的修订工作，并明确了在对原有教材品种优化的基础上，新增《护理临床综合思维训练》《护理信息学》《护理学专业创新创业与就业指导》等教材，在新医科背景下，更好地服务于护理教育事业和护理专业人才培养。

根据教育部《关于加快建设高水平本科教育 全面提高人才培养能力的意见》等文件要求以及人民卫生出版社对本轮教材的规划，第五届全国高等学校护理学类专业教材评审委员会确定本轮教材修订的指导思想为：立足立德树人，渗透课程思政理念；紧扣培养目标，建设护理"干细胞"教材；突出新时代护理教育理念，服务护理人才培养；深化融合理念，打造新时代融合教材。

本轮教材的编写原则如下：

1. **坚持"三基五性"**　教材编写坚持"三基五性"的原则。"三基"：基本知识、基本理论、基本技能；"五性"：思想性、科学性、先进性、启发性、适用性。

2. **体现专业特色**　护理学类专业特色体现在专业思想、专业知识、专业工作方法和技能上。教材编写体现对"人"的整体护理观，体现"以病人为中心"的优质护理指导思想，并在教材中加强对学生人文素质的培养，引领学生将预防疾病、解除病痛和维护群众健康作为自己的职业责任。

3. **把握传承与创新**　修订教材在对原有教材的体系、编写体裁及优点进行继承的同时，结合上一轮教材调研的反馈意见，进一步修订和完善，并紧随学科发展，及时更新已有定论的新知识及实践发展成果，使教材更加贴近实际教学需求。同时，对于新增教材，能体现教育教学改革的先进理念，满足新时代护理人才培养在知识结构更新和综合能力提升等方面的需求。

4. **强调整体优化**　教材的编写在保证单本教材的系统和全面的同时，更强调全套教材的体系性和整体性。各教材之间有序衔接、有机联系，注重多学科内容的融合，避免遗漏和不必要的重复。

5. 结合理论与实践 针对护理学科实践性强的特点,教材在强调理论知识的同时注重对实践应用的思考,通过引入案例与问题的编写形式,强化理论知识与护理实践的联系,利于培养学生应用知识、分析问题、解决问题的综合能力。

6. 推进融合创新 全套教材均为融合教材,通过扫描二维码形式,获取丰富的数字内容,增强教材的纸数融合性,增强线上与线下学习的联动性,增强教材育人育才的效果,打造具有新时代特色的本科护理学类专业融合教材。

全套教材共 59 种,均为国家卫生健康委员会"十四五"规划教材。

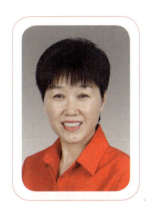

李映兰,博士,主任护师,博士生导师。中南大学湘雅护理学院副院长、中南大学湘雅医院护理工作指导委员会副主任委员、新疆医科大学护理学院名誉院长。现任中华护理学会副理事长、国家卫生健康标准委员会护理标准专业委员会委员、美国护理科学院院士、亚洲急危重症医学协会护理分会副会长等职务。

主要研究方向为社会医学与卫生事业管理、病人安全管理、护士职业安全与防护。共主持国家级、省部级等科研项目 24 项;发表 SCI、Medline、CSCD 等论文 191 篇;参与发明国家级专利共 7 项;主编及参编全国高等学校"十三五"规划教材、卫生部"十二五"规划教材(研究生用)、专著等共 35 本。曾获全国优秀科技工作者称号、中华护理学会杰出护理工作者称号、中华护理学会科技奖三等奖、中华护理学会创新发明奖三等奖等多项荣誉。

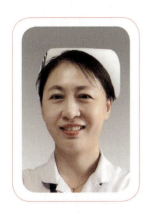

王爱平,教授、主任护师,博士生导师。中国医科大学护理学院副院长,中国医科大学附属第一医院公共事业部主任、临床护理教研室主任。现任中华护理学会常务理事,中华护理学会老年护理专业委员会副主任委员,国家卫生健康标准委员会护理标准委员会委员等职务。

近年发表论文 120 余篇,其中 SCI 收录 20 篇;主编和参编教材及专著 32 部;承担国家自然基金、国家重点研发、省部级课题 20 项。辽宁省"兴辽英才计划"科技创新领军人才。曾获第十一届中国青年科技奖、全国五一巾帼标兵称号,中华护理学会科技二等奖、三等奖,第七届辽宁省青年科技奖,辽宁省优秀护士称号等。

副主编简介

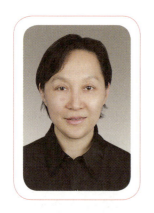

李玉红，教授，硕士生导师。安徽省课程思政教学名师，安徽医科大学护理学院实训中心主任、省级护理学虚拟仿真实验教学中心负责人，加利福尼亚州立大学洛杉矶分校护理学院访问学者。

主要研究领域为围生期抑郁、护理模拟教育。主持安徽省自然科学基金面上项目、安徽省高校自然科学研究项目、安徽省高等学校省级质量工程项目8项，其他项目7项；发表学术论文50余篇，其中SCI收录6篇。主编、参编教材14部；获省级教学成果奖7项，校级3项，安徽医科大学教学贡献新华奖获得者。

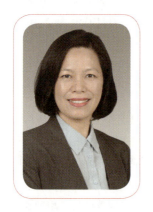

孙彩霞，主任护师，硕士生导师。温州医科大学附属第一医院护理部主任，临床护理教研室主任。兼任中华护理学会医院感染管理专业委员会委员、中国抗癌协会肿瘤护理专业委员会委员、全国护理学专业临床学术专家指导委员会常委；浙江省护理学会医院感染管理专业委员会副主委、第三届浙江省医院协会护理管理专业委员会副主委、浙江省抗癌协会肿瘤护理专业委员会副主委、浙江省护理学会副秘书长；《中华护理杂志》第十届编辑委员会委员等。

主要研究方向：护理管理、护理教育、肿瘤护理。发表论文30余篇，其中SCI收录杂志2篇；以副主编身份编写及参与编写教材5部；主持课题5项。

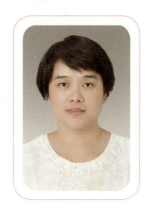

颜萍，教授、主任护师，硕士生导师。新疆医科大学护理学院院长，兼任中华护理学会护理教育专业委员会委员，新疆护理学会副理事长，新疆护理学会护理教育专业委员会主任委员，第五届全国高等学校护理学类专业教材评审委员会委员。

主要研究方向为外科护理、重症护理。主持和参与省部级及以上科研项目6项，其中教学改革项目2项，发表核心期刊论文30余篇，其中SCI论文4篇，获得中华护理学会科技奖三等奖2项，省部级、市级科技奖2项；获得自治区自然科学优秀论文二等奖。

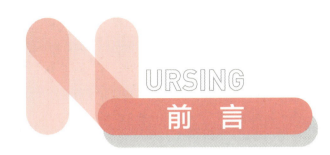

前　言

护理学是一门实践性很强的应用学科,护理教育的目标是培养以"能力为核心"的实用型、复合型高等护理人才。根据全国高等学校本科教育工作会议精神,坚持"以人为本"、推进"四个回归"。为进一步加强院校教育与临床实践的深度融合,强化护理理论与实践的紧密结合,促进本科生进入临床实习后能综合运用所学的护理理论和基本技能,并与病人有效沟通,实现学校教育与临床实践的无缝对接。

近年来,随着情境模拟教学法和案例教学法在我国高等护理学教育改革实践中的不断应用与完善,本教材通过案例导入及临床情境的演变,设置实训任务,指导学生对病人进行护理评估、提出护理问题,实施相应的护理措施,并对该病例和任务进行拓展,让学生做到举一反三、触类旁通,训练学生综合分析问题和处理问题的能力。全书共十三章,涉及呼吸系统疾病、循环系统疾病、消化系统疾病、泌尿系统疾病、生殖系统疾病、内分泌系统疾病、血液系统疾病、运动系统疾病、神经系统疾病等。本教材内容全面、紧贴临床、形式新颖,在编写内容和形式上突出 3 个特点。①实用性:病例均来自临床一线,临床情境的变化符合专科疾病的发展规律,以任务的方式对病人实施护理和操作,让学生身临其境,提前感受临床氛围。②新颖性:临床情境体现了病情的动态变化,临床情境与实训任务紧密结合,增加了实训拓展内容,融入了相关专科的最新护理知识,同时在每章后附有思政小课堂。③专业性:以某一专科常见疾病作为临床病例,根据专科疾病的特点实施针对性的护理,为病人提供更专业的服务。本教材适用于全国高等学校护理学专业的教学,也适用于学生临床实习前的综合训练,同时可作为临床低年资护士培训的参考用书。本教材在编写过程中,参考和借鉴了有关教材和文献资料,在此向作者们表示诚挚的谢意!

由于水平和时间的局限,教材中存在的不妥之处,敬请读者批评指正。

李映兰　王爱平
2022 年 6 月

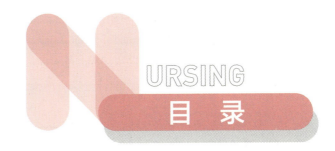

目 录

NURSING

第二篇　特殊人群护理综合实训

第一篇

成人护理综合实训

URSING

第一章

呼吸系统疾病病人护理实训

01章 数字内容

学 习 目 标

● 知识目标：
1. 掌握呼吸系统常见疾病的护理。
2. 熟悉呼吸系统常用操作技术。
3. 了解呼吸系统疾病护理的相关进展。
● 能力目标：
1. 能根据病人的实际情况提供正确有效的护理措施。
2. 能根据不同的情境正确运用吸氧、吸痰、机械通气等操作技术。
● 素质目标：
1. 能将人文关怀体现在技术操作的全过程和护理服务的每一个环节。
2. 能根据不同病人的特点和不同的情境提供个性化的心理护理。

第一节　慢性阻塞性肺疾病病人护理

 案例导入

　　病人,男性,75 岁。因反复咳嗽、咳痰、喘息 10 余年,加重伴发热 5d 入院。病人自述 10 余年来,每年因天气转凉或自身受凉后,反复出现上述症状 3 个月以上,抗感染、化痰治疗后症状尚可控制。5d 前受凉后出现咳嗽、咳痰、气喘,自行服用"阿莫西林"胶囊,症状未改善且气喘加重并伴有发热。痰液颜色由白色转为黄白色,量增多,黏稠且不易咳出,后出现痰中带血,并有左胸隐痛,吸气时明显,自觉呼吸费力,夜间平卧时加重,坐起可稍缓解。既往有高血压病史,吸烟 40 余年,约 20 支/d。病人性格内向,脾气较固执,未与家人住一起。

　　体格检查:T 38.5℃,P 108 次/min,R 23 次/min,BP 150/90mmHg;意识清醒,急性病容,口唇发绀;桶状胸,肋间隙增宽,双肺语颤减弱,叩诊呈过清音,双肺闻及干啰音,呼气音延长。

　　辅助检查:血常规结果显示白细胞计数(WBC)11.2×10⁹/L,中性粒细胞百分比 82%,血红蛋白(Hb)125g/L,红细胞计数(RBC)4.2×10¹²/L;血气分析结果显示 pH 7.41,动脉血二氧化碳分压(PaCO₂)75mmHg,动脉血氧分压(PaO₂)55mmHg,碳酸氢根离子浓度(HCO₃⁻)27mmol/L,碱剩余(BE)−2mmol/L。X 线胸片示慢性支气管炎、肺气肿伴感染。

　　诊断:慢性阻塞性肺疾病急性加重期;原发性高血压。

实训一

情　境　一

　　病人入院后遵医嘱予以吸氧、化痰、抗感染等治疗。住院第 2 天仍发热,自觉呼吸费力;咳嗽、咳黄白色黏痰,痰液不易咳出。体格检查:T 38℃,P 112 次/min,R 19 次/min,BP 145/75mmHg,血氧饱和度(SpO₂)88%。

【护理评估】

　　1. **健康史**　病人自觉呼吸费力,咳嗽、咳黄白色黏痰,痰液不易咳出。既往有高血压病史,吸烟 40 余年。

　　2. **身体状况**　T 38℃,P 112 次/min,R 19 次/min,BP 145/75mmHg。意识清醒,桶状胸,肋间隙增宽。听诊双肺呼吸音对称,闻及少量干啰音。SpO₂ 88%。

　　3. **心理-社会状况**　病人性格内向,脾气较固执,未与家人住一起。

【主要护理诊断/问题】

1. **清理呼吸道无效**　与呼吸道分泌物多、黏液稠不易咳出有关。
2. **体温过高**　与肺部感染有关。

【护理目标】

1. 病人呼吸道分泌物减少,通气改善。
2. 病人体温降至正常范围内。

【护理措施】

1. **保持呼吸道通畅**　遵医嘱行气道湿化和雾化吸入(详见雾化吸入操作流程),鼓励病人多饮水,定时翻身拍背,指导病人有效咳嗽、咳痰;必要时负压吸引。

2. **病情观察**　监测病人生命体征及咳嗽、咳痰情况,观察痰液的颜色、性状及量。根据病情需要采集动脉血标本进行血气分析,根据血气分析结果合理氧疗。

3. **发热护理**　根据体温的变化情况采取物理或药物降温,保持出入量平衡。

4. **合适体位**　协助病人取半坐卧位或端坐位,改善呼吸运动情况。

5. **健康指导**　口腔护理每日2~3次,每次雾化吸入后清水漱口。保持皮肤清洁、干燥,有出汗情况及时更换衣物。保证足够热量、蛋白质和维生素的摄取,避免食用产气食物(如红薯、土豆等),避免受凉。

雾化吸入操作流程
(以压缩泵雾化吸入为例)

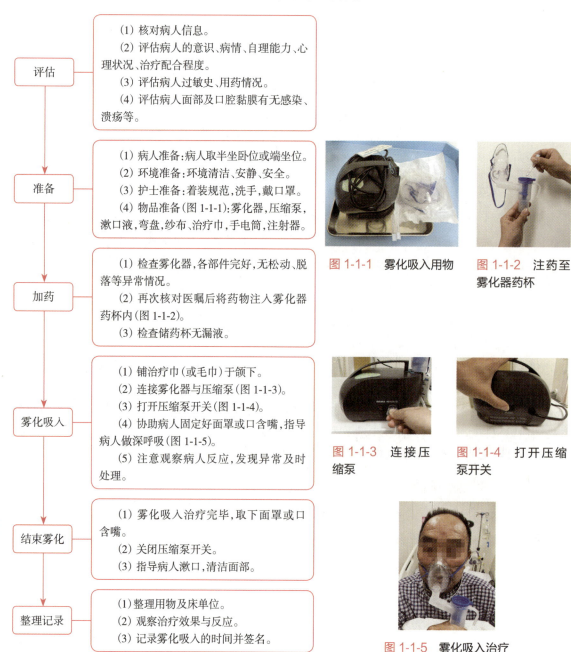

评估
(1) 核对病人信息。
(2) 评估病人的意识、病情、自理能力、心理状况、治疗配合程度。
(3) 评估病人过敏史、用药情况。
(4) 评估病人面部及口腔黏膜有无感染、溃疡等。

准备
(1) 病人准备:病人取半坐卧位或端坐位。
(2) 环境准备:环境清洁、安静、安全。
(3) 护士准备:着装规范,洗手,戴口罩。
(4) 物品准备(图1-1-1):雾化器,压缩泵,漱口液,弯盘,纱布,治疗巾,手电筒,注射器。

图 1-1-1　雾化吸入用物　　图 1-1-2　注药至雾化器药杯

加药
(1) 检查雾化器,各部件完好,无松动、脱落等异常情况。
(2) 再次核对医嘱后将药物注入雾化器药杯内(图1-1-2)。
(3) 检查储药杯无漏液。

雾化吸入
(1) 铺治疗巾(或毛巾)于颌下。
(2) 连接雾化器与压缩泵(图1-1-3)。
(3) 打开压缩泵开关(图1-1-4)。
(4) 协助病人固定好面罩或口含嘴,指导病人做深呼吸(图1-1-5)。
(5) 注意观察病人反应,发现异常及时处理。

图 1-1-3　连接压缩泵　　图 1-1-4　打开压缩泵开关

结束雾化
(1) 雾化吸入治疗完毕,取下面罩或口含嘴。
(2) 关闭压缩泵开关。
(3) 指导病人漱口,清洁面部。

整理记录
(1) 整理用物及床单位。
(2) 观察治疗效果与反应。
(3) 记录雾化吸入的时间并签名。

图 1-1-5　雾化吸入治疗

Note:

【护理评价】

1. 病人痰液易咳出,痰液量减少,呼吸道通畅。

2. 血气分析结果显示 pH 7.37,$PaCO_2$ 55mmHg,PaO_2 70mmHg,HCO_3^- 28mmol/L,SaO_2 94%,$PaCO_2$ 较前下降。

3. 病人体温 36.4℃,已恢复正常。

【实训拓展】

1. **在新型冠状病毒肺炎流行期间,慢性阻塞性肺疾病病人的雾化吸入治疗要点**　慢性阻塞性肺疾病病人的雾化吸入治疗应尽可能避免氧气驱动的雾化治疗。雾化吸入给药增加了飞沫的产生和疾病传播的风险,条件许可时可改用其他较为安全的吸入装置。避免他人在场的情况下使用雾化器,并应确保在空气流通的环境下使用。须呼吸支持的重症病人可使用筛网雾化器。

2. **慢性阻塞性肺疾病的预防和治疗模式**　慢性阻塞性肺疾病预防和治疗的三低:早期诊断低、治疗依从性低、治疗规范性低。构建医院 - 社区 - 家庭的慢性阻塞性肺疾病防治模式,提高基层医疗机构慢性阻塞性肺疾病防控能力,是解决此问题的一个较好办法。稳定期病人的管理流程是诊断、评估、初始治疗、再评估、调整,如此循环往复,并依据评估结果进行治疗的升级与降级,实现慢性阻塞性肺疾病治疗个体化。

🔰 实训二

情　境　二

住院第 5 天下午,病人排便后出现呼吸困难加重,有提肩动作,不能平卧,口唇发绀。查体:HR 126 次 /min,R 26 次 /min,BP 156/78mmHg。立即报告医生,采集动脉血标本进行血气分析,结果显示 pH 7.34,$PaCO_2$ 54mmHg,PaO_2 42mmHg,SaO_2 82%。病人家属请求尽快采取措施,减轻病人呼吸困难的症状。

【护理评估】

1. **健康史**　病人排便后呼吸困难加重,不能平卧,口唇发绀。

2. **身体状况**　病人意识清醒,呼吸急促,有提肩动作。HR 126 次 /min,R 26 次 /min,BP 156/78mmHg。听诊双肺呼吸音粗,有散在的哮鸣音。

3. **心理 - 社会状况**　病人平时性格内向,不愿麻烦别人,妻子是病人的主要照顾者,家属对病人出现的病情变化感到紧张。

4. **实验室检查**　血气分析结果显示 pH 7.34,$PaCO_2$ 54mmHg,PaO_2 42mmHg,SaO_2 82%。

【主要护理诊断 / 问题】

1. **低效性呼吸型态**　与呼吸急促、支气管痉挛有关。
2. **活动耐力下降**　与缺氧有关。

【护理措施】

1. **卧位与休息**　协助病人取坐位或半坐卧位,安静休息,减少氧耗。

2. **给氧护理**　立刻予以鼻导管低浓度氧气吸入(详见氧气吸入操作流程),密切观察氧疗效果,按需使用高流量给氧或无创呼吸机辅助通气。

Note:

3. **指导呼吸** 指导病人进行缩唇呼吸。

4. **监测病情** 监测病人生命体征,尤其是血氧饱和度的变化,必要时复查血气分析。

5. **生活护理** 协助活动耐力下降的病人如厕,及时更换衣物。

6. **健康教育** 指导病人保持排便通畅,多吃蔬菜等含粗纤维食物。如有便秘,及时报告医生处理。

氧气吸入操作流程
(以中心供氧法为例)

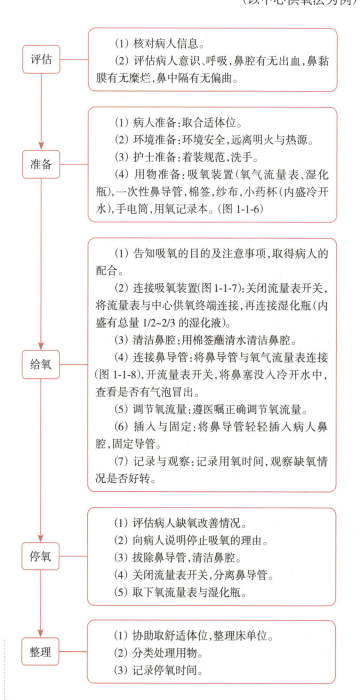

评估
(1) 核对病人信息。
(2) 评估病人意识、呼吸,鼻腔有无出血,鼻黏膜有无糜烂,鼻中隔有无偏曲。

准备
(1) 病人准备:取合适体位。
(2) 环境准备:环境安全,远离明火与热源。
(3) 护士准备:着装规范,洗手。
(4) 用物准备:吸氧装置(氧气流量表、湿化瓶),一次性鼻导管,棉签,纱布,小药杯(内盛冷开水),手电筒,用氧记录本。(图 1-1-6)

给氧
(1) 告知吸氧的目的及注意事项,取得病人的配合。
(2) 连接吸氧装置(图 1-1-7):关闭流量表开关,将流量表与中心供氧终端连接,再连接湿化瓶(内盛有总量 1/2~2/3 的湿化液)。
(3) 清洁鼻腔:用棉签蘸清水清洁鼻腔。
(4) 连接鼻导管:将鼻导管与氧气流量表连接(图 1-1-8),开流量表开关,将鼻塞没入冷开水中,查看是否有气泡冒出。
(5) 调节氧流量:遵医嘱正确调节氧流量。
(6) 插入与固定:将鼻导管轻轻插入病人鼻腔,固定导管。
(7) 记录与观察:记录用氧时间,观察缺氧情况是否好转。

停氧
(1) 评估病人缺氧改善情况。
(2) 向病人说明停止吸氧的理由。
(3) 拔除鼻导管,清洁鼻腔。
(4) 关闭流量表开关,分离鼻导管。
(5) 取下氧流量表与湿化瓶。

整理
(1) 协助取舒适体位,整理床单位。
(2) 分类处理用物。
(3) 记录停氧时间。

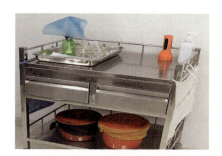
图 1-1-6 氧气吸入用物

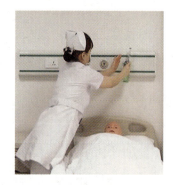
图 1-1-7 连接吸氧装置

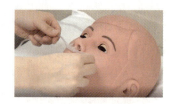
图 1-1-8 连接鼻导管

【护理评价】

1. 病人面色转红,SaO_2 上升到 90% 以上。

2. 病人提肩动作消失,呼吸困难缓解。

Note:

【实训拓展】

1. **中心吸氧装置常见的故障及处理**　中心吸氧装置常见故障有氧气管道堵塞、漏气，氧气表损坏等。

处理：①立即打开备用氧气包，连接氧气管，继续为病人输氧。②必要时将备用氧气筒推至床旁，予以继续输氧。③了解病人及家属的心理，向病人家属做好解释安慰工作。④密切观察病人缺氧症状有无改善，有无呼吸急促、末梢发绀、血氧饱和度下降等病情变化。⑤通知器械或管道维修组，立即进行维修。⑥将处理过程及病人病情报告护士长。⑦对中心吸氧装置定期检查与维护，氧气表、氧气包或氧气筒随时处于备用状态。

2. **常见的氧疗并发症**

(1) 氧中毒：主要表现为胸骨后疼痛、灼热感，继而出现呼吸增快、恶心、呕吐、烦躁、间断干咳。应尽量避免长时间、高浓度氧疗。

(2) 吸入性肺不张：表现为烦躁，呼吸、心率增快，血压上升，继而出现呼吸困难、发绀、昏迷。鼓励病人做深呼吸，多咳嗽和经常改变卧位、姿势，防止分泌物阻塞。

(3) 呼吸道分泌物黏稠：吸入氧气后导致呼吸道黏膜干燥，分泌物黏稠。症状表现为痰液不易咳出，鼻内纤毛运动障碍。故氧气吸入前一定要先湿化再吸入，以减轻刺激作用，定期雾化吸入。

(4) 晶体后纤维增生症：仅见于新生儿，以早产儿多见。由于视网膜血管收缩、视网膜纤维化，最后出现不可逆转的失明。新生儿应控制吸入氧浓度和吸氧时间。

（李映兰）

第二节　呼吸衰竭病人护理

案例导入

病人，男性，18岁。因发热、咳嗽4d，呼吸急促2d入院。病人4d前因受凉感冒后出现发热，最高体温38.3℃，伴畏寒、寒战、咳嗽、咳痰，痰液性质为白色黏痰，呼吸急促，伴头晕、乏力，无恶心、呕吐，无四肢关节疼痛。抗细菌、抗病毒治疗后无缓解，呼吸困难加重，氧合指数进一步降低而转入呼吸重症监护室。既往体健。病人为在校大学生，家属很担心病人的预后。

体格检查：T 38.5℃，P 100次/min，R 37次/min，BP 98/52mmHg，高流量给氧（氧浓度80%）情况下 SpO$_2$ 91%；意识清醒，急性病容；听诊双肺呼吸音粗，可闻及明显的细湿啰音。

辅助检查：血常规结果显示 WBC 15.5×10^9/L，N 83.7%，Hb 134g/L，RBC 4.2×10^{12}/L；血气分析结果显示 pH 7.34，PaCO$_2$ 45mmHg，PaO$_2$ 53mmHg，HCO$_3^-$ 25.9mmol/L，BE −0.5mmol/L。胸部 CT 示双肺广泛分布片状、斑片状磨玻璃样密度影，考虑感染性病变。

诊断：重症肺炎，呼吸衰竭（Ⅰ型）。

实训一

情　境　一

病人入院后给予抗细菌、抗病毒、雾化吸入、高流量给氧等对症支持治疗。住院第3天仍发热，呼吸急促加重，口唇发绀，鼻翼扇动；咳嗽、咳白色黏痰。体格检查：T 37.7℃，P 108次/min，R 47次/min，BP 101/50mmHg，SpO$_2$ 90%，氧合指数[氧合指数＝动脉血氧分压（PaO$_2$）/吸氧浓度（FiO$_2$）×100%]61mmHg（1mmHg=0.133kPa）。

【护理评估】

1. **健康史**　病人受凉感冒后出现发热,呼吸急促,口唇发绀,鼻翼扇动;咳嗽、咳白色黏痰。既往体健。

2. **身体状况**　意识清醒,急性病容。T 37.7℃,P 108 次/min,R 47 次/min,BP 101/50mmHg,氧合指数 61mmHg。听诊双肺呼吸音粗,可闻及明显的细湿啰音。

3. **心理-社会状况**　病人为在校大学生,知书达理,能配合各种诊疗操作。家属很担心病人的预后。

【主要护理诊断/问题】

1. **低效性呼吸型态**　与肺部感染、呼吸急促有关。
2. **体温过高**　与肺部感染有关。

【护理目标】

1. 病人呼吸频率恢复正常,氧合改善。
2. 病人体温降至正常范围内。

【护理措施】

1. **积极改善氧合**　遵医嘱麻醉后行气管插管接呼吸机辅助呼吸(详见机械通气操作流程),合理设置参数,根据血气分析结果随时调整。

2. **合理使用抗菌药物**　及时留取支气管分泌物或痰液标本送检细菌 + 真菌培养,必要时做病原菌的基因测序检查,根据病原学及药敏结果选择合适的抗菌药物。

3. **镇静、镇痛**　机械通气期间须使用镇静和镇痛药物,减少人机对抗,降低病人的不适感。每日上午暂停镇静、镇痛药唤醒病人并评估其意识和自主呼吸情况,及时把握脱机、拔管的时机。

4. **病情观察**　监测病人生命体征及气道通畅情况,观察痰液的颜色、性状及量。

5. **气管插管护理**　每班观察和记录导管插入深度,妥善固定,做好保护性约束,可使用手帕式约束带约束双手,防止意外拔管。做好口腔护理,减少微量误吸,预防呼吸机相关性肺炎的发生。

6. **降温处理**　遵医嘱采取各种降温措施,首选物理降温,持续高热时可使用亚低温治疗仪降温。

7. **健康指导**　插管前告知病人及家属气管插管期间病人不能发出声音,且只能采取鼻饲流质饮食。及时向家属告知病人病情,减轻家属的心理负担。

机械通气操作流程

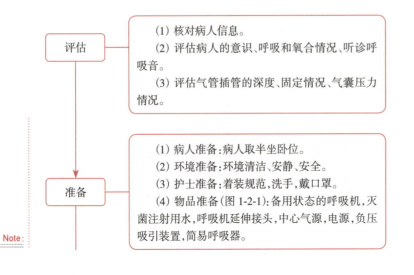

评估
- (1) 核对病人信息。
- (2) 评估病人的意识、呼吸和氧合情况、听诊呼吸音。
- (3) 评估气管插管的深度、固定情况、气囊压力情况。

准备
- (1) 病人准备:病人取半坐卧位。
- (2) 环境准备:环境清洁、安静、安全。
- (3) 护士准备:着装规范,洗手,戴口罩。
- (4) 物品准备(图 1-2-1):备用状态的呼吸机,灭菌注射用水,呼吸机延伸接头,中心气源,电源,负压吸引装置,简易呼吸器。

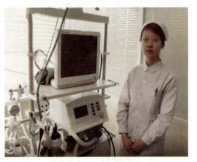

图 1-2-1　用物

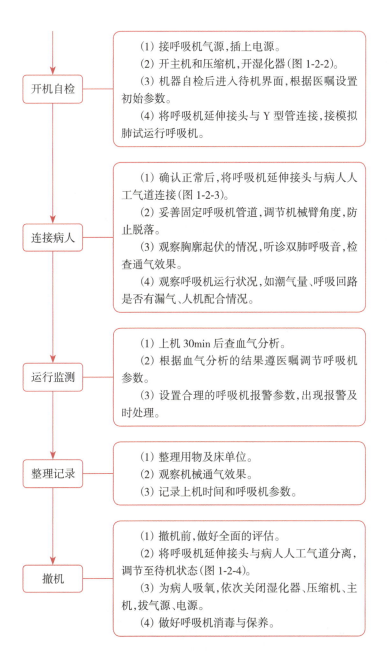

开机自检
(1) 接呼吸机气源,插上电源。
(2) 开主机和压缩机,开湿化器(图 1-2-2)。
(3) 机器自检后进入待机界面,根据医嘱设置初始参数。
(4) 将呼吸机延伸接头与 Y 型管连接,接模拟肺试运行呼吸机。

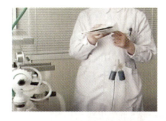

图 1-2-2　开机,连接模拟肺

连接病人
(1) 确认正常后,将呼吸机延伸接头与病人人工气道连接(图 1-2-3)。
(2) 妥善固定呼吸机管道,调节机械臂角度,防止脱落。
(3) 观察胸廓起伏的情况,听诊双肺呼吸音,检查通气效果。
(4) 观察呼吸机运行状况,如潮气量、呼吸回路是否有漏气、人机配合情况。

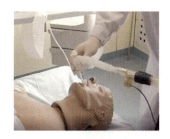

图 1-2-3　连接病人

运行监测
(1) 上机 30min 后查血气分析。
(2) 根据血气分析的结果遵医嘱调节呼吸机参数。
(3) 设置合理的呼吸机报警参数,出现报警及时处理。

整理记录
(1) 整理用物及床单位。
(2) 观察机械通气效果。
(3) 记录上机时间和呼吸机参数。

撤机
(1) 撤机前,做好全面的评估。
(2) 将呼吸机延伸接头与病人人工气道分离,调节至待机状态(图 1-2-4)。
(3) 为病人吸氧,依次关闭湿化器、压缩机、主机,拔气源、电源。
(4) 做好呼吸机消毒与保养。

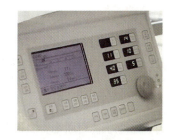

图 1-2-4　待机状态

【护理评价】

1. 病人氧合改善,呼吸平稳。
2. 病人体温 36.4℃,已恢复至正常。

【实训拓展】

1. 预防呼吸机相关性肺炎的集束化策略　对于预防机械通气病人发生呼吸机相关性肺炎的发生,应采用集束化管理策略:①抬高床头 30°~45°(无禁忌证)。②每日唤醒和评估能否脱机、拔管。③使用氯己定漱口液(新生儿除外)进行口腔护理,每日 2~4 次。④每 4h 一次清除呼吸机管路内的冷凝水。⑤及时和按需吸痰,建议使用密闭式吸痰管。⑥建议持续或间断声门下分泌物吸引。⑦定期更换呼吸机管路。⑧严格执行手卫生。⑨预防深静脉血栓:协助病人尽早床上或床旁活动,根据风险评估的结果实施一般预防、药物预防和物理预防措施。⑩尽早肠内营养,预防消化性溃疡。

Note:

2. 机械通气病人行气囊压力监测的必要性　人工气囊的主要作用是相对固定气管导管,防止导管脱出,气囊还起到封闭气道、保证潮气量供给的作用。若气囊充气不足,易致漏气和误吸;充气过度则易造成气道黏膜缺血坏死,有可能形成气管食管瘘。理想的气囊压力,应保持在 18.4~22.1mmHg($25\sim30cmH_2O$)。

实训二

情 境 二

病人持续经人工气道接有创呼吸机辅助通气,雾化吸入治疗后出现咳嗽反应,伴血氧饱和度下降、呼吸频率增快,痰鸣音明显,病人镇静状态。T 37.5℃,P 88 次/min,R 31 次/min,BP 123/58mmHg。呼吸机高压报警,须经人工气道内吸痰。

【护理评估】

1. **健康史**　病人在行雾化治疗后出现咳嗽,呼吸增快,呼吸困难。
2. **身体状况**　病人镇静状态,T 37.5℃,P 88 次/min,R 31 次/min,BP 123/58mmHg。肺部听诊可闻及明显的痰鸣音。

【主要护理诊断/问题】

1. **清理呼吸道无效**　与呼吸道分泌物过多、痰液黏稠有关。
2. **有管道脱出的危险**　与病人躁动、插管不适、套囊漏气有关。

【护理目标】

1. 病人呼吸困难缓解,痰鸣音消失。
2. 病人的气管插管未发生脱出。

【护理措施】

1. **保持呼吸道通畅**　立即予以床旁吸痰(实施详见经人工气道吸痰操作流程),观察痰液的颜色、性状及量,密切监测生命体征,尤其是呼吸频率和 SpO_2 的变化。定时翻身拍背,促进痰液排出。

2. **加强气道湿化**　保持呼吸机湿化罐内水位线正常,保持适宜温度,避免病人吸入过冷及干燥的气体。遵医嘱执行雾化吸入治疗。

3. **镇静、镇痛**　机械通气期间遵医嘱按需使用镇静和镇痛药物,减少人机对抗,降低病人的不舒适感。

4. **预防管道脱出**　给予病人保护性约束,妥善固定人工气道,固定用寸带松紧适宜,动态调整。躁动病人遵医嘱合理镇静。给病人翻身时,维持管道的正常位置。及时清理管道内积水,做好气囊压力监测,防止因漏气所致管路脱出。

5. **预防器械相关压力性损伤**　每班评估受固定带压迫处皮肤情况,酌情垫纱布或减压垫减压。注意管路的位置,不压在病人身上。如已压,随时进行调整。

6. **预防感染**　严格执行手卫生,吸痰时严格执行无菌操作,视气管如血管,定时评估胃排空情况,防止出现反流误吸。

经人工气道吸痰操作流程

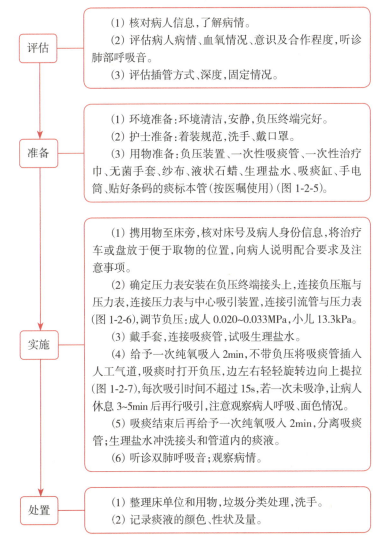

评估
(1) 核对病人信息,了解病情。
(2) 评估病人病情、血氧情况、意识及合作程度,听诊肺部呼吸音。
(3) 评估插管方式、深度,固定情况。

准备
(1) 环境准备:环境清洁,安静,负压终端完好。
(2) 护士准备:着装规范,洗手、戴口罩。
(3) 用物准备:负压装置、一次性吸痰管、一次性治疗巾、无菌手套、纱布、液状石蜡、生理盐水、吸痰缸、手电筒、贴好条码的痰标本管(按医嘱使用)(图 1-2-5)。

实施
(1) 携用物至床旁,核对床号及病人身份信息,将治疗车或盘放于便于取物的位置,向病人说明配合要求及注意事项。
(2) 确定压力表安装在负压终端接头上,连接负压瓶与压力表,连接压力表与中心吸引装置,连接引流管与压力表(图 1-2-6),调节负压:成人 0.020~0.033MPa,小儿 13.3kPa。
(3) 戴手套,连接吸痰管,试吸生理盐水。
(4) 给予一次纯氧吸入 2min,不带负压将吸痰管插入人工气道,吸痰时打开负压,边左右轻轻旋转边向上提拉(图 1-2-7),每次吸引时间不超过 15s,若一次未吸净,让病人休息 3~5min 后再行吸引,注意观察病人呼吸、面色情况。
(5) 吸痰结束后再给予一次纯氧吸入 2min,分离吸痰管;生理盐水冲洗接头和管道内的痰液。
(6) 听诊双肺呼吸音;观察病情。

处置
(1) 整理床单位和用物,垃圾分类处理,洗手。
(2) 记录痰液的颜色、性状及量。

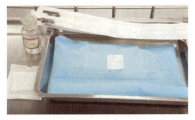
图 1-2-5 用物准备

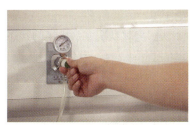
图 1-2-6 负压表

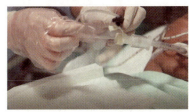
图 1-2-7 吸痰

【护理评价】

病人痰液顺利排出,呼吸平稳,血氧饱和度上升。

【实训拓展】

1. **吸痰时吸痰管的选择** 吸痰管是气道分泌物吸引的主要用品之一,不同样式的吸痰管所产生的效果亦不相同。有侧孔的吸痰管在吸痰时不容易被分泌物阻塞,其效果优于无侧孔的吸痰管,并且侧孔越大效果越好。吸痰管的管径越大,吸痰效果也就越好,但吸痰过程中所造成的肺塌陷也越严重。当吸痰管的管径超过人工气道内径的 50% 时,将显著降低气道内压力和呼气末肺容积。选择吸痰管时,其管径不宜超过人工气道内径的 50%,有侧孔的吸痰管吸痰效果优于无侧孔的。

2. **机械通气病人吸痰前、后短时间给予高浓度氧的原因** 在吸痰操作前、后短时间给予病人吸入高浓度的氧,可减少吸痰过程中氧合指数降低以及由缺氧导致的相关并发症;仅吸痰前病人短时间吸入高浓度的氧,可使吸痰过程中发生缺氧的风险降低 32%;吸痰前、后均给予提高吸氧浓度,可使缺氧的风险降低 49%,联合肺复张可使缺氧风险降低 55%。呼吸机面板上的手动给氧键按下去后由机器给予 100% 的纯氧,维持 30~60s。

实训三

情 境 三

病人住院第 2 天,经过抗感染、雾化吸入、机械通气等支持治疗后氧合指数未见明显改善。病人镇静状态,T 36.9℃,P 96 次 /min,R 24 次 /min,BP 119/56mmHg。气道通畅,听诊双肺呼吸音粗,偶尔可闻及细湿啰音。血气分析结果显示 pH 7.45,$PaCO_2$ 50mmHg,PaO_2 56mmHg,HCO_3^- 27.9mmol/L,BE +1.2mmol/L,目前的吸氧浓度为 90%。医生和呼吸治疗师联合查房后决定实施俯卧位通气。

【护理评估】

1. **健康史** 重症肺炎病人持续经人工气道接呼吸机辅助呼吸,吸氧浓度 90%,氧合指数未见明显改善。

2. **身体状况** 病人镇静状态,T 36.9℃,P 96 次 /min,R 24 次 /min,BP 119/56mmHg。气道通畅,听诊双肺呼吸音粗,偶尔可闻及细湿啰音。血气分析结果显示 pH 7.45,$PaCO_2$ 50mmHg,PaO_2 56mmHg,HCO_3^- 27.9mmol/L,BE +1.2mmol/L。

【主要护理诊断 / 问题】

1. **低效性呼吸型态** 与肺部感染、肺部病变有关。
2. **有皮肤完整性受损的危险** 与长时间俯卧位、皮肤组织受压有关。
3. **有管道脱出的危险** 与病人躁动、翻身过程中管路管理不到位有关。

【护理目标】

1. 病人氧合改善,气道通畅。
2. 病人无压力性损失的发生。
3. 病人未发生管道脱出。

【护理措施】

1. **改善氧合** 机械通气后如果氧合无改善,尽早行俯卧位通气(详见俯卧位通气操作流程),改善病人肺部的通气血流比例,促进肺复张。

2. **病情观察** 密切监测病人生命体征、动脉血气分析结果和水、电解质、酸碱平衡情况,观察病人痰液量、性状及颜色。监测血糖的变化。

3. **预防管道脱出** 翻身前确保各管路已妥善固定;加强翻身团队的共同协作能力,合理选择翻身方向,避免翻身过程中管路脱出;适当行肢体约束,防止意外拔管;转换体位后及时整理各管路,保持管路通畅。必要时重新固定。

4. **镇静、镇痛** 操作时遵医嘱给予充分镇静,减少病人氧耗,防止病人因焦虑、紧张、挣扎导致受伤或导管脱管。每班进行镇静评分,减少病人的不舒适。

5. **保持呼吸道通畅** 俯卧位通气前做好吸痰;俯卧位过程中防止管路受压,按需吸痰;注意充分引流及评估气道湿化效果。

6. **预防压力性损伤** 俯卧位时,头面部、胸部、腹部、会阴部及四肢受压的部位均贴上减压贴,定时微翻身减轻局部受压,并且维持有效的全身支撑面。

7. **营养支持** 病人病情允许且胃肠蠕动正常时可给予营养液经鼻饲管缓慢泵入,首选幽门后喂养,在俯卧位前留置空肠管。俯卧位后取头高足低位。定时评估是否有反流,如须中断肠内营养时给予静脉营养支持。

俯卧位通气操作流程

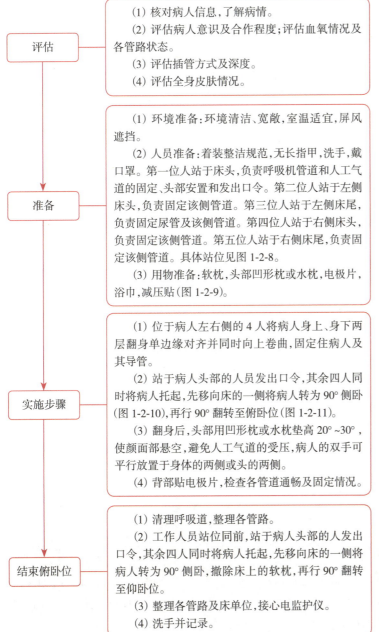

评估
(1) 核对病人信息,了解病情。
(2) 评估病人意识及合作程度;评估血氧情况及各管路状态。
(3) 评估插管方式及深度。
(4) 评估全身皮肤情况。

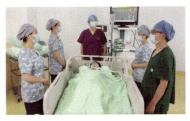

图 1-2-8　站位

准备
(1) 环境准备:环境清洁、宽敞,室温适宜,屏风遮挡。
(2) 人员准备:着装整洁规范,无长指甲,洗手,戴口罩。第一位人站于床头,负责呼吸机管道和人工气道的固定、头部安置和发出口令。第二位人站于左侧床头,负责固定该侧管道。第三位人站于左侧床尾,负责固定尿管及该侧管道。第四位人站于右侧床头,负责固定该侧管道。第五位人站于右侧床尾,负责固定该侧管道。具体站位见图 1-2-8。
(3) 用物准备:软枕,头部凹形枕或水枕,电极片,浴巾,减压贴(图 1-2-9)。

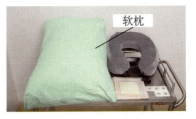

软枕

图 1-2-9　用物准备

实施步骤
(1) 位于病人左右侧的 4 人将病人身上、身下两层翻身单边缘对齐并同时向上卷曲,固定住病人及其导管。
(2) 站于病人头部的人员发出口令,其余四人同时将病人托起,先移向床的一侧将病人转为 90° 侧卧(图 1-2-10),再行 90° 翻转至俯卧位(图 1-2-11)。
(3) 翻身后,头部用凹形枕或水枕垫高 20°~30°,使颜面部悬空,避免人工气道的受压,病人的双手可平行放置于身体的两侧或头的两侧。
(4) 背部贴电极片,检查各管道通畅及固定情况。

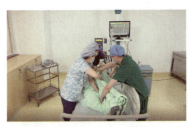

图 1-2-10　侧翻

结束俯卧位
(1) 清理呼吸道,整理各管路。
(2) 工作人员站位同前,站于病人头部的人发出口令,其余四人同时将病人托起,先移向床的一侧将病人转为 90° 侧卧,撤除床上的软枕,再行 90° 翻转至仰卧位。
(3) 整理各管路及床单位,接心电监护仪。
(4) 洗手并记录。

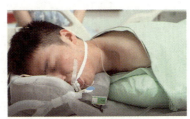

图 1-2-11　俯卧

【护理评价】

1. 病人氧合改善,氧合指数明显上升。
2. 病人无压力性损伤的发生。
3. 体位转变后未发生管道脱出。

【实训拓展】

1. **俯卧位通气能改善氧合的原理**　俯卧位改善氧合的主要机制是降低肺内分流。大量重力依赖区肺泡塌陷是导致急性呼吸窘迫综合征肺内分流的主要原因,俯卧位通气减少了肺本身重力对靠

Note:

近背侧重力依赖区肺泡的压迫,降低重力依赖区胸膜腔内压,使腹侧和背侧的胸膜腔内压分布更均匀,同时减少心脏和纵隔对部分肺组织的压迫,有利于背侧部分塌陷的肺泡复张,改善背侧区域通气情况。同时俯卧位通气后,背侧区域血流分布减少并不明显。因此,俯卧位通气明显降低背侧区域的肺内分流,而不增加腹侧区域肺内分流,总体上起到降低肺内分流的作用,进而改善病人的氧合。此外,促进痰液引流可能是俯卧位通气改善氧合的另一原因。

2. **俯卧位通气治疗的最佳时间**　目前对于俯卧位通气治疗,没有已知的理想时间或持续时间,根据病人病情严重程度而有所不同。有研究表明,俯卧位通气可降低急性呼吸窘迫综合征病死率,每日超过 10h 行俯卧位通气的病人其效果优于短时间治疗者。当病人气体交换、呼吸力学和整体临床过程明显改善时,病人通常会恢复仰卧位。另外有研究表明,俯卧位通气持续时间越长,病人压力性损伤发生率越高,其严重程度越重。

(卢敬梅)

第三节　胸部损伤病人护理

案例导入

　　病人,男性,39 岁。因高处坠落致胸痛伴胸闷、气短 12h 急诊入院。病人自述 12h 前饮酒后在 4m 高的房顶处搬运重物时出现头晕而坠落,面部着地,晕厥约 2h,自行苏醒后感到胸、背部疼痛,伴有胸闷、气短,无法平卧,遂到我院急诊就诊。病人平素身体健康状况良好,吸烟 20 年,约 5 支 /d;偶尔饮酒。育有一儿一女,正在上中学。病人家庭经济状况一般。

　　体格检查:T 37.0℃,P 89 次 /min,R 28 次 /min,BP 135/79mmHg,SpO_2 92%;意识清醒,急性病容,强迫坐位;双侧胸廓不对称,右侧胸廓塌陷,胸部压痛阳性,右侧胸廓呼吸运动减弱,呼吸节律均匀整齐,呼吸过速,肋间隙增宽,触觉语颤右侧减弱、听诊呼吸音减弱,叩诊呈鼓音。

　　辅助检查:血常规结果显示 WBC $12.4×10^9$/L,N 84%,Hb 139g/L,RBC $4.8×10^{12}$/L。胸部 CT 示双侧多发肋骨骨折,右侧气胸,右侧肺压缩小于 30%。

　　诊断:双侧肋骨骨折,右侧气胸。

✚ 实训一

情　境　一

　　病人入院后予以生命体征监测。病人强迫坐位,呼吸急促。遵医嘱经桡动脉采集动脉血标本进行血气分析,结果显示 pH 7.39,$PaCO_2$ 38mmHg,PaO_2 73mmHg,HCO_3^- 23mmol/L,BE −2mmol/L。胸部 CT 检查:双侧肋骨骨折,右侧气胸,右侧肺压缩小于 30%。

【护理评估】

1. **健康史**　病人自觉呼吸急促;呼吸、咳嗽时胸部疼痛明显。平时身体健康状况良好,吸烟 20 年,约 5 支 /d;偶尔饮酒。

2. **身体状况**　病人意识清醒,急性病容。T 37.0℃,P 89 次 /min,R 28 次 /min,BP 135/79mmHg,SpO_2 92%。血气分析结果显示 pH 7.39,$PaCO_2$ 38mmHg,PaO_2 73mmHg,HCO_3^- 23mmol/L,BE −2mmol/L。双侧胸廓不对称,右侧胸廓塌陷,胸部压痛阳性,右侧胸部呼吸运动减弱,肋间隙增宽,右侧胸部触觉语颤减弱、听诊呼吸音减弱,叩诊呈鼓音。

tu

3. **心理 - 社会状况**　病人育有一儿一女,正在上中学。病人家庭经济状况一般。

【**主要护理诊断 / 问题**】

1. **气体交换受损**　与胸部损伤、胸廓活动受限有关。
2. **疼痛**　与肋骨骨折、胸部损伤有关。

【**护理目标**】

1. 病人能维持正常的呼吸功能,呼吸平稳。
2. 病人疼痛感能得到控制或缓解,病人自述疼痛减轻。

【**护理措施**】

1. **维持正常呼吸功能**　予以鼻导管给氧 2~3L/min;指导病人有效咳嗽,及时清理呼吸道分泌物。遵医嘱正确采集动脉血标本(详见动脉血采集操作流程),根据血气分析结果动态监测病人呼吸功能。

2. **减轻疼痛**　使用胸带妥善固定胸部,松紧度以不影响呼吸为宜。指导病人咳嗽、咳痰时,用双手按压患侧胸壁,以减轻疼痛。必要时遵医嘱予以镇痛药物。

3. **病情观察**　密切监测病人生命体征、意识、胸部活动度等情况,发现异常,及时报告医生并协助处理;注意观察病人有无皮下气肿,若出现皮下气肿有加重趋势,应立即予以处理。

4. **基础护理**　做好体位护理,协助病人取高半卧位;保持胸带固定部位皮肤清洁、干燥,每班观察有无压力性损伤的发生。

动脉血标本采集操作流程

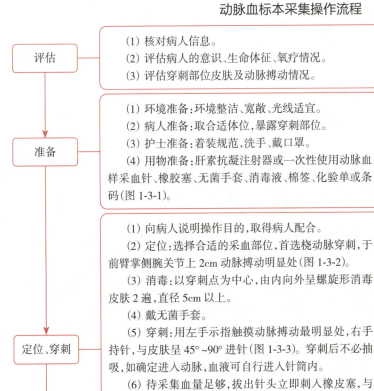

评估
(1) 核对病人信息。
(2) 评估病人的意识、生命体征、氧疗情况。
(3) 评估穿刺部位皮肤及动脉搏动情况。

准备
(1) 环境准备:环境整洁、宽敞、光线适宜。
(2) 病人准备:取合适体位,暴露穿刺部位。
(3) 护士准备:着装规范,洗手,戴口罩。
(4) 用物准备:肝素抗凝注射器或一次性使用动脉血样采血针、橡胶塞、无菌手套、消毒液、棉签、化验单或条码(图 1-3-1)。

定位、穿刺
(1) 向病人说明操作目的,取得病人配合。
(2) 定位:选择合适的采血部位,首选桡动脉穿刺,于前臂掌侧腕关节上 2cm 动脉搏动明显处(图 1-3-2)。
(3) 消毒:以穿刺点为中心,由内向外呈螺旋形消毒皮肤 2 遍,直径 5cm 以上。
(4) 戴无菌手套。
(5) 穿刺:用左手示指触摸动脉搏动最明显处,右手持针,与皮肤呈 45°~90° 进针(图 1-3-3)。穿刺后不必抽吸,如确定进入动脉,血液可自行进入针筒内。
(6) 待采集血量足够,拔出针头立即刺入橡皮塞,与空气隔绝。
(7) 按压动脉穿刺处 5~10min,以防出现局部血肿(图 1-3-4)。
(8) 双手搓动采血器或注射器,使肝素与血液混匀,防止凝血。

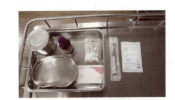
图 1-3-1　用物

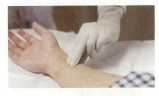
图 1-3-2　定位

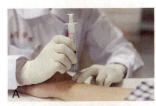

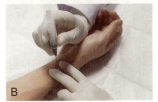
图 1-3-3　穿刺

Note:

整理

(1) 记录病人的体温、吸氧浓度。
(2) 协助取舒适体位,整理床单位。
(3) 立即送检,宜在 30min 内完成检验。

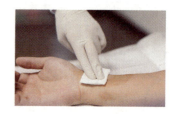

图 1-3-4 按压

【护理评价】

1. 病人呼吸功能恢复正常。
2. 病人自述疼痛感减轻。

【实训拓展】

1. 动脉血标本采集操作的并发症 ①感染;②皮下血肿;③筋膜间隔综合征及桡动脉损伤;④假性动脉瘤形成;⑤动脉痉挛;⑥血栓形成;⑦穿刺部位大出血。

2. 动脉血气标本分析前的质量控制要点

(1) 采血前评估及解释:采血前应嘱病人平卧或静坐 5min,帮助病人缓解紧张情绪,防止过度通气或屏气。记录病人的姓名、给氧浓度、体温等。

(2) 采血器具的选择:推荐使用含有冻干肝素盐或其他稳定肝素衍生物抗凝剂的自充式、塑料、一次性专用动脉采血器具。

(3) 采血方法:应提高采血技能,尽量避免经股动脉采血(股动脉与股静脉伴行)。在病人血管条件允许的情况下,采血时应尽量避免抽拉注射器针栓,应借助动脉压使血液自动充盈,避免气泡进入血标本。

(4) 采血后标本处理:若采血过程中出现气泡,应第一时间充分排气,并立即封闭动脉采血器,使血液与抗凝剂充分混匀,避免血液样本凝固或产生微小血凝块,影响检测结果。抗凝混匀过程应轻柔,避免发生溶血。

(5) 标本运送与接收:采血后应立即送检,并在 30min 内完成检测;如进行血乳酸检测,须在 15min 内完成检测。如果无法在采血后 30min 内完成检测,应将血标本放置在 0~4℃低温环境保存。标本在运送过程中,避免剧烈震荡导致血标本溶血等。

(6) 其他因素:①血气分析仪使用或维护不当;②病人血液成分异常,如血脂过多、含有亚甲蓝和/或羟钴胺素、存在异常血红蛋白等。

实训二

情 境 二

病人第 2 天由急诊科转入胸外科病房。晚上 8 时,病人喝水时发生呛咳,剧烈咳嗽后自述胸部疼痛明显加重,呼吸急促。紧急行胸部 X 线检查,结果显示双侧肋骨骨折,右侧气胸,右侧肺压缩50%。触诊右侧胸壁有皮下捻发感,听诊有捻发音。急诊予以胸腔闭式引流术。术后体格检查:T 37.2℃,P 88 次/min,R 22 次/min,BP 135/80mmHg,SpO$_2$ 96%。予以鼻导管吸氧 3L/min。动脉血气分析结果正常。留置右侧胸腔闭式引流管接水封瓶并放于床旁。

【护理评估】

1. 健康史 病人手术当天,留置右侧胸腔闭式引流管,局部敷料干燥,引流管接水封瓶于床旁,水柱波动正常。

Note:

2. **身体状况**　病人鼻导管吸氧 3L/min，自主呼吸 18 次 /min，SpO_2 96%。血气分析结果正常。

3. **心理 - 社会状况**　病人担心病情恶化。

【主要护理诊断 / 问题】

1. **低效性呼吸型态**　与气胸致肺组织压缩、胸腔内积气有关。
2. **潜在并发症**：肺部感染。

【护理目标】

1. 病人胸腔闭式引流通畅，胸腔内无积气、积液，肺复张良好。
2. 病人未发生肺部感染。

【护理措施】

1. **监测病情**　监测并记录生命体征、呼吸频率、节律、深度及呼吸音情况、血氧饱和度及血气分析结果。
2. **体位护理**　病人取半坐卧位。
3. **氧疗**　予以鼻导管吸氧。
4. **胸腔闭式引流管护理**　妥善固定右侧胸腔闭式引流管，保持引流管通畅，并定时观察和记录引流液的颜色、性质和量（详见胸腔闭式引流护理操作要点）。
5. **切口护理**　观察切口渗血、渗液情况，及时予以更换敷料。
6. **减轻疼痛**　麻醉清醒后适当予以镇痛药物，协助病人翻身，取舒适体位。
7. **预防肺部感染**　指导病人有效咳嗽、排痰，必要时予以雾化吸入。
8. **健康教育**　指导病人保护伤口，妥善安置引流管与引流装置，防止拖、拉、拽甚至滑脱；避免食用辛辣等刺激性食物。

胸腔闭式引流护理操作流程

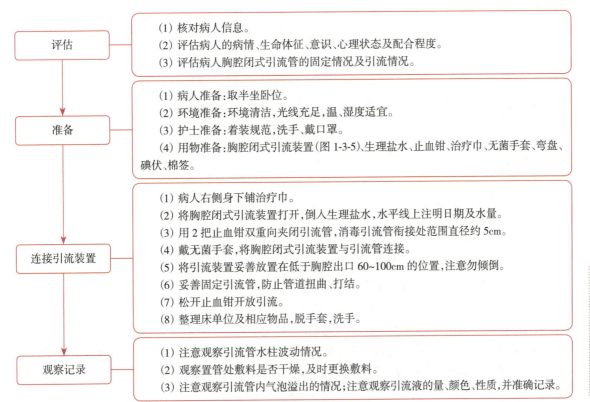

评估
(1) 核对病人信息。
(2) 评估病人的病情、生命体征、意识、心理状态及配合程度。
(3) 评估病人胸腔闭式引流管的固定情况及引流情况。

准备
(1) 病人准备：取半坐卧位。
(2) 环境准备：环境清洁，光线充足，温、湿度适宜。
(3) 护士准备：着装规范，洗手、戴口罩。
(4) 用物准备：胸腔闭式引流装置（图 1-3-5）、生理盐水、止血钳、治疗巾、无菌手套、弯盘、碘伏、棉签。

连接引流装置
(1) 病人右侧身下铺治疗巾。
(2) 将胸腔闭式引流装置打开，倒入生理盐水，水平线上注明日期及水量。
(3) 用 2 把止血钳双重向夹闭引流管，消毒引流管衔接处范围直径约 5cm。
(4) 戴无菌手套，将胸腔闭式引流装置与引流管连接。
(5) 将引流装置妥善放置在低于胸腔出口 60~100cm 的位置，注意勿倾倒。
(6) 妥善固定引流管，防止管道扭曲、打结。
(7) 松开止血钳开放引流。
(8) 整理床单位及相应物品，脱手套，洗手。

观察记录
(1) 注意观察引流管水柱波动情况。
(2) 观察置管处敷料是否干燥，及时更换敷料。
(3) 注意观察引流管内气泡溢出的情况；注意观察引流液的量、颜色、性质，并准确记录。

Note：

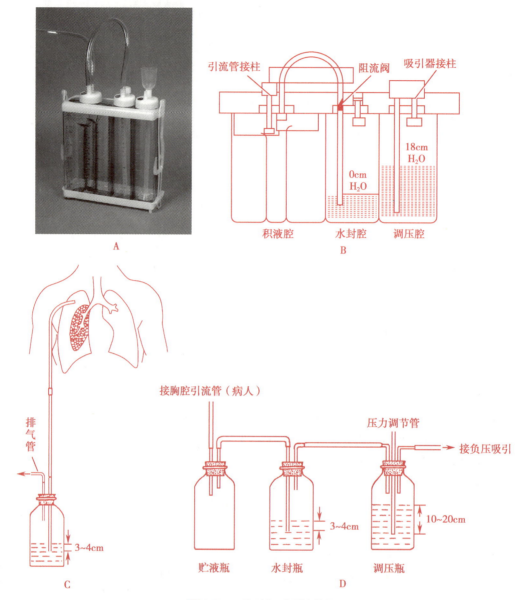

图 1-3-5 胸腔闭式引流装置

A.一次性胸腔闭式引流装置；B.一次性三腔胸腔闭式引流装置模式图；C.单瓶水封瓶闭式引流装置；D.三瓶贮液、水封、调压瓶闭式引流装置。

【护理评价】

1. 病人术后胸腔闭式引流通畅，肺复张良好，呼吸功能改善。
2. 病人未发生肺部感染。

【实训拓展】

1. 胸腔闭式引流常见异常情况及可能的原因

（1）引流管阻塞：若引流瓶长管水柱无波动，则提示引流管不通畅，若病人出现胸闷、气促、气管向健侧偏移等症状，应疑为引流管阻塞，须设法挤压或使用负压间断吸引，使其通畅。

（2）引流装置漏气：若引流瓶长管内持续性气泡冒出，表示引流系统漏气，应迅速检查引流管的接头等部位是否密闭或有无破孔等。若有气泡快速冒出，则提示有大量气体进入胸膜腔，警惕肺裂伤或支气管胸膜瘘的可能。

Note:

（3）引流管脱出：常因引流管固定不牢、缝线松动，或者因病人变换体位、下床活动等，抑或因护士操作不当，导致引流管被拖拽而发生部分或全部脱出。

2. **胸腔闭式引流管意外脱出后的处理**　若引流管从胸腔脱出，应立即用手顺皮肤纹理方向捏闭引流管周围皮肤（注意不要直接接触伤口），消毒后用凡士林纱布封闭伤口，并通知医生，必要时重新置管。

若是引流管与水封瓶连接处断开，立即折叠引流管，并用 2 把止血钳夹闭引流管，按照更换引流装置流程重新更换引流用水封瓶。

（颜　萍）

第四节　肺癌病人护理

案 例 导 入

病人，男性，58 岁，因咳嗽、胸闷 2 周，痰中带血 1 周入院。2 周前傍晚外出散步后出现咳嗽、胸闷，伴有低热及食欲减退。自认为是由于秋寒受凉感冒，自服感冒药，未引起特别重视。1 周前，以上症状未见好转，咳嗽加重，伴咳黄色黏痰，痰中偶见血丝，活动后气促，疲乏无力，体重较前无明显改变。医院就诊后行支气管镜检查，显示右上叶支气管腔内有新生物，取活组织行病理检查，结果显示鳞状细胞癌。既往史：否认结核病史。无药物过敏史，有吸烟史 36 年，10~20 支 /d。

体格检查：T 37.7℃，P 88 次 /min，R 20 次 /min，BP 110/75mmHg。意识清醒，精神差，查体合作。头颈部未见明显异常，双侧呼吸运动幅度一致，胸部叩诊清音，听诊双肺呼吸音粗，右下肺呼吸音减低，可闻及少量干啰音。

辅助检查：血常规示 WBC $16.30×10^9$/L，N 90.8%，RBC $4.70×10^{12}$/L，Hb 123g/L，血小板计数（PLT）$186×10^9$/L；降钙素原（PCT）1.3μg/L。

胸部 CT 检查显示右肺上叶后段周围型结节，直径 3.0cm，毛刺征阳性，纵隔淋巴结无肿大；右下肺毛玻璃样改变。

诊断：右肺上叶鳞状细胞癌；右下肺肺炎。

🩺 实训一

情　境　一

病人入院后仍咳嗽、咳黄色黏痰、量中等，痰液难以咳出，呼吸困难。T 37.9℃，P 93 次 /min，R 23 次 /min，BP 110/70mmHg。听诊双肺呼吸音粗，右下肺呼吸音减低，可闻及少量干啰音。胸部 CT 检查显示右下肺毛玻璃样改变，考虑右肺下叶感染。为尽早行手术治疗，术前需控制肺部感染，加强痰液引流。

【护理评估】

1. **健康史**　该病人为右肺上叶鳞状细胞癌，预行右肺上叶切除术加淋巴结清扫术。既往有吸烟史 36 年，10~20 支 /d。1 周前受凉感冒，现仍有咳嗽，咳黄色黏痰，痰液难以咳出，有呼吸困难。

2. **身体状况**　T 37.9℃，P 93 次 /min，R 23 次 /min，BP 110/70mmHg。听诊双肺呼吸音粗，右下肺呼吸音减低，可闻及少量干啰音。

3. **心理 - 社会状况**　该病人已经明白吸烟的害处，希望尽快行手术治疗，表示愿意戒烟并配合进行振动排痰及体位引流。

4. **辅助检查** 胸部 CT 检查显示右下肺毛玻璃样改变,考虑右肺下叶感染,血常规示 WBC 16.30×10^9/L,N 90.8%,RBC 4.70×10^{12}/L,Hb 123g/L,PLT 186×10^9/L;降钙素原(PCT)1.3μg/L。

【主要护理诊断/问题】

1. **清理呼吸道无效** 与右下肺感染,分泌物排出困难有关。
2. **体温过高** 与肺部感染有关。

【护理目标】

1. 病人痰液排出顺利。
2. 病人体温恢复正常。

【护理措施】

1. **病情观察** 注意病人咳嗽、咳痰情况,并记录痰液的颜色、性状、量。
2. **环境适宜** 为病人提供安静、舒适的病房环境,保持室内空气新鲜、温、湿度适宜。劝告并指导病人戒烟。
3. **保持呼吸道通畅** 促进病人有效咳嗽及排痰(实施详见机械振动排痰操作流程)。若效果不佳,可配合雾化吸入。
4. **控制感染** 遵医嘱给予抗生素、祛痰药物治疗,用药期间注意观察药物的疗效及不良反应。
5. **做好口腔护理** 保持口腔清洁,协助病人在晨起、饭后、体位引流后、临睡前漱口。
6. **促进舒适** 若体温过高,可给予物理降温,必要时遵医嘱给予解热镇痛药物。
7. **健康教育** 指导病人戒烟,注意保暖,避免受寒、过度疲劳、醉酒等诱因。适当进行体育锻炼,增加营养。教会病人有效咳嗽、体位引流的方法,及时排出呼吸道分泌物,保持呼吸道通畅。

机械排痰操作流程

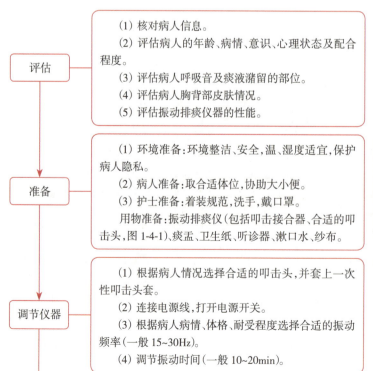

评估
(1) 核对病人信息。
(2) 评估病人的年龄、病情、意识、心理状态及配合程度。
(3) 评估病人呼吸音及痰液潴留的部位。
(4) 评估病人胸背部皮肤情况。
(5) 评估振动排痰仪器的性能。

准备
(1) 环境准备:环境整洁、安全,温、湿度适宜,保护病人隐私。
(2) 病人准备:取合适体位,协助大小便。
(3) 护士准备:着装规范,洗手,戴口罩。
用物准备:振动排痰仪(包括叩击接合器、合适的叩击头,图 1-4-1)、痰盂、卫生纸、听诊器、漱口水、纱布。

调节仪器
(1) 根据病人情况选择合适的叩击头,并套上一次性叩击头套。
(2) 连接电源线,打开电源开关。
(3) 根据病人病情、体格、耐受程度选择合适的振动频率(一般 15~30Hz)。
(4) 调节振动时间(一般 10~20min)。

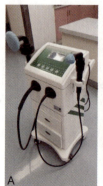
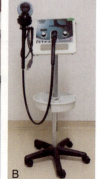

图 1-4-1 振动排痰机

Note:

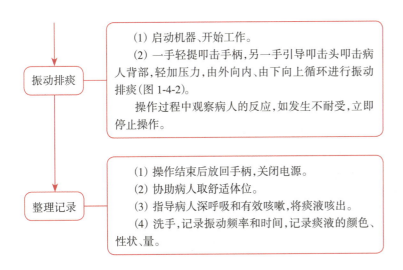

振动排痰
(1) 启动机器、开始工作。
(2) 一手轻提叩击手柄,另一手引导叩击头叩击病人背部,轻加压力,由外向内、由下向上循环进行振动排痰(图 1-4-2)。
操作过程中观察病人的反应,如发生不耐受,立即停止操作。

整理记录
(1) 操作结束后放回手柄,关闭电源。
(2) 协助病人取舒适体位。
(3) 指导病人深呼吸和有效咳嗽,将痰液咳出。
(4) 洗手,记录振动频率和时间,记录痰液的颜色、性状、量。

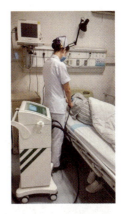

图 1-4-2　振动排痰

【护理评价】

1. 病人痰液顺利咳出,呼吸道通畅。
2. 病人体温恢复正常。

【实训拓展】

1. 肺部感染病人机械振动排痰的护理要点

(1) 振动排痰时应选择由较低频率开始,使病人能够逐渐适应。

(2) 不同病人使用时,应更换使用一次性叩击头罩,以避免交叉感染。

(3) 振动排痰宜在餐前 1~2h 或餐后 2h 进行,每日 2~4 次。

(4) 叩击过程中应缓慢、有序移动,不宜快速、随意移动,以免影响叩击效果。叩击头应避开胃肠、心脏部位。

(5) 在痰液潴留部位应适当延长叩击时间,并加大压力,以使积蓄的痰液从支气管壁振落,利于痰液排出。

(6) 痰液黏稠者可在叩击前给予雾化吸入,叩击后进行体位引流,以促进痰液排出。

(7) 在振动排痰过程中密切监测病人生命体征、意识、耐受程度。若病人出现面色苍白、发绀、冷汗、呼吸困难、心律失常、血压异常或感觉疲乏时应该停止叩击,及时处理。

2. 体位引流的护理及观察要点

(1) 病人体位要求是患肺处于高位,其引流的支气管开口向下,根据病变部位不同采取相应的体位进行引流。

(2) 嘱病人间歇深呼吸并尽力咳痰,护士轻叩相应部位,提高引流效果。

(3) 痰液黏稠不易引流时,可遵医嘱给予祛痰药物、雾化吸入等,有利排出痰液。

(4) 宜选择空腹时进行体位引流,每日 2~4 次,每次 15~30min。

(5) 体位引流时应监测:①病人的反应,如出现头晕、面色苍白、出冷汗、血压下降等应立即停止引流。②引流液的颜色、性状、量,并予以记录。③如引流液大量涌出,应注意防止窒息。④治疗过程中需观察病人生命体征、氧合指标的变化,如出现异常及时终止治疗。⑤如引流液每日小于 30mL,可停止引流。

(6) 叩击与体位引流后,随即行深呼吸和咳嗽,有利于分泌物的排出。

3. 肺癌病人术前肺康复的要点

(1) 术前提高运动耐力,改善身体一般状况。

(2) 术前加强正确咳嗽方式、腹式呼吸的指导。

(3) 有计划地进行患侧上肢功能锻炼。

Note:

（4）手术对下肢运动影响较小,鼓励早期下床活动,下肢耐力训练可成为术前、术后肺康复的常规项目。

🏥 实训二

情 境 二

术后第 5 天,病人主诉呼吸困难,痰液黏稠不易咳出,HR 110 次 /min,R 26 次 /min,BP 146/68mmHg,SpO$_2$ 92%,立即报告医生,考虑肺切除术后病人气道纤毛的摆动频率减慢、呼吸肌功能减弱、术后伤口疼痛、不能有效咳嗽等因素,遵医嘱为病人应用雾化吸入治疗,指导病人行缩唇呼吸及腹式呼吸,增强病人呼吸肌耐受力,防止因呼吸肌疲劳而引起的呼吸衰竭。

【护理评估】

1. **健康史** 病人术后出现轻度呼吸困难,痰液不易咳出,血氧饱和度下降。
2. **身体状况** 病人意识清醒,呼吸急促,HR 110 次 /min,R 26 次 /min,BP 146/68mmHg,SpO$_2$ 92%。听诊双肺有湿啰音。
3. **心理 - 社会状况** 病人性格外向,儿子为主要照顾者,病人及家属积极配合各项治疗和护理工作。

【主要护理诊断 / 问题】

1. **清理呼吸道无效** 与术后伤口疼痛,无效咳嗽有关。
2. **活动耐力下降** 与呼吸困难,缺氧有关。

【护理目标】

1. 病人掌握缩唇呼吸、腹式呼吸及有效咳嗽的方法,痰液咳出顺利。
2. 病人呼吸困难症状改善。

【护理措施】

1. **环境与休息** 为病人提供舒适的环境,保持环境整洁、安静、舒适,室内空气清新,温、湿度适宜,有利于病人放松和休息。
2. **缩唇呼吸** 缩唇呼吸的技巧是通过缩唇形成的微弱阻力来延长呼气时间,增加气道阻力,延缓气道塌陷。病人闭嘴经鼻吸气,然后通过缩唇(吹口哨样)缓慢呼气,同时收缩腹部(实施详见缩唇呼吸操作流程)。吸气与呼气时间比为 1：2 或 1：3。缩唇的程度与呼气气流以能使距口唇 15~20cm 处、与口唇等高水平的蜡烛火焰随气流倾斜又不至于熄灭为宜。
3. **腹式呼吸** 病人可取立位、平卧位或半卧位,两手分别放于前胸部和上腹部。用鼻缓慢吸气时,膈肌最大程度下降,腹肌松弛,腹部凸出,手感到腹部向上抬起。呼气时经口呼出,腹肌收缩,膈肌松弛,膈肌随腹腔内压增加而上抬,推动肺部气体排出,手感到腹部下降(实施详见腹式呼吸操作流程)。腹式呼吸需要增加能量消耗,因此只能在疾病恢复期或出院前进行训练。
4. **监测生命体征** 密切观察病人的生命体征及病情变化,密切关注血氧饱和度的变化。注意病人呼吸的节律、频率及深度。
5. **观察病情变化** 观察病人的咳嗽、咳痰情况,记录痰液的颜色、性状、量。
6. **加强营养** 提供营养和水分,少量多餐,保证足够热量、蛋白质和维生素的摄取,避免过饱或食用产气食物,以免膈肌上升影响呼吸。
7. **健康教育** 保持健康良好的生活方式,戒烟限酒,减少对呼吸道黏膜的刺激。

缩唇呼吸操作流程

评估
(1) 核对病人信息。
(2) 评估病人的年龄、病情、意识、心理状态及配合程度。
(3) 向清醒病人解释缩唇呼吸的目的及配合要点。

准备
(1) 环境准备:环境整洁、安全,温、湿度适宜,保护病人隐私。
(2) 病人准备:取合适体位(图1-4-3),取坐、卧、立位。
(3) 护士准备:着装规范,洗手,戴口罩。

操作步骤
(1) 指导病人全身肌肉放松,用鼻吸气大约3s(图1-4-4)。
(2) 缩起嘴唇(吹口哨样)
(3) 通过缩唇缓慢的呼气(图1-4-5),同时收缩腹部。吸气与呼气时间比为1:2或1:3。
(4) 尽量深慢呼吸,缩唇程度可自己调整,以不感觉费力为主。
(5) 指导病人锻炼频次:开始以每分钟6次练习,循环练习10~20min为一组,每日练习3~4组。视个人情况可增加时间和组数,使之形成自然呼吸的习惯。

整理记录
(1) 协助病人取舒适体位。
(2) 洗手,记录指导的时间及病人的掌握情况。

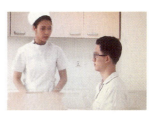
图1-4-3 体位

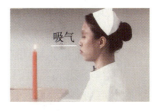
图1-4-4 鼻子吸气

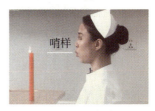
图1-4-5 缩唇缓慢呼气

腹式呼吸操作流程

评估
(1) 核对病人信息。
(2) 评估病人的年龄、病情、意识、心理状态及配合程度。
(3) 向清醒病人解释腹式呼吸的目的及配合要点。

准备
(1) 环境准备:环境整洁安全,温、湿度适宜,保护病人隐私。
(2) 病人准备:取合适体位(图1-4-6),取坐、卧、立位。
(3) 护士准备:着装规范,洗手,戴口罩。

操作步骤
(1) 指导病人放松肩部,将一只手放在胸前,另一只手放在腹部(图1-4-7)。
(2) 用鼻子吸气大约3s,吸气时腹部向外隆起,腹部比胸部移动范围大(图1-4-8)。
(3) 通过缩唇缓慢呼气时,轻轻按下腹部(图1-4-9)。
(4) 指导病人锻炼频次:每分钟6次,循环练习10~20min为一组,每日练习3~4组。视个人情况可增加时间和组数,与缩唇呼吸配合进行。

整理记录
(1) 协助病人取舒适体位。
(2) 洗手,记录指导的时间及病人的掌握情况。

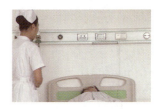
图1-4-6 体位

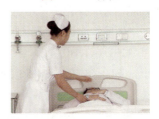
图1-4-7 双手的摆放

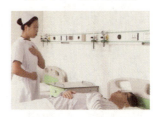
图1-4-8 鼻吸气

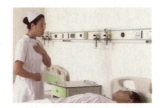
图1-4-9 缓慢呼气

Note:

【护理评价】

1. 病人掌握缩唇呼吸及腹式呼吸方法,痰液咳出顺利。
2. 病人呼吸困难症状缓解。

【实训拓展】

1. **呼吸训练的方法**　包括缩唇呼吸训练法;腹式呼吸训练法;对抗阻力呼吸训练法;吸气末停顿呼吸训练法;全身性呼吸体操;各种呼吸训练器的应用,如膈肌起搏器、肺功能锻炼器等。

2. **危重症病人早期肺康复的适应证**

(1) 神经系统:病人对言语刺激有反应(RASS>–3 分)。

(2) 呼吸系统:吸入氧浓度 <60%,PEEP<10cmH$_2$O(有足够的氧储备即可,一定条件下,可适当放宽吸入氧浓度至 90%)。

(3) 循环系统:至少 2h 未增加血管升压药输注量,无活动性心肌缺血,无心律失常,无活动禁忌证(如不稳定骨折)。

(李彩霞)

第五节　新型冠状病毒肺炎病人护理

案 例 导 入

病人,女性,56 岁,是新型冠状病毒感染者的密切接触者。病人在隔离第 4 天出现发热,体温 37.8℃,鼻咽拭子新型冠状病毒核酸检测结果为阳性。病人自述咳嗽,无痰,咽痛、流涕,无肌肉酸痛。转入定点医院治疗。

体格检查:T 38.8℃,P 118 次 /min,R 23 次 /min,BP 128/72mmHg;意识清醒,听诊双肺呼吸音清,无干、湿啰音。

辅助检查:血常规结果显示 WBC 9.1×10^9/L,中性粒细胞百分比 78.8%,淋巴细胞百分比 11.2%,Hb 125g/L,RBC 4.2×10^{12}/L;血气分析结果显示 pH 7.43,PaCO$_2$ 38mmHg,PaO$_2$ 76mmHg,HCO$_3^-$ 27mmol/L,BE −2mmol/L;胸部 CT 提示双肺多发磨玻璃影。

诊断:新型冠状病毒肺炎,普通型。

实训一

情 境 一

病人入院后持续发热,体温波动在 37.3~38.9℃,病人焦虑、恐惧,担心自己的疾病进展,同时又担心家人是否被自己传染。护士需要进入隔离病房为病人输液。

【护理评估】

1. **健康史**　病人为新型冠状病毒肺炎病人的密切接触者,在隔离第 4 天出现发热、干咳、咽痛及流涕。

2. **身体状况**　T 38.8℃,P 118 次 /min,R 23 次 /min,BP 128/72mmHg;意识清醒,听诊双肺呼吸音清,无干、湿啰音。

3. **心理 - 社会状况**　病人持续处于隔离期间,无家属陪护,有恐惧、焦虑情绪。

Note:

4.**辅助检查**　血常规结果显示 WBC 9.1×10^9/L,中性粒细胞百分比 78.8%,淋巴细胞百分比 11.2%,Hb 125g/L,RBC 4.2×10^{12}/L;血气分析结果显示 pH 7.43,$PaCO_2$ 38mmHg,PaO_2 96mmHg,HCO_3^- 27mmol/L,BE −2mmol/L。鼻咽拭子新型冠状病毒核酸检测结果为阳性,胸部 CT 提示双肺多发磨玻璃影。

【主要护理诊断/问题】

1.**体温过高**　与病毒感染有关。
2.**恐惧**　与隔离治疗及担心预后有关。

【护理目标】

1.病人感染控制,体温下降。
2.病人恐惧情绪缓解。

【护理措施】

1.**环境隔离**　将病人安置于单间病房隔离,环境安静、舒适,保证病人充足的休息和睡眠。
2.**病情观察**　严密监测病人生命体征及血氧饱和度的变化,观察意识改变。
3.**基础护理**　增加病人舒适度,做好口腔护理,防止继发感染。
4.**降温**　加强病人体温监测,遵医嘱予以物理降温或药物降温。
5.**饮食护理**　指导病人进食高热量、高蛋白、高维生素、营养丰富且易消化饮食。
6.**心理护理**　主动向病人讲解疾病的相关知识和治疗方案,利用沟通技巧对病人进行多种方式的心理疏导,鼓励病人以积极的态度面对疾病。
7.**工作人员防护**　按照国家法定传染病的管理要求做好医务人员及保洁人员等人员的防护,进入隔离病房前须要穿防护服、佩戴医用防护口罩等(实施详见穿、脱防护物品操作流程)。

穿、脱防护用品操作流程

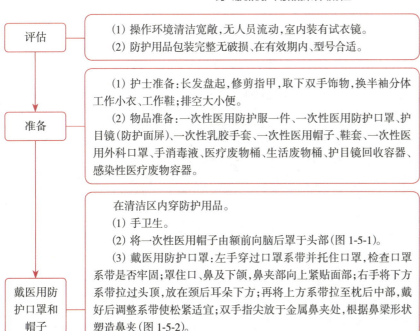

| 评估 | (1) 操作环境清洁宽敞,无人员流动,室内装有试衣镜。
(2) 防护用品包装完整无破损、在有效期内、型号合适。 |

| 准备 | (1) 护士准备:长发盘起,修剪指甲,取下双手饰物,换半袖分体工作小衣、工作鞋;排空大小便。
(2) 物品准备:一次性医用防护服一件、一次性医用防护口罩、护目镜(防护面屏)、一次性乳胶手套、一次性医用帽子、鞋套、一次性医用外科口罩、手消毒液、医疗废物桶、生活废物桶、护目镜回收容器、感染性医疗废物容器。 |

| 戴医用防护口罩和帽子 | 在清洁区内穿防护用品。
(1) 手卫生。
(2) 将一次性医用帽子由额前向脑后罩于头部(图 1-5-1)。
(3) 戴医用防护口罩:左手穿过口罩系带并托住口罩,检查口罩系带是否牢固;罩住口、鼻及下颌,鼻夹部向上紧贴面部;右手将下方系带拉过头顶,放在颈后耳朵下方;再将上方系带拉至枕后中部,戴好后调整系带使松紧适宜;双手指尖放于金属鼻夹处,根据鼻梁形状塑造鼻夹(图 1-5-2)。
(4) 检查口罩密闭性:双手完全盖住防护口罩,快速呼气 2 次,可见口罩轻微膨胀,面部及口罩间无明显气体泄露。如气体从鼻梁与口罩缝隙中泄漏,双手指尖放于金属鼻夹处,根据鼻梁形状重新塑造鼻夹;如气体从口罩两侧泄漏,应重新调整口罩系带松紧,调整后重新检查密闭性,直至符合要求。 |

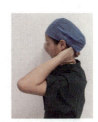

图 1-5-1　戴一次性帽子

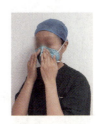

图 1-5-2　戴医用防护口罩

Note：

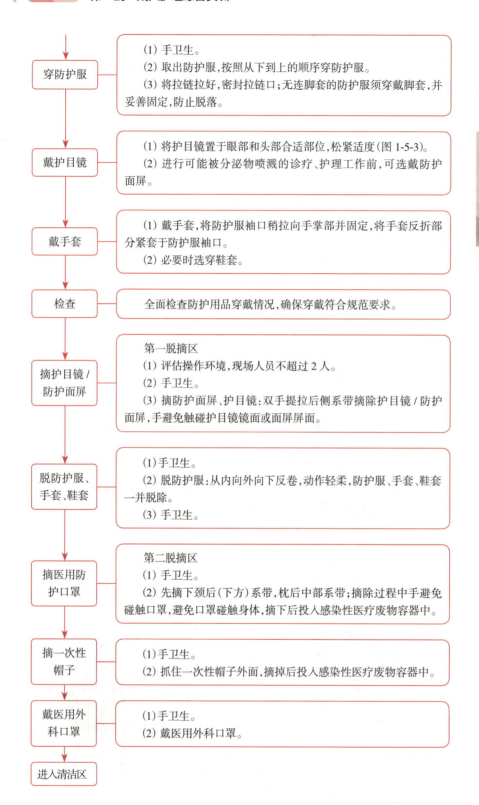

图 1-5-3 戴护目镜

穿防护服
(1) 手卫生。
(2) 取出防护服,按照从下到上的顺序穿防护服。
(3) 将拉链拉好,密封拉链口;无连脚套的防护服须穿戴脚套,并妥善固定,防止脱落。

戴护目镜
(1) 将护目镜置于眼部和头部合适部位,松紧适度(图 1-5-3)。
(2) 进行可能被分泌物喷溅的诊疗、护理工作前,可选戴防护面屏。

戴手套
(1) 戴手套,将防护服袖口稍拉向手掌部并固定,将手套反折部分紧套于防护服袖口。
(2) 必要时选穿鞋套。

检查
全面检查防护用品穿戴情况,确保穿戴符合规范要求。

摘护目镜/防护面屏
第一脱摘区
(1) 评估操作环境,现场人员不超过 2 人。
(2) 手卫生。
(3) 摘防护面屏、护目镜:双手提拉后侧系带摘除护目镜/防护面屏,手避免触碰护目镜镜面或面屏屏面。

脱防护服、手套、鞋套
(1) 手卫生。
(2) 脱防护服:从内向外向下反卷,动作轻柔,防护服、手套、鞋套一并脱除。
(3) 手卫生。

摘医用防护口罩
第二脱摘区
(1) 手卫生。
(2) 先摘下颈后(下方)系带,枕后中部系带;摘除过程中手避免碰触口罩,避免口罩碰触身体,摘下后投入感染性医疗废物容器中。

摘一次性帽子
(1) 手卫生。
(2) 抓住一次性帽子外面,摘掉后投入感染性医疗废物容器中。

戴医用外科口罩
(1) 手卫生。
(2) 戴医用外科口罩。

进入清洁区

【护理评价】

1. 病人体温逐渐下降。

2. 病人恐惧情绪解除,主动配合治疗和护理,病人对疾病有所了解。

Note:

【实训拓展】

1. 医用防护口罩导致压力性损伤的预防与处理

(1) 好发部位：长时间佩戴医用防护口罩,易在鼻部、颧骨、面颊、耳部等部位发生压力性损伤。

(2) 预防措施：选择合适规格的口罩;戴口罩前清洁受压部位皮肤,将预防性敷料按面部轮廓裁剪成大小合适的尺寸,在受压部位进行无张力性粘贴;同时应尽量保持局部皮肤的清洁。

(3) 处理措施：轻度的压痕无须处理;若受压的皮肤出现红肿和破溃,可将泡沫型敷料或水胶体敷料裁剪成合适大小(范围大于破溃区)的尺寸,粘贴在皮肤表面;也可使用抗生素软膏均匀涂抹在破溃皮肤的表面。

2. 工作人员佩戴防护用品时的注意事项

(1) 医用外科口罩和医用防护口罩不同时佩戴;防护服和隔离衣不同时穿戴;防护服如已有靴套则不需另外加穿。

(2) 为新型冠状病毒肺炎疑似病人或确诊病人实施气管切开、气管插管时可根据情况加用正压头套或全面防护型呼吸防护器。

(3) 佩戴口罩后要进行密闭性检测,确保密闭性良好。

(4) 进入污染区前需要全面检查防护用品穿戴情况,确保穿戴符合规范要求。

实训二

情　境　二

入院 3d 后,病人出现高热,体温 38.3~39.9℃,持续面罩吸氧 10L/min。今日病人自述呼吸困难较之前严重,SpO_2 下降。心电监护显示 HR 126 次/min,R 36 次/min,BP 126/68mmHg,SpO_2 85%。血气分析结果显示 pH 7.38,$PaCO_2$ 32mmHg,PaO_2 48mmHg,HCO_3^- 27mmol/L,BE +2mmol/L。遵医嘱给予经鼻高流量湿化吸氧。病人焦虑,恐惧,多次询问医护人员："我还能好吗？"

【护理评估】

1. **健康史**　病人持续高热,自述呼吸费力。

2. **身体状况**　病人意识清醒,呼吸困难,心率增快,126 次/min,R 36 次/min,SpO_2 下降至 85%。

3. **心理 - 社会状况**　病人恐惧,担心疾病预后不好。

4. **实验室检查**　血气分析结果显示 pH 7.38,$PaCO_2$ 32mmHg,PaO_2 50mmHg,HCO_3^- 27mmol/L,BE +2mmol/L。

【主要护理诊断 / 问题】

1. **低效性呼吸型态**　与肺内感染有关。

2. **活动耐力下降**　与缺氧有关。

3. **恐惧**　与病人缺乏疾病知识、担心预后有关。

【护理目标】

1. 病人缺氧状况改善,动脉血氧分压升高。

2. 病人活动耐力增加。

3. 病人了解疾病知识,积极配合治疗。

Note:

【护理措施】

1. **病室环境** 病室定期通风换气,2~3 次 /d;地面及物体表面用含氯消毒剂擦拭,2~3 次 /d。

2. **多饮水** 鼓励病人适量饮水,主动咳嗽,促进痰液排出。

3. **休息** 减少活动,降低机体耗氧量。

4. **健康教育** 讲解经鼻高流量湿化氧疗的正确使用和配合方法(实施详见经鼻高流量湿化氧疗操作流程)。

经鼻高流量湿化氧疗操作流程

评估
(1) 核对病人信息。
(2) 评估病人意识、呼吸,鼻腔是否通畅。

准备
(1) 病人准备:取合适体位,告知吸氧的目的及注意事项,取得病人的配合。
(2) 环境准备:环境安全,远离明火与热源。
(3) 护士准备:着装规范,洗手。
(4) 物品准备:呼吸湿化治疗仪(含氧气连接管、氧流量表)(图 1-5-4)、鼻塞导管、一次性使用加热呼吸管路(含湿化罐和管路)、灭菌注射用水、无菌治疗巾。

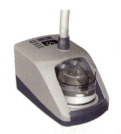
图 1-5-4 呼吸湿化治疗仪

吸氧
(1) 连接电源,安装湿化水罐,将湿化罐的进水管针头插进灭菌注射用水瓶内,并悬挂在氧疗仪支架上,观察是否有水流至水罐中。
(2) 连接呼吸管路,将蓝色卡套向上推,连接管路至治疗机,将蓝色卡套向下推至卡紧。
(3) 按开 / 关机键开机,治疗机会依次出现 AIRVO、消毒次数、距上次消毒时间。
(4) 进入预热界面,设置高流量湿化治疗仪湿化温度和氧流量,按下确定键。通过调节氧气流量表设置氧浓度(图 1-5-5)。
(5) 打开呼吸管路,放在铺好的治疗巾上。
(6) 清洁鼻腔。
(7) 选择合适的鼻塞导管,将其与治疗仪管路连接后,连接病人(图 1-5-6)。
(8) 观察病人生命体征以及配合情况。
(9) 记录用氧开始时间,观察缺氧情况是否改善。

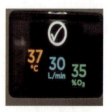
图 1-5-5 设置好的呼吸湿化治疗仪

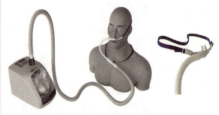
图 1-5-6 高流量湿化治疗仪连接病人

停氧
(1) 评估病人缺氧改善情况。
(2) 向病人说明停止吸氧的理由。
(3) 取下鼻塞导管,清洁鼻腔。
(4) 关闭氧气流量计,待治疗机上氧浓度降至 21% 后,按开 / 关机键关机。
(5) 断开界面及管路连接,从治疗机上取下呼吸管路(将蓝色卡套向上推,取下呼吸管路),取下湿化水罐。

整理
(1) 协助病人取舒适体位,整理床单位。
(2) 分类处理用物。
(3) 记录停氧时间。
(4) 清洁、消毒使用后的设备(图 1-5-7)。

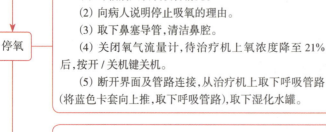

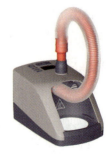
图 1-5-7 消毒高流量湿化治疗仪

Note:

【护理评价】

1. 病人缺氧状况逐渐改善。
2. 病人活动耐力逐渐增加。
3. 病人了解疾病知识,积极配合治疗。

【实训拓展】

1. 经鼻高流量湿化氧疗常见的并发症

(1) 鼻、面部压力性损伤:管道的长时间压迫造成病人鼻、面部皮肤的破损。应经常变换受压部位,也可预防性将敷料粘贴在受压部位,预防压力性损伤的发生。

(2) 吸入性肺炎:管路内的湿热气体遇冷会形成冷凝水,随着高流量的气体喷射,部分冷凝水可能会进入病人鼻腔中,增加误吸风险,从而导致吸入性肺炎的发生。

(3) 腹胀:吸入高流量的气体可能会出现腹胀、腹内压增高、气胸、纵隔气肿等并发症。

(4) 睡眠不佳:过高的气体流量和机器噪声易导致病人睡眠中断、睡眠质量下降,甚至出现谵妄。

2. 高流量氧疗的优点

(1) 提供稳定且高于普通鼻导管的吸入氧浓度,吸氧浓度不随病人呼吸型态的改变而改变,可满足病人自主呼吸的需要。

(2) 高流量气流可以达到甚至超过病人主动吸气的最大吸气流量,减少吸气阻力和呼吸做功,降低氧耗。

(3) 可将气体加温、湿化至 $37℃$ 和 $44mg/L$,减少呼吸窘迫病人热量和水分的消耗,使气道黏液纤毛装置功能保持在最佳状态,有利于分泌物的引流,降低肺部感染的发生率。

(4) 高流量气流冲刷上气道无效腔,从而减少解剖无效腔,改善病人通气。

(5) 高流量气流提供一定水平的气道正压,具有开放肺泡、增加肺容积、改善通气等功能。

(6) 不需要完全封闭的回路,无明显面部压迫感,方便进食及交流,病人依从性高。

(王爱平)

思政小课堂

无畏逆行,国士无双——钟南山院士

钟南山,中国工程院院士,国家呼吸系统疾病临床医学研究中心主任。

2020 年初一场突如其来的新型冠状病毒肺炎(简称新冠肺炎)疫情,84 岁的钟南山院士第一时间来到疫情一线战地,连夜收集资料,分析疫情。1 月 20 日晚,他作为国家卫生健康委员会高级别专家组组长在接受央视连线时明确表示:“现在可以这么说,肯定的,有人传人的现象。”在全国紧张而有序的抗击新型冠状病毒肺炎疫情的斗争中,钟院士一直在抗疫前线指挥战斗。“我还是那句话,公共卫生事件,包括过去的鼠疫、流感、埃博拉也是这样,都是不注意互相传染的问题。现在启动一级响应,目的就是减少互相感染的机会。所以现在很多人在家里、出外都戴口罩,尽量减少传染的机会,这些都是非常有效的措施。”

2002 年底,钟南山院士投入到抗击严重急性呼吸综合征(SARS)疫情中,此刻又投入到抗击新冠肺炎疫情的斗争中,他主动承担突发公共卫生事件代言人角色,向公众普及卫生知识,积极建言献策推动公共卫生应急体系建设。2020 年 8 月 11 日 84 岁的钟南山被授予“共和国勋章”,以表彰他在抗击新冠肺炎疫情过程中作出的杰出贡献。

Note:

【启示】

1. 尊重科学　钟南山院士多次告诉我们,科学只能实事求是,秉持科学态度、尊重科学规律、坚守科学认知。护理是一门学科,同样需要科学地在临床实施各项护理措施,实事求是地收集病人的各种临床信息,科学地分析总结,为病人实施个性化的护理。

2. 勇于担当　在疫情初期不明朗时,钟院士直言不讳地提出新型冠状病毒肯定人传人。这种勇于担当的精神是对人民健康和生命的尊重。在实施健康中国战略中,护士是维护和促进人民健康的主力军,必须要有勇于担当的精神,特别是在国家重大的公共卫生事件暴发时。

3. 生命至上　在严重急性呼吸综合征疫情最严重的时候,他主动承担起救治最危重病人的责任。在新型冠状病毒肺炎疫情暴发时,他说:"在救治过程中,只要有一线希望,我们可以不惜一切代价。"

作为人类健康的守护卫士,护士要时刻把人民的健康放在心上,爱护人民,尊重生命,守卫生命,为病人提供全生命周期的优质护理服务。

(卢敬梅)

URSING

第二章

循环系统疾病病人护理实训

02章 数字内容

- 知识目标：
1. 掌握循环系统常见疾病的护理。
2. 熟悉循环系统常用操作技术。
3. 了解循环系统疾病护理相关进展。
- 能力目标：
1. 能掌握皮下注射、静脉采血、心电监护等基础护理操作技术。
2. 能熟练使用输液泵、注射泵、中心静脉压监测技术等。
3. 能正确配合心肺复苏、电除颤等抢救工作。
- 素质目标：
1. 能将健康宣教、人文关怀融入护理操作的过程中。
2. 能全面评估病人的生理、心理及社会状况，提供整体护理。

第一节　高血压病人护理

 案例导入

　　病人,男性,36岁,以头晕、头痛、胸闷1d为主诉入院。病人半年前诊断为"高血压病"后开始服用降压药,担心长期服药药物的副作用对身体有伤害,平日未规律服药、未监测血压,自觉症状好转时自行停药。病人工作繁忙,经常熬夜,不参加体育活动。1d前病人出现上楼后胸闷,持续5min后缓解。有吸烟史15年,10支/d,不饮酒。

　　体格检查:T 36.8℃,P 112次/min,R 29次/min,BP 218/122mmHg。身高170cm,体重112kg。心前区无隆起,未见异常搏动,心尖冲动位于第5肋间左锁骨中线内0.5cm处,未扪及震颤感。心前区浊音界未见增大。心律齐,各瓣膜听诊区未闻及明显杂音。周围血管征阴性。双下肢无水肿。

　　辅助检查:实验室检查结果示乳酸脱氢酶119U/L,肌酸激酶同工酶0.05U/L,肌红蛋白定量64μg/L,肌钙蛋白 I 0.01μg/L。血常规、尿常规、粪便常规、肝功能、肾功能、电解质、凝血功能等未见明显异常。心电图结果显示 V_1、V_2、V_3 导联ST段压低,T波低平。

　　诊断:高血压急症;冠心病。

实训一

情　境　一

　　病人入院后胸闷再次发作,约5min后缓解,自述头痛明显。告知医生并接受心电图检查,与之前心电图比较无差异。病人拒绝冠状动脉造影,希望医生暂时给予药物治疗,遵医嘱给予心电监护,单硝酸异山梨酯注射液1mg/h持续静脉泵入,硝普钠10μg/min持续静脉泵入,以改善病人心肌缺血症状,控制血压。

【护理评估】

　　1. 健康史　病人有高血压病史半年,有吸烟史15年,10支/d。入院后胸闷再次发作,约5min后缓解,自述头痛明显

　　2. 身体状况　身高170cm,体重112kg。T 36.8℃,P 112次/min,R 29次/min,BP 218/122mmHg。心前区无隆起,未见异常搏动,心尖冲动位于第5肋间左锁骨中线内0.5cm处,未扪及震颤。心前区浊音界未见增大。心律齐,各瓣膜听诊区未闻及明显杂音。周围血管征阴性,双下肢无水肿。

　　3. 心理-社会状况　病人缺乏高血压相关知识,未规律服用降压药,病情出现变化,存在焦虑心理。

　　4. 辅助检查　实验室检查结果显示乳酸脱氢酶119U/L,肌酸激酶同工酶0.05U/L,肌红蛋白定量64μg/L,肌钙蛋白 I 0.1μg/L。血常规、尿常规、粪便常规、肝功能、肾功能、电解质、凝血功能等未见明显异常。心电图结果显示 V_1、V_2、V_3 导联ST段压低,T波低平。

【主要护理诊断/问题】

　　1. **疼痛:头痛**　与血压增高有关。

　　2. **活动耐力下降**　与心肌缺血有关。

　　3. **焦虑**　与血压控制不佳、反复发作引起身体不适有关。

 Note:

【护理目标】

1. 病人头痛症状逐渐缓解。
2. 病人主诉活动耐力增强,活动后无不适反应。
3. 病人了血压控制良好,焦虑情绪缓解,积极配合治疗。

【护理措施】

1. **休息与环境** 保证环境安静、温湿度适宜,嘱病人注意休息,减少活动。
2. **监测病情** 密切监测病人生命体征情况。
3. **用药护理** 硝普钠在输注过程中需要避光。为减少药物之间的相互影响,硝普钠需要使用单独的静脉通路输注,为保证输注药物剂量准确,使用输液泵控制输注速度(实施详见输液泵使用操作流程)。告知病人及家属不可擅自调节输注液体的速度,以防止低血压的发生;使用过程中,动态监测血压,观察药物不良反应。
4. **饮食指导** 指导病人摄入低热量、低脂肪、低胆固醇、低盐饮食,多食蔬菜、水果和粗纤维食物如芹菜等,避免暴饮暴食,注意要少量多餐。
5. **避免诱发因素** 告知病人尽量避免过度劳累、情绪激动、饱餐、用力排便、寒冷刺激等。
6. **心理护理** 多与病人交流,解除紧张和不安情绪,以减少心肌耗氧量。

输液泵使用操作流程

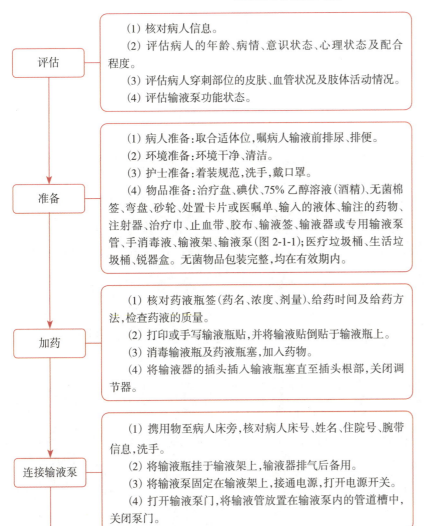

评估
(1) 核对病人信息。
(2) 评估病人的年龄、病情、意识状态、心理状态及配合程度。
(3) 评估病人穿刺部位的皮肤、血管状况及肢体活动情况。
(4) 评估输液泵功能状态。

准备
(1) 病人准备:取合适体位,嘱病人输液前排尿、排便。
(2) 环境准备:环境干净、清洁。
(3) 护士准备:着装规范,洗手,戴口罩。
(4) 物品准备:治疗盘、碘伏、75% 乙醇溶液(酒精)、无菌棉签、弯盘、砂轮、处置卡片或医嘱单、输入的液体、输注的药物、注射器、治疗巾、止血带、胶布、输液签、输液器或专用输液泵管、手消毒液、输液架、输液泵(图 2-1-1);医疗垃圾桶、生活垃圾桶、锐器盒。无菌物品包装完整,均在有效期内。

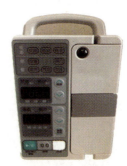

图 2-1-1 输液泵

加药
(1) 核对药液瓶签(药名、浓度、剂量)、给药时间及给药方法,检查药液的质量。
(2) 打印或手写输液瓶贴,并将输液贴倒贴于输液瓶上。
(3) 消毒输液瓶及药液瓶塞,加入药物。
(4) 将输液器的插头插入输液瓶塞直至插头根部,关闭调节器。

连接输液泵
(1) 携用物至病人床旁,核对病人床号、姓名、住院号、腕带信息,洗手。
(2) 将输液瓶挂于输液架上,输液器排气后备用。
(3) 将输液泵固定在输液架上,接通电源,打开电源开关。
(4) 打开输液泵门,将输液管置在输液泵内的管道槽中,关闭泵门。

Note:

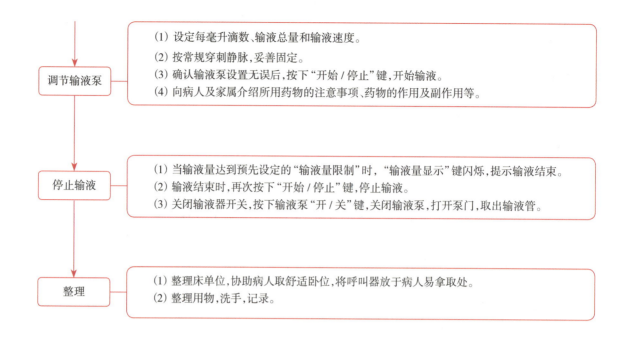

调节输液泵
（1）设定每毫升滴数、输液总量和输液速度。
（2）按常规穿刺静脉，妥善固定。
（3）确认输液泵设置无误后，按下"开始/停止"键，开始输液。
（4）向病人及家属介绍所用药物的注意事项、药物的作用及副作用等。

停止输液
（1）当输液量达到预先设定的"输液量限制"时，"输液量显示"键闪烁，提示输液结束。
（2）输液结束时，再次按下"开始/停止"键，停止输液。
（3）关闭输液器开关，按下输液泵"开/关"键，关闭输液泵，打开泵门，取出输液管。

整理
（1）整理床单位，协助病人取舒适卧位，将呼叫器放于病人易拿取处。
（2）整理用物，洗手，记录。

【护理评价】

1. 病人头痛症状逐渐缓解。
2. 病人胸闷症状缓解，活动耐力增加。
3. 病人焦虑情绪解除。

【实训拓展】

输液泵报警的原因及处理方法见表2-1-1。

表2-1-1　输液泵报警的原因及处理方法

报警的原因	处理方法
管路中有气泡；输液器安装不正确或输液器被挤压	重新排气；重新安装输液器
未接外部电源或电源线脱落	检查电源线，接上电源
电池电压不足或电量耗尽；电池损坏	关机充电；若电池损坏应更换电池
系统出现错误	关机后重新开机
未设置输液量	设置所需的输液量
药液进入动力盒"驱动错误"	拆下动力盒，清洗后重新安装

🏥 实训二

情 境 二

住院6d后，病人症状缓解，血压逐渐平稳，并开始加用口服降压药。今晨T 36.4℃，P 91次/min，R 21次/min，BP 128/72mmHg。给予病人替米沙坦40mg口服，每日一次。现协助病人服药。

【护理评估】

1. **健康史** 病人有高血压病史半年,吸烟史 15 年,10 支 /d。入院 5d 内,使用单硝酸异山梨酯注射液改善心肌缺血症状,病人未发生胸闷症状。使用硝普钠控制血压。

2. **身体状况** T 36.4℃,P 91 次 /min,R 21 次 /min,BP 128/72mmHg。

3. **心理 - 社会状况** 病人缺乏高血压相关知识,不知晓自我管理的重要性。

【主要护理诊断 / 问题】

知识缺乏:缺乏高血压药物治疗及血压监测相关的知识。

【护理目标】

病人了解高血压药物治疗相关知识,掌握家庭监测血压技能。

【护理措施】

1. **休息与环境** 为病人提供安静、温暖、舒适的环境,减少探视。

2. **用药指导**

(1) 强调长期药物治疗的重要性。

(2) 遵医嘱按时、按量服药(实施详见口服给药操作流程)。

(3) 指导病人不可擅自突然停药。

(4) 密切监测血压变化,了解所服用药物的副作用,观察药物的不良反应。

3. **疾病知识指导** 讲解疾病知识,指导病人改变体位时动作要慢,避免劳累、情绪激动、精神紧张、熬夜等不良因素。了解血压控制及终身治疗的必要性,强调改变生活方式的重要性。

4. **饮食指导** 指导病人减少钠盐的摄入,每日钠盐摄入量应低于 6g,增加钾盐的摄入。适量补充蛋白质,增加新鲜蔬菜、水果的摄入。控制体重,减少能量摄入,适当增加体力活动。指导病人戒烟。

5. **家庭自测血压指导** 指导病人家庭血压监测的正确方法,推荐使用合格的上臂式自动血压计自测血压。对初诊高血压患者或血压不稳定高血压患者,建议每日早晨和晚上测量血压,每次测 2~3 遍,取平均值;建议连续测量 7d,取后 6d 血压平均值。血压控制平稳且达标者,可每周自测 1~2d 血压,早晚各 1 次;最好在早上起床后,服降压药和早餐前,排尿后,固定时间自测坐位血压。

6. **定期随访** 经治疗后血压达标者,可每 3 个月随访 1 次;血压未达标者,建议每 2~4 周随访 1 次;当出现血压异常波动或有症状时,随时就诊。

口服给药的操作流程

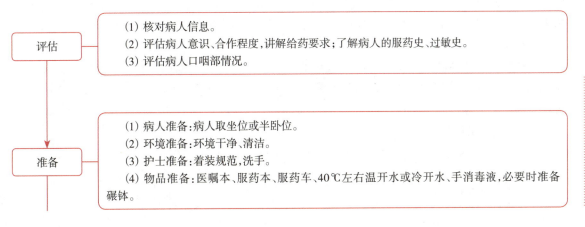

评估	(1) 核对病人信息。 (2) 评估病人意识、合作程度,讲解给药要求;了解病人的服药史、过敏史。 (3) 评估病人口咽部情况。
准备	(1) 病人准备:病人取坐位或半卧位。 (2) 环境准备:环境干净、清洁。 (3) 护士准备:着装规范,洗手。 (4) 物品准备:医嘱本、服药本、服药车、40℃左右温开水或冷开水、手消毒液,必要时准备碾钵。

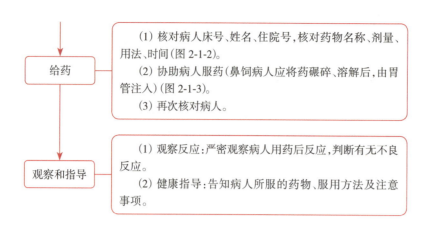

| 给药 | （1）核对病人床号、姓名、住院号，核对药物名称、剂量、用法、时间（图2-1-2）。
（2）协助病人服药（鼻饲病人应将药碾碎、溶解后，由胃管注入）（图2-1-3）。
（3）再次核对病人。 |

| 观察和指导 | （1）观察反应：严密观察病人用药后反应，判断有无不良反应。
（2）健康指导：告知病人所服的药物、服用方法及注意事项。 |

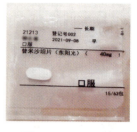

图 2-1-2　口服药

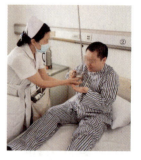

图 2-1-3　服药

【护理评价】

病人了解高血压的相关知识，掌握家庭监测血压技能。

【实训拓展】

高血压病人家庭自测血压的方法

（1）家庭血压监测应在安静、温度适宜的房间内进行。

（2）测量前30min应避免吸烟、摄入咖啡因、活动等，排空膀胱后，病人坐在有背部支撑的椅子上适当放松3~5min后开始测量血压。

（3）测量血压时，将捆绑袖带一侧的前臂放在桌子上，捆绑袖带侧上臂的中点与心脏处于同一水平，双足放松、落地。袖带尺寸根据个人臂围选定。

（4）晨起（服用降压药前）和晚上分别测量血压，连续监测血压3~7d，每次需要测2次，2次间隔1min以上。记录血压的平均数。

（王爱平）

第二节　急性心肌梗死病人护理

 案例导入

病人，男性，69岁。因反复胸闷、胸痛1d，加重6h急诊入院。病人自诉1d前出现胸闷、胸痛，运动或情绪激动后明显，持续数分钟后逐渐缓解。今日夜间病人再次出现胸闷、胸痛，程度较剧烈，自行含服硝酸甘油后未明显缓解于急诊就诊。既往有高血压病史8年，最高血压170/110mmHg，自服降压药控制血压，血压控制情况不详。否认冠心病病史，有多年饮酒史。直系亲属中有无与遗传相关的心血管疾病不详。

体格检查：T 36.5℃，P 110次/min，R 24次/min，BP 85/65mmHg。意识清醒，急性病容，被动体位，皮下无出血点，四肢湿冷，双侧瞳孔等大等圆，直径3mm，对光反射灵敏。心界正常，心律齐，各瓣膜区未闻及杂音，双下肢无水肿。

入院诊断：胸痛待查。

实训一

情　境　一

病人入院后,意识清醒,急性病容,诉胸闷、胸痛,心前区压榨感,伴出汗及四肢冰凉。情绪紧张、非常焦虑。遵医嘱即刻行急诊心电图检查及床旁肌钙蛋白检测。

【护理评估】

1. **健康史**　病人无明显诱因出现胸闷、胸痛,心前区压榨感,程度较剧烈,自行含服硝酸甘油后未明显缓解。病人既往有高血压、无冠心病病史,有多年饮酒史。直系亲属中有无与遗传相关的心血管疾病不详。

2. **身体状况**　意识清醒,急性病容,被动体位。T 36.5℃,P 110 次/min,R 24 次/min,BP 85/65mmHg。四肢湿冷,心律齐,各瓣膜区未闻及杂音,双下肢无水肿。

3. **心理-社会状况**　病人因心前区剧烈疼痛出现恐惧、焦虑。

【主要护理诊断/问题】

1. **疼痛:胸痛**　与心肌缺血、坏死有关。
2. **潜在并发症:心律失常、心力衰竭、心源性休克。**
3. **恐惧**　与担心预后、害怕死亡有关。

【护理目标】

1. 病人胸痛症状有效缓解。
2. 病人心率、心律稳定。
3. 病人情绪稳定。

【护理措施】

1. **遵医嘱**　即刻予以床旁心电图检查(实施详见心电图检查操作流程)及静脉采血行床旁肌钙蛋白监测。

2. **给氧**　当病人合并低氧血症,且 $SaO_2<90\%$ 或 $PaO_2<60mmHg$ 时应给予持续鼻导管或面罩给氧,氧流量 4~10L/min,以增加心肌供氧量。

3. **缓解疼痛**　疼痛会引起交感神经系统激活,并会导致血管收缩和心脏负荷增加,遵医嘱给予吗啡或哌替啶肌内注射,及时评估病人胸痛及伴随症状的变化,监测病人有无呼吸抑制、血压降低等药物不良反应。

4. **迅速建立静脉通路**　为抢救病人和溶栓治疗做准备。

5. **生命体征监测**　监测心率、心律、血压和血氧饱和度,观察生命体征,及时发现恶性心律失常。

6. **减轻恐惧感**

(1) 心理疏导:护士需耐心听取病人内心的感受,予以安慰疏导,帮助病人树立战胜疾病的信心。

(2) 减少干扰:尽量调低监护仪的报警声,医务人员应轻声细语,以免影响病人休息,增加病人的心理负担。

7. **健康教育**

(1) 活动指导:保持环境安静,限制探视,发病 12h 内病人应绝对卧床休息,向病人解释急性期卧床休息可减轻心脏负荷,减少心肌耗氧量,有利于心功能恢复。

Note:

(2) 饮食指导:禁食至胸痛消失,然后给予流质饮食,以减轻胃肠道负担,提倡少量多餐。必要时使用缓泻剂,防止因便秘使病人排便用力,导致心律失常或心力衰竭,甚至心脏破裂。

心电图检查操作流程

评估
(1) 核对病人信息。
(2) 评估病人病情、意识、心理状态、治疗情况及配合程度。
(3) 评估病人安置电极部位的皮肤情况。

准备
(1) 病人准备:协助病人取平卧位。平静呼吸、肢体放松,无金属饰品,无手表、手机等电子产品。
(2) 环境准备:环境安全、宽敞、安静,拉围帘遮挡,周围无电磁干扰。
(3) 护士准备:着装规范,洗手。
(4) 用物准备(图 2-2-1):心电图机、导联线、心电图记录纸、75% 乙醇溶液、棉签、弯盘。

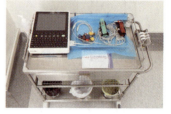
图 2-2-1　心电图检查用物准备

开机预检
(1) 安装心电图纸。
(2) 接通电源及地线,打开心电图机电源开关。

定标准
(1) 定走纸速度,一般选择 25mm/s。
(2) 定准电压,一般 1mV=10mm。

连接肢体导联
(1) 协助病人取平卧位。
(2) 在病人双手腕关节屈侧上方 3cm 处及双内踝上部约 7cm 处,涂抹 75% 乙醇溶液,将红色导联电极连接右上肢、黄色导联电极连接左上肢、绿色导联电极连接左下肢、黑色导联电极连接右下肢(图 2-2-2)。

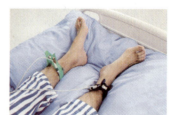
图 2-2-2　连接肢体导联电极

连接胸导联
(1) 暴露病人胸部,在安置导联的皮肤处涂抹 75% 乙醇溶液。
(2) 将 V_1 导联安置在胸骨右缘第 4 肋间(红色),V_2 导联安置在胸骨左缘第 4 肋间(黄色),V_3 导联安置在 V_2~V_4 连线的中点(绿色),V_4 导联安置在左锁骨中线与第 5 肋间交接处(棕色),V_5 导联安置在左腋前线与 V_4 同一水平(黑色),V_6 安置在左腋中线与 V_4 同一水平(紫色)(图 2-2-3)。

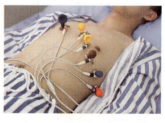
图 2-2-3　连接胸部导联电极

描记心电图
(1) 观察心电图机屏幕上显示的心电波形,若基线平稳,可开始描记心电图。
(2) 若为自动操作模式,按下开始键后,心电图机即可自动记录 12 导联心电图波形。
(3) 若为手动操作模式,按导联切换键,依次记录。

出报告
(1) 取下心电图纸,并在图纸上标识病区、床号、姓名、住院号、年龄、日期、时间及操作者。
(2) 通知医生查看心电图。

整理
(1) 取下导联电极,擦净局部皮肤。
(2) 协助病人穿好衣服,取舒适卧位,整理床单位。
(3) 断开心电图机电源,整理导联线,擦净电极并妥善放置。

Note:

【护理评价】

1. 病人胸痛得到缓解。
2. 病人未发生心律失常、心力衰竭、心源性休克等并发症。
3. 病人的恐惧感减轻。

【实训拓展】

1. ST 段抬高心肌梗死(STEMI)院前及院内急救措施 早期、快速并完全开通梗死相关动脉(infarct related artery,IRA)是改善 STEMI 病人预后的关键。

(1) 减少病人自身延误,缩短自发病至首次医疗接触(first medical contact,FMC)的时间:教育病人了解 STEMI 的早期症状,在发生疑似心肌梗死症状(胸痛)后尽早呼叫"120"急救中心、及时就医,避免因自行用药或长时间多次评估症状而延误治疗。

(2) 减少院前系统和院内救治延误,缩短自 FMC 至导丝通过梗死相关动脉(IRA)的时间:建立区域协同救治网络和规范化胸痛中心是缩短 FMC 至导丝通过 IRA 时间的有效手段。有条件时应尽可能在 FMC 后 10min 内完成首份心电图,提前经远程无线系统或采用其他方式将心电图传送至相关医院,并在 10min 内确诊。

(3) 生命体征监测及复苏:所有 STEMI 病人应立即监测心电、血压和血氧饱和度,观察生命体征,及时发现恶性心律失常。

(4) 缓解疼痛、呼吸困难和焦虑:疼痛会引起交感神经系统激活,并会导致血管收缩和心脏负荷增加。STEMI 伴剧烈胸痛病人可考虑静脉给予阿片类药物缓解疼痛。

(5) 吸氧:高氧状态会导致或加重未合并低氧血症的 STEMI 病人的心肌损伤。$SaO_2 > 90\%$ 的病人不推荐常规吸氧。当病人合并低氧血症,且 $SaO_2 < 90\%$ 或 $PaO_2 < 60mmHg$ 时应吸氧。

2. ST 段抬高心肌梗死的心电图常有特征性改变及动态演变过程

(1) 特征性改变:急性期可见异常深而宽的 Q 波(反映心肌坏死),ST 段呈弓背向上明显抬高(反映心肌损伤)及 T 波倒置(反映心肌缺血)。

(2) 动态性演变:急性心肌梗死的心电图演变过程为抬高的 ST 段可在数日至 2 周内逐渐回到基线水平;T 波倒置加深呈冠状 T,此后逐渐变浅、平坦,部分可恢复直立;Q 波大多永久存在。

此外,可根据特征性心电图改变的导联数来进行心肌梗死的定位和范围诊断。如 V_1、V_2、V_3 导联示前间壁心肌梗死;$V_1 \sim V_5$ 导联示广泛前壁心肌梗死;II、III、aVF 导联示下壁心肌梗死;I、aVL 导联示高侧壁心肌梗死。

🩺 实训二

情 境 二

病人急诊入院后床旁心电图示 II、III 及 aVF 导联 ST 段抬高(图 2-2-4)。

急查床旁肌钙蛋白 I(cTnI)0.65μg/L,急诊拟行冠状动脉造影术,必要时行冠状动脉支架植入术。术中造影示冠状动脉病变严重,后在狭窄处行经皮冠状动脉脉介入术(PCI)及支架植入,造影示狭窄处扩张良好。

病人术后转入 CCU 继续治疗,未诉胸闷、胸痛、心悸。意识清楚、精神较差,食欲尚可。体格检查:T 37.0℃,HR 80 次/min,R 26 次/min,BP 132/78mmHg。听诊双肺呼吸音粗,可闻及少量湿啰音。遵医嘱予以心电监护,抗血小板聚集、降脂治疗,控制出入量,监测尿量及病情变化,低盐、低脂饮食。病人情绪紧张。

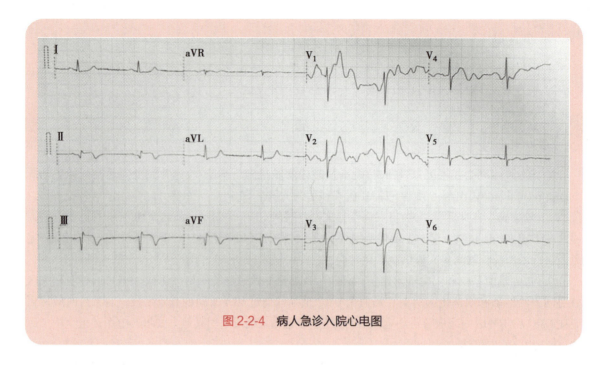

图 2-2-4　病人急诊入院心电图

【护理评估】

1. **健康史**　病人为冠状动脉造影、PCI 及支架植入术后，未诉胸闷、胸痛、心悸。

2. **身体状况**　病人意识清醒、精神较差、食欲尚可。T 37.0℃，HR 80 次 /min，R 26 次 /min，BP 132/78mmHg。听诊双肺呼吸音粗，可闻及少量湿啰音。

3. **心理 - 社会状况**　病人为老年男性，第一次发病，起病急、病情较重，病人情绪紧张。

【主要护理诊断 / 问题】

1. **潜在并发症**：心律失常、心力衰竭、心源性休克、肺栓塞。

2. **疼痛**　与介入治疗后穿刺点疼痛有关。

【护理目标】

1. 病人疼痛减轻。

2. 病人未发生相关并发症。

【护理措施】

1. **体位护理与卧床休息**　经股动脉穿刺的病人保持平卧位，穿刺肢体伸直 24h，穿刺处用沙袋压迫 6~8h，术侧肢体制动 2h，卧床 24h。经桡动脉穿刺的病人保持术侧腕部伸直，适当抬高术侧上肢（平卧位时术侧肢体抬高 40°~60°，坐位时，术侧上肢前臂抬高至胸部以上），穿刺处局部压迫 4~6h，禁止在术侧肢体进行一切操作，术后一周内术侧肢体避免负重及做腕关节过伸动作。经桡动脉穿刺的病人除急诊外，如无特殊病情变化，不强调严格卧床休息。

2. **病情观察**　持续床旁心电监护（实施详见心电监护操作流程），监测病人心率、心律、血压、呼吸及血氧饱和度、ST-T 段的改变等，观察有无心律失常、心肌缺血、心肌梗死等急性期并发症发生。对血压不稳定者应每 15~30min 测量 1 次血压，直至血压稳定后改为每小时测量 1 次。

3. 定时观察双侧动脉搏动和远端肢体温度，及时听取病人的主诉。如动脉穿刺处远端肢体出现动脉搏动减弱或消失、肢体皮肤温度异常，应怀疑动脉穿刺点压迫造成远端肢体供血不足，须立即报告医生。

Note：

4. 皮肤护理 利于 PCI 术后病人制动且为防止加压包扎后出现穿刺侧肢体屈曲打弯情况,可用约束带进行肢体固定并对其制动肢体及腰背部进行按摩,每 2h 一次,防止局部组织长时间受压导致压疮的发生。

5. 心理护理 指导病人保持乐观、平和的心情、正确对待自己的情绪。告知家属对病人要积极配合和支持,并创造一个良好的身心休养环境。当病人出现紧张、焦虑或者烦躁等不良情绪时,应理解并设法进行疏导。

6. 健康教育

(1) 饮食指导:术后可进食易消化半流质饮食,少食奶制品或其他容易导致腹胀的食物。鼓励病人多饮水、一般 4h 内的摄入量维持在 1~2L,促进造影剂的排出,术后 4h 尿量应达到 800mL,必要时遵医嘱给予补液治疗。保持大便通畅,避免用力排便。

(2) 服药指导:指导病人术后严格遵医嘱服药,口服抗凝药期间应注意观察有无伤口渗血,牙龈出血,鼻出血,皮肤黏膜瘀斑、瘀点等出血倾向。应定期门诊随访。

7. 术后并发症的观察与护理

(1) 急性冠状动脉闭塞:病人多表现为血压下降,心率减慢或者增快、心室颤动,甚至猝死。应立即通知医生,尽快恢复冠状动脉血流。

(2) 穿刺血管并发症

1) 桡动脉穿刺者:①桡动脉闭塞。术中充分抗凝、术后及时减压能有效预防桡动脉闭塞和 PCI 术后手部缺血。②前臂血肿。术后穿刺局部压迫时应注意确定压迫血管穿刺点,观察术侧手臂有无肿胀不适,一旦发生血肿,应标记血肿范围,再次进行有效压迫,防止血肿扩大。③骨 - 筋膜室综合征。为严重的并发症,较少发生。当前臂血肿快速进展引起骨 - 筋膜室压力增高至一定程度时,可导致桡、尺动脉受压,进而引发手部缺血、坏死。出现此情况时,应尽快行外科手术治疗。

2) 股动脉穿刺者:①穿刺处出血或血肿。采取正确的压迫止血方法,咳嗽及用力排便时压紧穿刺点,观察术区有无出血、渗血或血肿;必要时予以重新包扎并适当延长肢体制动时间。②腹膜后出血或血肿。病人常表现为低血压、贫血面容、血细胞比容降低 >5%。出现腹股沟区疼痛、腹痛、腰痛、穿刺侧腹股沟区张力高或者压痛者,一旦确诊应立即输血等处理,否则可因失血性休克而死亡。③假性动脉瘤和动 - 静脉瘘。多在鞘管拔除后 1~3d 内形成,前者表现为穿刺局部出现搏动性肿块和收缩期杂音,后者表现为局部连续性杂音,一旦确诊应立即局部加压包扎,如不能愈合可行外科修补术。④穿刺动脉血栓形成或栓塞。若术后动脉止血压迫和包扎过紧,可使动、静脉血流严重受阻而形成血栓;血栓脱落可引起致命性肺栓塞,术后应注意观察病人有无突然咳嗽、呼吸困难、咯血或胸痛,一旦出现须积极配合给予抗凝或溶栓治疗。

(3) 心肌梗死:由病变处急性血栓形成所致。术后要注意观察病人有无胸闷、胸痛症状,并注意有无心肌缺血的心电图表现和心电图的动态变化情况。

心电监护操作流程与操作要点

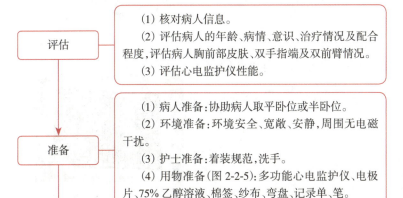

| 评估 | (1) 核对病人信息。
(2) 评估病人的年龄、病情、意识、治疗情况及配合程度,评估病人胸前部皮肤、双手指端及双前臂情况。
(3) 评估心电监护仪性能。 |

| 准备 | (1) 病人准备:协助病人取平卧位或半卧位。
(2) 环境准备:环境安全、宽敞、安静,周围无电磁干扰。
(3) 护士准备:着装规范,洗手。
(4) 用物准备(图 2-2-5):多功能心电监护仪、电极片、75% 乙醇溶液、棉签、纱布、弯盘、记录单、笔。 |

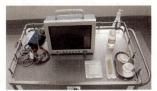

图 2-2-5 心电监护用物

Note:

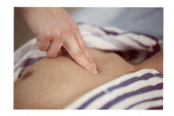

图 2-2-6　定位方法

开机自检 —— 接通电源,打开监护仪电源开关,检查监护仪的性能。

安放电极片 ——
(1) 确定安放电极片的位置(图 2-2-6):
右上(RA):右锁骨中线第一肋间。
右下(RL):右锁骨中线肋弓下缘处。
左上(LA):左锁骨中线第一肋间。
左下(LL):左锁骨中线肋弓下缘处。
胸导(C):胸骨左缘第四肋间。
(2) 用含 75% 乙醇溶液棉签清洁安放电极片部位皮肤(图 2-2-7),以确保电极片与皮肤紧密接触。将心电导联线的电极头与相应电极片上电极扣扣好,按定位贴好电极片(图 2-2-8)。
(3) 整理好病人的衣服及盖被。

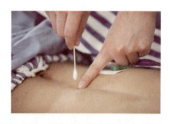

图 2-2-7　清洁安放电极片部位皮肤

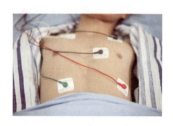

图 2-2-8　安放电极片

连接血氧探头 ——
(1) 清洁病人中指指端皮肤及指甲,将血氧探头夹于中指末端(图 2-2-9)。
(2) 将血压计袖带缠于对侧上臂,袖带下缘距肘窝 2~3cm(图 2-2-10)。

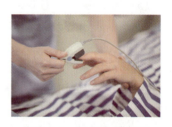

图 2-2-9　连接血氧探头

调节波形及设定报警参数 ——
(1) 输入病人的一般资料。
(2) 选择 P 波清晰的 II 导联,波幅大小设定为 1X。
(3) 打开报警系统,根据病人病情逐项设定心率、血氧饱和度、血压等报警参数(图 2-2-11)。

观察 ——
(1) 观察心电波形,及时处理干扰和电极脱落。
(2) 观察血氧饱和度波形,及时发现探头是否脱落。
(3) 观察并记录心率、血压、血氧饱和度等监测数值。

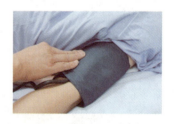

图 2-2-10　缠血压计袖带于上臂

停止监护 ——
(1) 关闭监护仪开关,断开电源。取下血氧探头及血压计袖带。
(2) 除去病人胸前电极片,用纱布清洁皮肤。

整理 ——
(1) 整理床单位。
(2) 清洁监护仪,整理并固定各种导线。

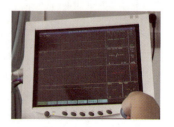

图 2-2-11　设置报警参数

Note:

【护理评价】

1. 病人胸痛得到缓解。
2. 病人未发生相关并发症。

【实训拓展】

1. 血氧饱和度的正常值及监测血氧饱和度对急性心肌梗死病人的临床意义　血氧饱和度(SpO_2)是指血液中氧合血红蛋白(HbO_2)结合的氧含量与氧容量的百分比,能准确反映机体实际氧含量,是组织氧消耗量及心排血量的重要指标。血氧饱和度的正常值为95%~100%。血氧饱和度<90%提示有低氧血症发生。

急性心肌梗死时 SpO_2 降低与以下4种因素相关:

(1) 急性心肌梗死发生后出现心肌顿抑和缺血坏死,出现心室重塑,导致左心功能不同程度障碍和血流动力学异常,造成组织缺氧和动脉血氧含量下降。

(2) 急性心肌梗死时肺毛细血管静水压升高,引起肺间质水肿,导致肺泡通气和灌注不足,从而引起低氧血症。

(3) 急性心肌梗死时左室充盈压升高、肺血管外水分增加导致肺容量、功能残气量和肺活量等降低。

(4) 急性心肌梗死时儿茶酚胺过量分泌,组织需氧量增加。

因此,急性心肌梗死发生后常伴有不同程度的左心功能降低和血流动力学紊乱,导致动脉血氧含量降低,持续监测脉搏、SpO_2 有利于及早地发现各种原因引起的低氧血症。

2. 心电监护仪的报警参数设置

(1) 心率报警值的设置:一般根据病人同年龄段实际心率上下限值 ±30% 设定报警值范围;下限不得低于45次/min,上限不得高于150次/min。

(2) 血氧饱和度报警值的设置:报警设定在95%以上,特殊病人如Ⅱ型呼吸衰竭病人,根据医嘱设定报警范围,下限不得低于85%。

(3) 血压报警值的设置:一般默认报警设定收缩压 90~140mmHg,舒张压 60~90mmHg,平均动脉压 70~110mmHg。如病人为异常血压,应结合病人的病史、根据医嘱要求、设定目标血压报警范围。

(4) 呼吸报警值的设置:一般设置 10~30次/min,低限不得低于8次/min。

3. 经皮冠状动脉介入治疗术后运动康复的评估项目和内容/方法　所有经皮冠状动脉介入治疗术后病人在实施运动康复前都应进行一般功能评估、运动风险评估、运动耐量评估、心理评估。评估的项目、内容及方法见表 2-2-1,并根据评估结果对每位病人进行危险分层。

表 2-2-1　经皮冠状动脉介入治疗(PCI)术后运动康复的评估项目和内容/方法

项目	内容/方法
详尽的病史	心血管病史、相关合并症及治疗史
一般功能评估	1. 筛查心血管疾病危险因素 2. 常规心电图、NYHA 心功能分级和 CCS 心绞痛分级等 3. 检查运动系统、神经系统等影响运动的因素 4. 身体其他重要脏器的功能 5. 病人日常活动水平和运动习惯
有氧运动能力评估	1. 心肺运动试验 2. 心电图运动试验 3. 6min 步行试验 4. 递增负荷往返步行试验

续表

项目	内容 / 方法
骨骼肌力量评估	1. 最大力量的评估,即 1RM 或 10RM 值的测定 2. 等速肌力测试
柔韧性评估	坐椅前伸试验、抓背试验、改良的转体试验等
协调性评估	指鼻试验、指指试验、握拳试验等
平衡能力评估	Berg 量表、单腿直立试验、功能性前伸试验、2.4m 起身行走试验等
心理评估	可根据《在心血管科就诊病人的心理处方中国专家共识(2020 版)》进行心理评估

注:NYHA,纽约心脏病协会;CCS,加拿大心血管病学会;RM,肌肉在一定范围内收缩所克服的最大重量。

(郭红霞)

第三节　风湿性心脏病病人护理

 案 例 导 入

　　病人,男性,65 岁。因左下肢肿胀、发绀,伴胸闷、气短 14h 余入院。病人于 2h 前出现胸闷、气短,活动后加重,休息后症状不能缓解,伴咳嗽、咳痰,痰液呈白色黏痰,不易咳出,伴尿量减少,尿量约 400mL/24h,为明确诊断就诊。既往史:高血压病史 20 余年,最高达 180/110mmHg;风湿性心脏瓣膜病、心房颤动病史 8 年余;糖尿病病史 8 年;右下肢动脉栓塞取栓术后 1 个多月。

　　体格检查:T 36.8℃,HR 110 次/min,R 23 次/min,BP 98/68mmHg,SpO_2 92%,病人意识清醒,喘憋貌,查体欠合作,肺部听诊未闻及干、湿啰音,心律不齐,第一心音强弱不等。

　　辅助检查:血常规结果显示 WBC 15.10×10^9/L,N 90.1%,RBC 3.60×10^{12}/L,Hb 111g/L,PLT 178×10^9/L。

　　生化全项:肌酸激酶(CK)91U/L,肌酸激酶同工酶(CK-MB)42U/L,血尿素氮(BUN)29.6mmol/L,cTnI 0.023ng/mL,氨基末端脑钠肽前体(NT-proBNP)6 319ng/L,PCT 3.37μg/L,D-二聚体(D-Dimer)>12mg/L。

　　心电图:心房颤动,ST-T 段异常改变。

　　动脉血气分析:pH 7.34,PCO_2 30mmHg,PO_2 60mmHg,K^+ 5.4mmol/L,Na^+ 131mmol/L,BE −14.5,乳酸(Lac)2.7mmol/L。

　　双下肢静脉彩超:左侧髂外静脉、股总静脉、股浅静脉、腘静脉、胫后静脉内血栓形成;双侧小腿部位肌间静脉血栓形成。

　　双下肢动脉彩超:双侧股总动脉、双侧腘动脉、双侧足背动脉斑块形成,双侧足背动脉频谱异常,左侧足背动脉流速偏低;右侧腹股沟区不均质低回声。

　　胸部 CT:①两肺可见多发斑块状、片状磨玻璃密度影及密度增高影,考虑肺水肿可能,不除外伴炎症可能。②心脏增大,以左心增大为主,肺动脉干及左右肺动脉增宽。③心包腔少量积液,右侧少量胸腔积液。

　　心脏超声示风湿性心脏瓣膜病;二尖瓣中度狭窄合并重度关闭不全;三尖瓣重度关闭不全。

　　诊断:风湿性心脏瓣膜病;心力衰竭;心房颤动。

Note:

➕ 实训一

情　境　一

　　入住重症监护室（ICU）后意识清醒，喘憋貌，T 37.1℃，HR 123 次 /min，R 26 次 /min，BP 104/69mmHg，SpO$_2$ 60%，查体欠合作，肺部听诊满布湿啰音和哮鸣音，心律不齐，NT-proBNP 6 319ng/L，考虑心力衰竭，立即给予无创呼吸机辅助通气，盐酸去乙酰毛花苷注射液、呋塞米注射液静脉注射，冻干重组人脑钠肽注射液静脉泵入。

【护理评估】

　　1. **健康史**　病人诉胸闷、气短 14d，既往重度二尖瓣、三尖瓣关闭不全、房颤病史 8 年余。现喘憋貌，给予无创呼吸机辅助通气。

　　2. **身体状况**　病人意识清醒，痛苦面容。T 37.1℃，HR 123 次 /min，R 26 次 /min，BP 104/69mmHg，SpO$_2$ 60%；听诊，两肺满布湿啰音，心律不齐，第一心音强弱不等；保留前臂静脉留置针用于静脉输液，穿刺处无红肿、渗液，液体输入顺利。

　　3. **辅助检查**　NT-proBNP 6 319ng/L。

　　4. **心理 - 社会状况**　病人焦虑、恐惧，担心预后差。

【主要护理诊断 / 问题】

　　1. **气体交换受损**　与左心衰竭致肺循环淤血有关。

　　2. **活动耐力下降**　与心排血量下降有关。

　　3. **潜在并发症:肺栓塞**　与下肢血栓脱落有关。

【护理目标】

　　1. 病人呼吸困难明显改善，肺部啰音减少或消失。

　　2. 病人活动耐力提高。

　　3. 病人不发生肺栓塞或护士能及时发现病人肺栓塞的征象。

【护理措施】

　　1. **限制病人活动量**　卧床休息，避免情绪激动。

　　2. **改善循环功能**　纠正心力衰竭，注意观察心率和血压情况；无创呼吸机辅助通气，改善缺氧症状；遵医嘱静脉注射强心、利尿等药物(实施详见微量注射泵操作流程)。

　　3. **加强营养**　指导病人进食高热量、高蛋白及含丰富维生素的食物，以增强机体的抵抗力。

　　4. **控制感染**　指导病人有效咳嗽、咳痰，促进痰液排出；保持口腔和皮肤清洁，避免黏膜和皮肤损伤；积极治疗感染灶，预防发生其他感染。

　　5. **心理护理**　讲解疾病相关知识，鼓励病人说出自己的感受与问题，与病人建立信任关系，及时疏导病人不良情绪，使病人积极配合治疗和护理。

　　6. **健康教育**　指导病人注意防寒保暖，预防感染，避免因重体力劳动、剧烈运动或情绪激动而加重病情。

Note：

微量注射泵操作流程

评估
(1) 核对病人信息。
(2) 评估病人病情、年龄、意识状态、治疗情况、注射部位的皮肤完整性、血管情况、肢体活动度、病人心理状态及合作程度。
(3) 评估药物的性质、微量泵功能状态。

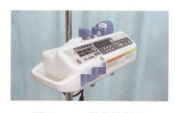

图 2-3-1　微量注射泵

准备
(1) 环境准备:环境安静、整洁、安全、温度适宜、光线充足。
(2) 病人准备:了解使用微量注射泵的目的、输入药物名称、泵入药物速度,排空大小便,体位舒适。
(3) 护士准备:着装规范,洗手,戴口罩。
(4) 用物准备:微量注射泵(图 2-3-1)、输液架、泵用注射器、延长管、药液、药物标签、皮肤消毒剂、无菌棉签、胶布、手消毒液。

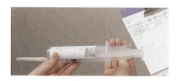

图 2-3-2　注明标签

连接微量泵
(1) 核对病人信息,在抽好药液的注射器上贴好药物标签,注明床号、姓名、药名、剂量、速度等(图 2-3-2)。
(2) 将注射器连接延长管(图 2-3-3),排气。
(3) 固定微量注射泵于输液架上。
(4) 将注射器安装到微量注射泵上(图 2-3-4)。

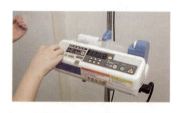

图 2-3-3　连接延长管

调节微量泵
(1) 再次核对病人信息,确认无误,开机,机器自检,设置输注速度、总量等参数(图 2-3-5)。
(2) 消毒输液接头,抽回血,见回血后脉冲正压式推注生理盐水 3~5mL,确定管路通畅,延长管连接输液接头,固定。
(3) 按开始键,输入指示灯亮,观察输入是否顺利。
(4) 第三次核对,注射后再次核对病人信息、注射药物与医嘱信息是否相符,在输液单上签名及写明注射时间。
(5) 洗手,记录输液是否通畅、时间、药名、剂量、速度、病人反应等。

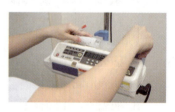

图 2-3-4　安装注射器

撤下微量泵
(1) 按停止键停止注射,关机。
(2) 冲管和正压封管。
(3) 从微量注射泵上取下注射器,从输液架上取下微量注射泵。

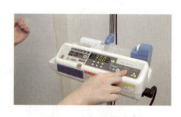

图 2-3-5　设置参数

整理用物洗手、记录
(1) 协助病人取舒适体位,整理用物。
(2) 洗手,记录输液停止时间、病人反应等。

【护理评价】

1. 病人呼吸困难症状改善,停无创呼吸机辅助通气。
2. 病人活动耐力逐渐增加。
3. 病人未发生肺栓塞。

Note:

【实训拓展】

1. 微量注射泵主要报警及处理措施

阻塞报警:检查管道有无打折、受压、扭曲,针头有无阻塞,有无回血,穿刺部位有无肿胀,根据原因进行相应处理。另外阻塞报警属于压力报警,当管道阻塞产生的压力达到所设定的压力后才发出报警,为避免报警延迟,在设定微量泵参数时应尽量选择较低的阻塞报警压力阈值。

排空报警:药液输入量接近或达到设定总量时报警。应加强巡视,提前备好药液,及时更换,以免药物中断引起病情变化。

电源报警:当蓄电池电源耗尽时报警。应立即连接电源线,平时注意充电备用。

2. 急性心力衰竭的临床严重程度分级

《中国心力衰竭诊断和治疗指南 2014》对急性心力衰竭严重程度评价提出了临床程度床边分级,主要通过末梢循环的观察和肺部听诊评估,适用于一般的门诊及住院病人(表 2-3-1)。

表 2-3-1　急性心力衰竭临床程度床边分级评估表

分级	皮肤	肺部啰音	分级	皮肤	肺部啰音
I级	温暖	无	III级	寒冷	无或有
II级	温暖	有	IV级	寒冷	有

实训二

情 境 二

入院后病人经过无创呼吸机辅助通气、强心、利尿、抗感染等治疗后,心力衰竭症状改善不明显,于入院第 5 天在全身麻醉、低温体外循环下行"二尖瓣置换 + 三尖瓣成形术"。术中放置心包、纵隔引流管,术后返回 ICU,麻醉未醒,给予气管插管接呼吸机有创机械通气,同步间歇指令(SIMV)+ 压力支持通气(PSV)模式辅助呼吸;行抗感染、营养心肌等综合治疗。体格检查:T 36.4℃,HR 111 次 /min,R 18 次 /min,BP 108/70mmHg,SpO$_2$ 98%;听诊双肺呼吸音粗,未闻及干、湿啰音,各瓣膜听诊区未闻及杂音。保留右侧颈内静脉置管输液并监测中心静脉压(CVP);留置右侧桡动脉置管持续有创动脉血压监测。

【护理评估】

1. **健康史**　病人在低温体外循环下行"二尖瓣置换 + 三尖瓣成形术",目前麻醉未清醒,经气管插管呼吸机机械通气,同步间歇指令(SIMV)+ 压力支持(PSV)模式辅助呼吸。

2. **身体状况**　T 36.4℃,HR 111 次 /min,R 18 次 /min,BP 108/70mmHg,SpO$_2$ 98%;右侧颈内静脉置管通畅,固定良好;右侧桡动脉置管冲管通畅,穿刺点无渗血,无发红;留置尿管,引流出淡黄色尿液。听诊双肺呼吸音粗,未闻及干、湿啰音;心律齐,各瓣膜听诊区未闻及杂音。术中放置心包、纵隔引流管,引流液为血性,量约 50mL,引流管均通畅。

3. **心理 - 社会状况**　焦虑、恐惧,担心预后不好。

【主要护理诊断 / 问题】

1. **潜在并发症**:低心排血量综合征、肺缺血再灌注损伤。
2. **低效性呼吸型态**　与手术、缺氧、麻醉、体外循环和术后伤口疼痛等有关。

【护理目标】

1. 病人未发生并发症,或并发症得到及时发现和处理。
2. 病人恢复正常的气体交换功能。

【护理措施】

1. 改善心功能,维持有效循环血量

(1) 严密监测生命体征:密切监测生命体征,监测心率和心律变化,警惕出现心律失常;实行有创动脉血压监测(实施详见有创动脉血压监测操作流程),动态监测血流动力学变化,根据血流动力学指标,补充血容量;补液速度不能过快,以免加重心脏负担。

(2) 病情观察:观察皮肤温度、颜色、尿量、外周血管充盈情况等的变化。

(3) 监测肾功能:记录每小时尿量和液体出入量;排除肾功能因素影响,若尿量 <1mL/(kg·h),提示循环血量不足,及时补液,必要时输血,但术后 24h 出入量应基本呈负平衡,血红蛋白一般维持在 100g/L 左右。

(4) 用药护理:遵医嘱应用强心、利尿药物,应用输液泵或注射泵控制输液速度和输液量;注意观察病人心率、尿量及血钾情况;观察药物疗效和副作用,出现异常,立即通知医生。

2. 加强呼吸道管理
对气管插管接呼吸机行机械通气的病人,应做好气道湿化、及时吸痰;气管插管拔除后定时协助病人翻身、拍背,指导其咳嗽、咳痰,保持气道通畅。

3. 抗凝治疗
遵医嘱予以抗凝药物治疗,密切监测治疗效果,国际标准化比值(INR)保持在 2.0~2.5 为宜,根据 INR 的变化,调整抗凝药物的剂量。

4. 防止低心排血量综合征的发生
监测心排血量(CO)、心排血指数(CI)、体循环阻力(SVR)和肺循环阻力(PVR)等数值变化,及早发现低心排血量综合征,及时报告医生处理;补充血容量,纠正水、电解质及酸碱平衡失调。

5. 心包、纵隔引流管的护理
间断挤压引流管,观察并记录引流液的颜色、性状及量。若引流量持续 2h 超过 4mL/(kg·h),考虑有活动性出血,及时报告医生,并做好再次开胸止血的准备。

6. 健康教育
指导病人调整心态,保持乐观情绪,注意防寒保暖,预防呼吸道感染,鼓励病人树立信心,积极配合治疗。

有创动脉血压监测操作流程

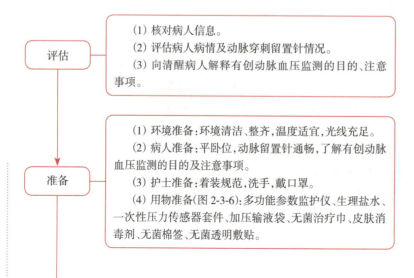

评估
(1) 核对病人信息。
(2) 评估病人病情及动脉穿刺留置针情况。
(3) 向清醒病人解释有创动脉血压监测的目的、注意事项。

准备
(1) 环境准备:环境清洁、整齐,温度适宜,光线充足。
(2) 病人准备:平卧位,动脉留置针通畅,了解有创动脉血压监测的目的及注意事项。
(3) 护士准备:着装规范,洗手,戴口罩。
(4) 用物准备(图 2-3-6):多功能参数监护仪、生理盐水、一次性压力传感器套件、加压输液袋、无菌治疗巾、皮肤消毒剂、无菌棉签、无菌透明敷贴。

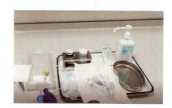

图 2-3-6　有创动脉血压监测用物

连接、冲洗	(1) 消毒生理盐水瓶口。 (2) 取出一次性压力传感器套件,检查并拧紧所有连接部件后,连接生理盐水(图2-3-7)。 (3) 用生理盐水冲洗管路、排气,确保管路内无气泡,严禁进入空气。 (4) 生理盐水放在加压输液袋内包好,充气加压至300mmHg(图2-3-8)。 (5) 消毒动脉穿刺针,与压力传感器连接。

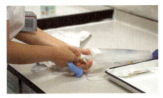

图 2-3-7 压力传感器连接生理盐水

包裹、放置	(1) 一次性压力传感器套件外用无菌治疗巾包裹,以免血流感染。 (2) 压力换能器放置在与病人腋中线第四肋间水平位置,保持压力换能器与心脏水平位置一致(图2-3-9)。 (3) 随病人体位改变调整压力换能器的位置。 (4) 打开监护仪,连接监护仪与传感器。

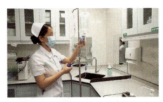

图 2-3-8 加压输液袋充气加压

校零、测量	(1) 转动三通开关,保持传感器与大气相通。 (2) 点击监护仪归零按钮,监护仪数值显示"0/0"。 (3) 转动三通开关,使生理盐水与动脉穿刺针相通,监测屏幕上显示的压力波形及数值。 (4) 读取数值并记录。

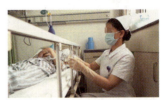

图 2-3-9 换能器放置位置

整理	(1) 整理用物及床单位。 (2) 洗手,记录有创血压数值及病人的反应。

【护理评价】

1. 病人并发症得到有效预防,或得到及时发现和处理。
2. 病人恢复正常的气体交换功能,按期撤离呼吸机。

【实训拓展】

1. **影响有创动脉血压监测准确性的相关因素**

(1) 换能器未归零。

(2) 换能器的位置不准确。

(3) 穿刺套管与压力套装连接不紧密。

(4) 管道堵塞或动脉留置针位置不当。

(5) 加压袋充气压力值的影响。

(6) 换能器损坏或监护仪故障。

2. **有创动脉血压监测并发症的预防及护理措施**

(1) 血栓形成或栓塞:①每次经测压管抽取动脉血后,均应立即用生理盐水进行快速冲洗,以防凝血。②管道内如有血凝块堵塞时应及时予以抽出,切勿将血凝块推进,以防发生动脉血栓栓塞。③动脉置管时间长短也与血栓形成呈正相关,在病人循环功能稳定后,应及早拔出。④防止管道漏液,确保生理盐水的顺利滴入。

Note:

（2）出血或血肿：①测压系统连接紧密。②穿刺失败或拔管后要有效地压迫止血，压迫止血时间应在 5min 以上，并用弹性宽胶布加压覆盖。必要时局部用绷带加压包扎，30min 后予以解除，此期间注意指端颜色变化。

（3）感染：①严格无菌操作，每日一次用碘伏消毒穿刺点并更换无菌敷料，如有渗血、渗液应及时更换敷料，以保持局部清洁干燥。②加强体温监测，如病人出现高热、寒战，应及时寻找感染源。必要时，取创面进行培养或做血培养以协助诊断，并合理应用抗生素。③置管时间不宜超过 7d，一旦发现感染征象应立即拔除插管。

（4）肢体缺血、坏死：①桡动脉置管前需做血管通畅试验（Allen 试验），判断尺动脉是否有足够的血液供应。②密切观察术侧远端手指的颜色与温度，当发现有缺血征象如肤色苍白、发凉及有疼痛感等异常变化时，应及时拔管。③固定留置的管路时，切勿行环形包扎或包扎过紧。

（5）动静脉瘘：①穿刺动作轻柔，避免反复穿刺造成血管壁损伤，必要时行直视下桡动脉穿刺置管。②选择适当的穿刺针，切勿太粗及反复使用。

🩺 实训三

情 境 三

病人术后第 2 天，主诉心悸、气短等不适。体格检查：T 36.1℃，HR 141 次 /min，R 21 次 /min，BP 80/40mmHg，SpO$_2$ 95%，听诊双肺呼吸音粗，未闻及干、湿啰音，心律不齐，各瓣膜听诊区未闻及杂音。给予持续有创呼吸机辅助呼吸，经右侧颈内中心静脉置管行补液治疗。

【护理评估】

1. **健康史** 病人行"二尖瓣置换术 + 三尖瓣成形术"术后第 2 天，意识清醒，呼吸机行同步间歇指令（SIMV）+ 压力支持通气（PSV）辅助呼吸。

2. **身体状况** T 36.1℃，HR 141 次 /min，R 21 次 /min，BP 80/40mmHg，SpO$_2$ 95%；听诊双肺呼吸音粗，未闻及干、湿啰音，心律不齐，各瓣膜听诊区未闻及杂音。经右侧颈内中心静脉导管输入液体顺利，穿刺点无渗血，无发红；术中放置心包、纵隔引流管，引流液为血性，量约 50mL，引流管均通畅。留置尿管，引流出淡黄色尿液。

3. **心理 - 社会状况** 病人及家属积极配合治疗、护理。

【主要护理诊断 / 问题】

1. **低效性呼吸型态** 与手术、缺氧、麻醉、体外循环和术后伤口疼痛等有关。
2. **潜在并发症**：急性心脏压塞、肾功能不全、感染、神经功能障碍等。

【护理目标】

1. 病人气体交换功能恢复。
2. 病人并发症得到及时发现和处理。

【护理措施】

1. 严密监测生命体征，维持有效循环血量。

（1）持续心电监护，观察心率、心律，监测有创血压、中心静脉压（实施详见中心静脉压监测操作流程）等血流动力学指标的变化，发现异常，及时通知医生处理。

（2）密切观察病人皮肤的颜色、温度、湿度、口唇、甲床处毛细血管充盈和动脉搏动情况，及早发现微循环灌注不足和组织缺氧,给予相应的处理。

(3) 密切监测肾功能:留置导尿管,每小时测尿量 1 次,保持尿量在 1mL/(kg·h) 以上;每 4h 测尿 pH 和比重,观察尿色变化,有无血红蛋白尿等。

(4) 监测和记录液体出入量:包括 24h 出入量和 / 或每小时尿量,评估容量是否足够。

2. 加强呼吸系统管理,维持有效通气。

(1) 观察病人有无发绀、鼻翼扇动、点头或张口呼吸;定期听诊双肺呼吸音并记录;注意病人的呼吸频率、节律和幅度,呼吸机是否与病人呼吸同步;监测动脉血气分析结果,根据情况及时调整呼吸机参数。

(2) 妥善固定气管插管,每班交接气管插管的深度及固定情况,防止气管插管脱出或移位。

(3) 及时清理呼吸道分泌物和呕吐物;吸痰前、后充分给氧,每次吸痰时间不超过 15s,以免机体缺氧;吸痰动作要轻柔、敏捷,并注意观察病人的反应;拔除气管插管后,给予氧气雾化吸入,减轻喉头水肿,降低痰液黏稠度。

3. 严密观察神经系统变化 观察病人的意识、瞳孔、肢体活动情况;若病人出现头痛、呕吐、躁动、嗜睡等异常表现及神经系统的阳性体征时,及时通知医生,协助其处理。

4. 预防急性心脏压塞的发生 做好引流管的护理,保持引流管通畅,观察并记录引流液的颜色、性状及量;监测中心静脉压,使其维持在 5~12cmH$_2$O(1cmH$_2$O=0.098kPa);严密观察病情,一旦出现心脏压塞的表现,及时通知医生处理。

5. 预防感染 密切监测体温变化;严格遵守无菌操作原则;保持手术切口干燥,定期换药;注意口腔和皮肤清洁;合理使用抗生素;病情平稳后,及时撤除各种管道;加强营养支持。

6. 健康教育 指导病人减少活动量,保证休息,注意保暖,防止呼吸道感染。

<h3 style="text-align:center">中心静脉压监测操作流程</h3>

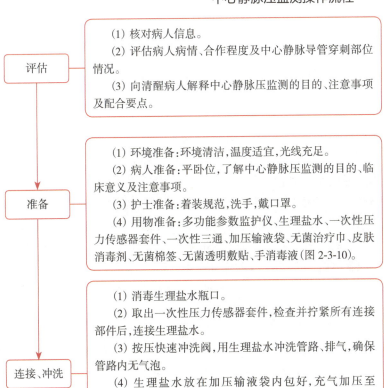

评估	(1) 核对病人信息。 (2) 评估病人病情、合作程度及中心静脉导管穿刺部位情况。 (3) 向清醒病人解释中心静脉压监测的目的、注意事项及配合要点。
准备	(1) 环境准备:环境清洁,温度适宜,光线充足。 (2) 病人准备:平卧位,了解中心静脉压监测的目的、临床意义及注意事项。 (3) 护士准备:着装规范,洗手,戴口罩。 (4) 用物准备:多功能参数监护仪、生理盐水、一次性压力传感器套件、一次性三通、加压输液袋、无菌治疗巾、皮肤消毒剂、无菌棉签、无菌透明敷贴、手消毒液(图 2-3-10)。
连接、冲洗	(1) 消毒生理盐水瓶口。 (2) 取出一次性压力传感器套件,检查并拧紧所有连接部件后,连接生理盐水。 (3) 按压快速冲洗阀,用生理盐水冲洗管路、排气,确保管路内无气泡。 (4) 生理盐水放在加压输液袋内包好,充气加压至 300mmHg(图 2-3-11)。 (5) 消毒输液接头,抽回血,见回血后脉冲正压式推注生理盐水 5~10mL,确定管路通畅,与中心静脉导管连接(图 2-3-12)。

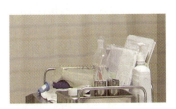

图 2-3-10 中心静脉压监测用物

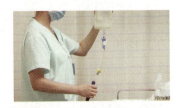

图 2-3-11 加压输液袋充气加压

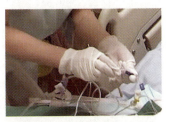

图 2-3-12 一次性压力传感器套件与中心静脉导管连接

Note:

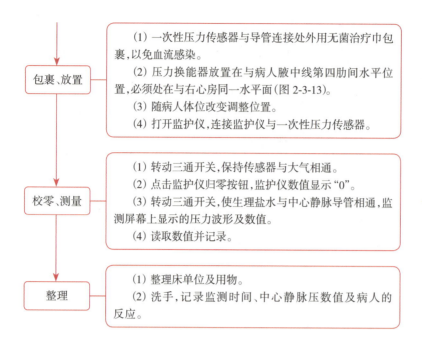

包裹、放置

(1) 一次性压力传感器与导管连接处外用无菌治疗巾包裹,以免血流感染。
(2) 压力换能器放置在与病人腋中线第四肋间水平位置,必须处在与右心房同一水平面(图2-3-13)。
(3) 随病人体位改变调整位置。
(4) 打开监护仪,连接监护仪与一次性压力传感器。

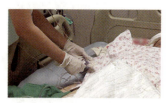

图 2-3-13　换能器放置位置

校零、测量

(1) 转动三通开关,保持传感器与大气相通。
(2) 点击监护仪归零按钮,监护仪数值显示"0"。
(3) 转动三通开关,使生理盐水与中心静脉导管相通,监测屏幕上显示的压力波形及数值。
(4) 读取数值并记录。

整理

(1) 整理床单位及用物。
(2) 洗手,记录监测时间、中心静脉压数值及病人的反应。

【护理评价】

1. 病人恢复正常的气体交换功能,按期撤离呼吸机。
2. 病人并发症得到有效预防,或得到及时发现和处理。

【实训拓展】

1. 影响中心静脉压监测的因素

(1) 导管置入的深浅度及管路的通畅度。
(2) 不同体位的影响。
(3) 溶液(如50%葡萄糖注射液、脂肪乳注射液等)黏稠度的作用。
(4) 机械通气。
(5) 人工气腹。
(6) 血液净化机械泵的影响。
(7) 胸腔内压的改变。

2. 风湿性心脏瓣膜病术后并发症的预防与处理

(1) 出血:①间断挤压引流管,观察并记录引流液的性状及量。若引流量持续2h超过4mL/(kg·h)或有较多血凝块,伴血压下降、脉搏增快、躁动、出冷汗等低血容量表现,考虑有活动性出血,及时报告医生,并积极准备再次开胸手术。②在服用华法林等抗凝药物期间,应密切观察病人有无牙龈出血、鼻出血、血尿等出血征象,重者可出现脑出血,出现异常及时通知医生处理。

(2) 动脉栓塞:抗凝不足的表现,警惕病人有无突发晕厥、偏瘫或下肢湿冷、疼痛、皮肤苍白等肢体栓塞的现象,出现异常及时通知医生处理。

(李彩霞)

第四节　静脉血栓栓塞症病人护理

案 例 导 入

病人,男性,78岁,因右下肢疼痛、肿胀15d,胸闷、气促10d入院。病人因不慎摔倒致右下肢髌骨

Note:

骨折，在家卧床休息 1 个月，15d 前右下肢开始出现肿胀，偶感疼痛。10d 前出现胸闷、气促，无咳嗽、咳痰，未见胸痛及咯血，夜间能平卧，无晕厥。既往有高血压、冠心病病史。吸烟史 60 余年，1~5 支 /d，未戒烟；饮酒史 50 余年，1 两白酒 /d(1 两 =50g)，未戒酒。

体格检查：T 37.0℃，P 92 次 /min，R 24 次 /min，BP 157/69mmHg，SpO_2 92%。意识清醒，呼吸急促，半卧位。双侧瞳孔等大、等圆，直径约 3mm，对光反射灵敏。双侧颈静脉曲张，双侧颈动脉搏动增强，听诊双侧无杂音。双肺叩诊呈清音，听诊双肺呼吸音粗，未闻及干、湿啰音。右足背皮温较低，足背动脉可触及。

辅助检查：血常规结果显示 WBC $5.9×10^9$/L，Hb 128g/L，RBC $4.23×10^{12}$/L，PLT $166×10^9$/L；D-二聚体 3.13mg/L，NT-proBNP 3 027.7ng/L。

血气分析：pH 7.52，$PaCO_2$ 29mmHg，PaO_2 70mmHg，HCO_3^- 23.7mmol/L，BE +1.6mmol/L。

双下肢彩超示右侧股浅静脉中下段、腘静脉、胫后静脉、胫前静脉内血栓形成，右侧小腿中上段大隐静脉内血栓形成。

心脏彩超示右心房、右心室增大；下腔静脉内径稍宽，肺动脉内径增宽，肺动脉高压。

CT 胸部(肺及纵隔)平扫及 CT 肺动脉成像示肺动脉主干及分支多发栓塞，慢性支气管疾病，肺气肿，肺大疱形成，双侧胸腔积液。

诊断：静脉血栓栓塞症(右下肢深静脉血栓形成，急性肺血栓栓塞症)。

🏥 实训一

情 境 一

入院当天下午，病人诉右下肢肿胀加重，翻身后又出现胸闷，呼吸困难。体格检查：T 36.7℃，P 111 次 /min，R 35 次 /min，BP 166/87mmHg，SpO_2 90%。D-二聚体 3.11mg/L。医生查看病人后，嘱提高吸入氧流量至 5L/min，予以抗凝治疗。

【护理评估】

1. **健康史**　病人髌骨骨折后一直卧床休息，现出现右下肢肿胀，活动后有疼痛。翻身后出现胸闷和呼吸困难。既往有高血压、冠心病病史。

2. **身体状况**　T 36.7℃，P 111 次 /min，R 35 次 /min，BP 166/87mmHg，SpO_2 90%。意识清醒，全身皮肤完整。

3. **心理 - 社会状况**　病人害怕栓子脱落而出现生命危险，床上如厕怕麻烦，喝水较少。

4. **实验室及影像学检查**　D-二聚体 3.11mg/L。双下肢彩超示右侧股浅静脉中下段、腘静脉、胫后静脉、胫前静脉内血栓形成，右侧小腿中上段大隐静脉内血栓形成；心脏彩超示右心房、右心室增大；下腔静脉内径稍宽，肺动脉内径增宽，肺动脉高压。

【主要护理诊断 / 问题】

1. **疼痛**　与右下肢深静脉血栓形成有关。
2. **气体交换受损**　与肺血管栓塞有关。
3. **恐惧**　与缺乏静脉血栓相关知识有关。
4. **潜在并发症**：猝死。

【护理措施】

1. **卧床休息** 呼吸困难者取半坐卧位。抬高患肢使其高于心脏水平20~30cm,禁止按摩、热敷患肢。在病情允许情况下每日饮水1 500mL以上。

2. **氧疗** 予以面罩高流量给氧,氧流量5L/min。

3. **抗凝治疗** 遵医嘱正确给予低分子量肝素皮下注射(实施详见低分子量肝素皮下注射操作流程),并观察有无皮肤黏膜出血征象。

4. **病情观察** 密切观察病人肢体肿胀情况,每班测量周径。观察有无活动性出血情况,予以心电监护,严密监测心率、心律的变化情况。

5. **健康教育** 指导病人宜进食低脂、高纤维食物,保持排便通畅。如有便秘,千万不能用力排便,告知医生及时处理。使用软毛牙刷刷牙。

低分子量肝素皮下注射操作流程

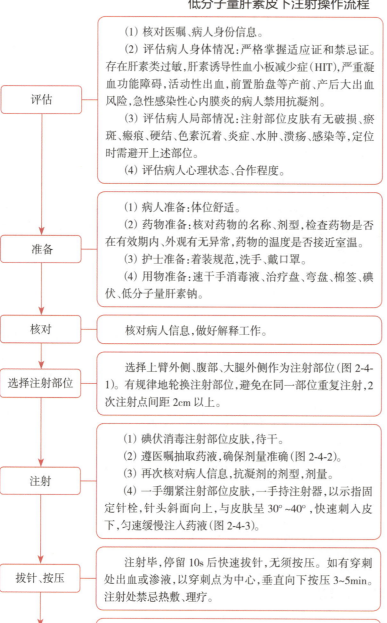

评估
(1) 核对医嘱、病人身份信息。
(2) 评估病人身体情况:严格掌握适应证和禁忌证。存在肝素类过敏,肝素诱导性血小板减少症(HIT),严重凝血功能障碍,活动性出血,前置胎盘等产前、产后大出血风险,急性感染性心内膜炎的病人禁用抗凝剂。
(3) 评估病人局部情况:注射部位皮肤有无破损、瘀斑、瘢痕、硬结、色素沉着、炎症、水肿、溃疡、感染等,定位时需避开上述部位。
(4) 评估病人心理状态、合作程度。

准备
(1) 病人准备:体位舒适。
(2) 药物准备:核对药物的名称、剂型,检查药物是否在有效期内、外观有无异常,药物的温度是否接近室温。
(3) 护士准备:着装规范,洗手、戴口罩。
(4) 用物准备:速干手消毒液、治疗盘、弯盘、棉签、碘伏、低分子量肝素钠。

核对
核对病人信息,做好解释工作。

选择注射部位
选择上臂外侧、腹部、大腿外侧作为注射部位(图2-4-1)。有规律地轮换注射部位,避免在同一部位重复注射,2次注射点间距2cm以上。

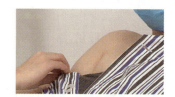
图2-4-1 皮下注射部位

注射
(1) 碘伏消毒注射部位皮肤,待干。
(2) 遵医嘱抽取药液,确保剂量准确(图2-4-2)。
(3) 再次核对病人信息,抗凝剂的剂型,剂量。
(4) 一手绷紧注射部位皮肤,一手持注射器,以示指固定针栓,针头斜面向上,与皮肤呈30°~40°,快速刺入皮下,匀速缓慢注入药液(图2-4-3)。

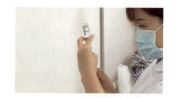
图2-4-2 抽取药液

拔针、按压
注射毕,停留10s后快速拔针,无须按压。如有穿刺处出血或渗液,以穿刺点为中心,垂直向下按压3~5min。注射处禁忌热敷、理疗。

注射后处理
再次核对病人身份和药物信息,协助病人取舒适体位,健康宣教,整理用物,洗手,记录。

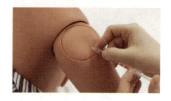
图2-4-3 皮下注射

Note:

【护理评价】

1. 病人右下肢肿胀缓解。
2. 病人的呼吸困难好转,血氧饱和度上升。
3. 病人的恐惧消除,配合各种护理措施。
4. 病人未发生心搏骤停等并发症。

【实训拓展】

1. 皮下注射过程中因病人挣扎发生断针的处理措施

(1) 安慰病人,保持原体位,防止断针向肌肉或深部组织陷入。

(2) 若断针部分显露于皮肤外,护士可用无菌镊子或止血钳夹针并拔出。

(3) 若断端与皮肤相平,断面可见,可用一手拇、示指垂直向下,按压断针周围皮肤使之下陷,使断面露出皮肤,另一手持无菌镊子拔出。

(4) 若断端完全没于皮下或肌层,可在 X 线定位下,请外科医生局部切开取出。

2. 特殊人群行皮下注射时,注射部位的选择方法

(1) 儿童:适宜选择臀部或大腿。

(2) 妊娠晚期(妊娠 28 周至临产前 48h)妇女:选择腹壁注射时,经 B 超测定双侧上腹部和下腹部皮下组织厚薄程度,在确定皮下组织厚度大于注射针头长度后,予以左右腹部轮换注射。需长期皮下注射低分子量肝素时,注射前使用腹壁定位卡定位。

实训二

情　境　二

病人住院的第 3 天,经过抗凝治疗后,气促缓解,右下肢肿胀好转。护士在为病人行晚间护理时,发现右上肢注射部位皮肤处出现 5cm×4cm 的瘀斑,同时在病人腰部皮肤处也发现了一 3cm×2cm 的瘀斑。体格检查:T 36.5℃,P 96 次 /min,R 22 次 /min,BP 142/76mmHg,SpO_2 96%。告知医生查看后,遵医嘱予以抽血复查凝血功能。

【护理评估】

1. **健康史**　病人气促缓解,右下肢肿胀好转。右上肢注射部位皮肤处出现 5cm×4cm 的瘀斑,同时在病人腰部皮肤处也发现了一 3cm×2cm 的瘀斑。

2. **身体状况**　病人意识清醒,精神状况好,T 36.5℃,P 96 次 /min,R 22 次 /min,BP 142/76mmHg,SpO_2 96%。

3. **心理 - 社会状况**　病人出现皮下出血,家属担心其预后。

【主要护理诊断 / 问题】

1. **潜在并发症:消化道出血、颅内出血**　与使用抗凝药物有关。
2. **焦虑**　与病人及家属担心出现活动性出血有关。

【护理措施】

1. **监测凝血功能**　在使用抗凝药物期间,遵医嘱定时采集静脉血标本(实施详见静脉血液标本采集操作流程)送检,监测病人的凝血功能。每次行穿刺操作后,沿血管走行方向按压穿刺点,按压时

Note:

间延长至 10min,防止出血。

2. **病情监测**　每班测量双下肢周径、皮肤瘀斑的面积并记录。翻身或晨、晚间护理时仔细查看病人皮肤,检查是否有新增的出血点或瘀斑。尽量减少有创操作或检查,查看穿刺点是否有渗血。

3. **健康指导**　指导病人用软毛牙刷刷牙,动作轻柔。穿刺点用棉签按压 10min,直到不出血为止。每日观察粪便的颜色,如果出现柏油样便或鲜血便及时告知医生。使用抗凝药期间不吃猪血等食物,以免影响对粪便的观察。

4. **心理护理**　安抚病人和家属,正确认知皮下淤血,医务人员会及时监测凝血功能,加强对活动性出血的观察。

静脉血液标本采集操作流程

评估

(1) 核对病人信息。
(2) 评估病人病情、意识及合作程度。
(3) 评估穿刺部位皮肤、血管状况和肢体活动度(图 2-4-4)。

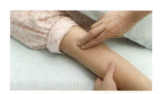

图 2-4-4　局部评估

准备

(1) 病人准备:体位舒适,了解采血目的及配合要点。
(2) 环境准备:环境清洁,光线充足,室温适宜。
(3) 护士准备:着装规范,洗手,戴口罩。
(4) 用物准备:一次性采血针、止血带、小枕头、棉签、弯盘、碘伏、贴好条码的真空采血管(图 2-4-5)。

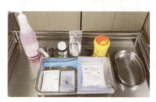

图 2-4-5　用物准备

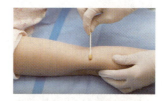

图 2-4-6　消毒皮肤

实施

(1) 再次核对医嘱、病人信息:双人床旁核对医嘱、条码、治疗单、病人腕带,真空采血管及条形码信息是否正确。
(2) 消毒皮肤:协助病人取合适体位,操作者戴手套后扎止血带,消毒穿刺部位皮肤两遍(图 2-4-6),嘱病人握紧拳头,暴露静脉。
(3) 采血:操作者左手绷紧皮肤,右手持采血针,与皮肤呈 30° 快速穿刺(图 2-4-7),见回血后将采血针另一端刺入真空采血管(图 2-4-8),采血至所需量,解开止血带,嘱病人松拳。
(4) 迅速拔出针头,用无菌干棉签按压穿刺部位,按压 5~10min 至不出血为止(图 2-4-9)。
(5) 再次核对治疗单、条码、病人腕带上的病人信息及采血项目、时间。
(6) 记录(或扫描)采集时间,及时送检。

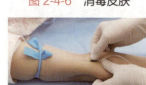

图 2-4-7　穿刺

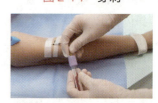

图 2-4-8　采血

处置

(1) 整理床单位,垃圾分类处理(图 2-4-10),洗手。
(2) 记录采血时间、病人情况等。

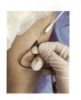 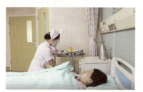

图 2-4-9　拔针　　图 2-4-10　处理垃圾

Note:

【护理评价】

1. 病人住院期间未发生活动性出血。

2. 病人及家属焦虑情绪缓解。

【实训拓展】

1. 使用抗凝药物治疗期间,出血并发症的预防和处理

(1) 预防:①使用抗凝药物前,须准确评估出血风险,识别出血高危病人。②根据病情选择合适的抗凝药物,严格掌握给药剂量和给药途径,无特殊情况不得擅自停药或加量。③禁食坚硬食物,使用软毛牙刷刷牙,勤剪指甲,避免导致皮肤黏膜出血。④采取正确的压迫止血方法。⑤监测血常规(血红蛋白及血小板计数)和凝血功能指标,及时识别特定部位出血的临床表现,如皮肤瘀点、瘀斑、牙龈出血、血尿、便血等,应特别警惕头痛、意识障碍等颅内出血征象。

(2) 处理:①明确出血原因与部位,了解病人的凝血功能。②普通的牙龈出血或皮下瘀点、瘀斑等,可减少抗凝药物的剂量或局部压迫等止血措施。临床上可用于治疗皮下瘀斑的药物有硫酸镁湿敷贴、水胶体敷料、云南白药、多磺酸黏多糖乳膏等。③发生消化道、泌尿系统、颅内出血等情况时,应停用抗凝药物,选用相应的拮抗药物,如鱼精蛋白、维生素 K 等,必要时输注新鲜冷冻血浆、人凝血酶原复合物或进行血浆置换。对颅内出血量大者,可行穿刺引流术或血肿清除术。

2. 复发性肺血栓栓塞症的预防和治疗

(1) 预防:①急性期绝对卧床休息,若合并深静脉血栓形成(DVT),应避免患肢大幅度活动;禁止按摩、热敷患肢。②在病情允许下多饮水,每日 1 500mL 以上,保持排便通畅,必要时使用通便药物。③规范使用抗凝、溶栓药物治疗。④密切观察病人有无胸痛、胸闷、气促、呼吸困难、血压下降等肺血栓栓塞症(PTE)的临床表现。

(2) 处理:①一旦出现疑似 PTE 症状,立即通知医生,予以高流量吸氧,保持 $SpO_2>90\%$;建立静脉通路,遵医嘱予以输液等对症处理,严密观察病情变化。②查找原因:是否为抗凝、溶栓治疗不规范所致,如抗凝、溶栓方案不正确、药物剂量不足等。若为此原因,进行规范化抗凝、溶栓治疗。若非以上原因,应评估病人是否存在潜在的疾病。③在规范抗凝治疗过程中出现 PTE 复发,应考虑将口服维生素 K 拮抗剂(VKA)转换为低分子量肝素(LMWH)抗凝治疗,或将原来应用 LMWH 的抗凝治疗的剂量适当增大(增加 1/4~1/3 剂量),同时积极寻找复发的可能原因并进行干预。

3. 血栓形成后综合征的预防和治疗　血栓形成后综合征一般指急性下肢深静脉血栓形成 6 个月后,出现慢性下肢静脉功能不全的临床表现,包括患肢沉重、胀痛、静脉曲张、皮肤瘙痒、色素沉着、湿疹等,严重者出现下肢高度肿胀、硬皮病、经久不愈的溃疡。有 20%~50% 的 DVT 病人晚期出现下肢深静脉血栓后综合征(PTS),进而加重患肢疼痛,影响其功能恢复。许多临床评分方法可辅助诊断 PTS,如 Villalta 评分、Ginsberg 评分和 Brandjes 评分等,每种临床评分法各有其特点。

(1) 预防

1) 压力治疗:处于 DVT 慢性期的病人住院期间可使用间歇充气加压装置,以促进静脉回流,减轻淤血和水肿,是预防 DVT 形成和复发的重要措施;出院后可穿戴Ⅱ级逐级加压弹力袜。

2) 药物治疗:遵医嘱继续口服抗凝药物至少 3 个月,定期复诊。

3) 避免久站久坐,休息时抬高患肢。

(2) 处理

1) 压力治疗:PTS 的基础治疗,有助于减轻或改善 PTS 症状,包括Ⅱ级逐级加压弹力袜和间歇充气加压装置。

2) 药物治疗:遵医嘱使用改善血液循环的药物,可在短期内改善 PTS 症状,其长期有效性和安全性尚需进一步评估。

Note:

3) 血管腔内治疗:现有方法只能改善症状,无法恢复已被破坏的深静脉结构。对于年龄较小、预期寿命较长、Villalta 评分为轻、中度者,以保守治疗为主。Villalta 评分为重度或发生静脉曲张性溃疡;下腔静脉通畅,患侧股、腘静脉主干形态正常或再通良好、血流通畅,但髂静脉、股总静脉狭窄或闭塞者可行腔内介入治疗,包括球囊扩张、支架植入术等。

4) 运动训练:能够减轻 PTS 症状,提高生活质量。

(李映兰)

第五节 心力衰竭病人护理

案例导入

病人,男性,57 岁,因活动后心悸、气短 4 年,加重 3d 入院。病人自述 4 年前无明显诱因出现活动后心悸、气短,无头晕、头痛、胸痛、呼吸困难,曾诊断为"左心室肥厚、心功能不全"(具体诊断不详),给予利尿等对症支持治疗(具体不详)后好转,此后长期口服药物治疗(具体不详)。3d 前病人受凉后出现心悸、气短、乏力,无胸痛、胸闷,夜间能高枕位入睡。随后出现双下肢凹陷性水肿,伴有尿量减少,体力活动明显受限,遂就诊我院。既往有高血压、糖尿病病史。自患病以来,病人精神可,睡眠可,小便正常,便秘,体重增加 2kg。饮酒 30 余年,每日白酒 200g,已戒酒 4 余年。

体格检查:T 36.2℃,P 130 次/min,R 26 次/min,BP 135/96mmHg。意识清醒,急性病容,半坐卧位,查体合作。右肺底叩诊呈浊音,听诊双侧呼吸音稍粗,闻及干湿啰音,心界扩大,心律齐,各瓣膜区未闻及杂音,双下肢凹陷性水肿。

辅助检查:肌钙蛋白 T 0.028 5μg/L,NT-proBNP 5 670ng/L,空腹血葡萄糖 7.24mmol/L,肌酐 122μmol/L,肾小球滤过率 55.95mL/min。

心脏彩超检查示全心增大、以左心室扩大为著,升主动脉内径增宽二尖瓣反流(轻 - 中度),射血分数(EF)27%。

诊断:慢性心力衰竭急性加重期,心功能Ⅲ级;扩张型心肌病;高血压(1 级,极高危组)。

实训

情 境

病人入院后遵医嘱予以吸氧,低盐、低脂饮食,控制出入量,监测尿量,抗感染、强心、利尿、降压等治疗,继续完善相关检查。病人住院第 2 天,用力排便后突然倒地,护士发现病人呼之不应,大动脉搏动不能扪及。病人家属恐惧不安。

【护理评估】

1. **健康史** 病人活动后心悸、气短、乏力。既往有扩张型心肌病、高血压病史。有 30 余年饮酒史。

2. **身体状况** 病人意识丧失、颈动脉搏动消失(颈动脉搏动未扪及,无自主呼吸)。胸前部皮肤无破损,体内无植入性金属。

3. **心理 - 社会状况** 家属表现出恐惧、焦虑情绪,希望尽全力抢救病人。

【主要护理诊断/问题】

1. **心搏骤停** 与心力衰竭、有效心脏射血不足有关。

2. **外周组织灌注量不足**　与心排血量减少有关。

3. **潜在并发症**：恶性心律失常、猝死。

【护理目标】

1. 病人自主循环恢复，心排血量恢复。

2. 病人恢复有效外周循环。

3. 病人恢复心跳，不发生心律失常、猝死等潜在并发症。

【护理措施】

1. **识别心搏骤停**　判断病人无意识、无反射，未扪及大动脉搏动（不超过 10s）、合并呼吸状态异常或无呼吸时，即可判定为心搏骤停并启动心肺复苏（CPR）。

2. **呼救**　高声呼救，请求他人帮助。在不延缓实施心肺复苏的同时，设法拨打急救电话，启动应急反应系统。

3. **实施心肺复苏（详见成人心肺复苏操作流程）**　予以胸外按压、简易球囊呼吸支持及电除颤。

4. **心电监护**　进行持续心电监护，及时发现并准确辨认心律失常，采取相应急救措施。

5. **吸氧**　在 CPR 中采用可行的最高吸氧浓度支持，维持病人的血氧饱和度。

6. **药物治疗**　立即建立静脉通路，遵医嘱给予血管活性药物，抗心律失常、纠正代谢性酸中毒等药物治疗。

7. **复苏后处理**　自主循环恢复后初期，病人通常处于意识障碍、血流动力学不稳定和代谢紊乱的状态，需要基本的 ICU 支持。

（1）循环支持：维持收缩压在 90mmHg 以上、平均动脉压在 65mmHg 以上，避免低血压的发生。另须预防各种心律失常的发生，特别是恶性心律失常。

（2）呼吸支持：优化通气和吸氧，促进自主呼吸，必要时建立高级气道，保持气道通畅，维持血氧饱和度在 94% 或以上，当血氧饱和度达到 100% 时，应降低氧浓度，并注意避免过度通气。

（3）预防癫痫样发作：遵医嘱给予抗癫痫药物治疗，注意保护病人，防止受伤。

（4）目标体温管理：密切观察体温变化，积极采取降温措施。自主循环恢复后将体温降至 32~36℃为宜，持续 24h。

8. **原发疾病的治疗**　遵医嘱给予预防性抗生素、神经保护药物和糖皮质激素治疗。继续抗心力衰竭治疗，预防再次发生心搏骤停，维持水、电解质和酸碱平衡，预防脑缺氧、脑水肿、急性肾损伤和继发感染。

9. **病情监测**　严密观察病人心率、心律、体温、血压、心电波形的改变及血氧饱和度的变化。及时监测动脉血气分析结果和呼气末二氧化碳波形图。必要时予以有创血流动力学监测，以评估循环血量状况和心室功能。

10. **心理护理**　做好病人及家属的心理护理，减轻病人恐惧，更好地配合治疗。

成人心肺复苏操作流程

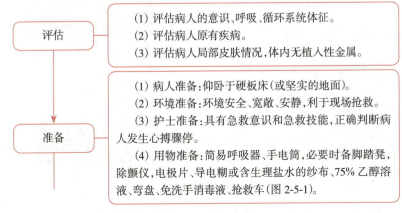

评估
- （1）评估病人的意识、呼吸、循环系统体征。
- （2）评估病人原有疾病。
- （3）评估病人局部皮肤情况，体内无植入性金属。

准备
- （1）病人准备：仰卧于硬板床（或坚实的地面）。
- （2）环境准备：环境安全、宽敞、安静，利于现场抢救。
- （3）护士准备：具有急救意识和急救技能，正确判断病人发生心搏骤停。
- （4）用物准备：简易呼吸器、手电筒，必要时备脚踏凳、除颤仪、电极片、导电糊或含生理盐水的纱布、75% 乙醇溶液、弯盘、免洗手消毒液、抢救车（图 2-5-1）。

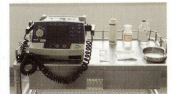

图 2-5-1　除颤用物

| 判断与呼救 | 判断病人意识丧失、大动脉无搏动、无自主呼吸(图2-5-2),立即呼救。 |

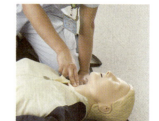

图 2-5-2　判断大动脉搏动

| 安置复苏体位 | 使病人去枕、仰卧于硬板床上(或坚实的地面),双手放于身体两侧,解开衣领,暴露病人胸腹部,观察胸部有无伤口。 |

| 胸外按压 | (1) 按压部位:胸骨体中下 1/3 处(男性为两乳头连线的中点,图2-5-3)。
(2) 按压方法:两手掌根部重叠,双手指紧扣,一手掌根部贴在病人胸骨上,上半身前倾,两臂伸直内收,肩、肘、腕呈一直线与胸骨垂直,垂直向下用力按压(图2-5-4)。
(3) 按压深度:使胸骨下陷 5~6cm。
(4) 按压频率:100~120 次 /min。 |

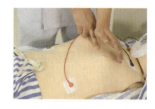

图 2-5-3　定位方法

| 开放气道 | (1) 清除口腔、气道内分泌物或异物,有义齿者应取下。
(2) 采用仰头抬颏法开放气道。 |

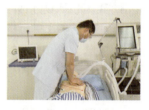

图 2-5-4　按压方法

| 人工呼吸 | (1) 使用简易呼吸器辅助呼吸,呼吸频率 10 次 /min(图2-5-5)。
(2) 每次通气超过 1s。
(3) 通气的潮气量 500~600mL,或能观察到胸廓起伏。
(4) 通气 - 按压次数比例为 30 ∶ 2。 |

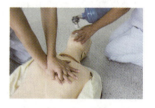

图 2-5-5　简易呼吸器

| 判断复苏效果 | 连续 2min 后,判断复苏效果。
(1) 颈动脉搏动恢复,收缩压 >60mmHg。
(2) 每次判断脉搏和呼吸的时间为 5~10s(图2-5-6)。
(3) 瞳孔:瞳孔由大变小,对光反射恢复。
(4) 面色、口唇、甲床和皮肤颜色由发绀转为红润。 |

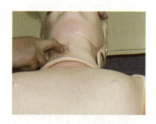

图 2-5-6　判断复苏效果

| 除颤 | (1) 评估病人的心电波形为心室颤动波(图2-5-7)。
(2) 开机:接通电源,打开除颤仪开关,调至"除颤"档。
(3) 选择能量:确认为"非同步"电复律,选择合适的能量(双相波根据不同的除颤仪选择合适的能量。第二次和随后的能量应相当,而且可考虑更高的能量。单相波除颤能量为360J)。
(4) 将导电糊均匀涂在电极板上(图2-5-8)。
(5) 将电极板正极置于胸骨右缘第 2~3 肋间(心底部),负极置于左腋前线第 5 肋间(心尖部)(图2-5-9)。
(6) 双手用力将电极板紧贴病人皮肤,再次观察心电波形。如仍为室颤,充电,确认旁人离开床边,双手拇指同时按压放电按钮进行放电(图2-5-10)。
(7) 除颤后,立即进行 5 个循环的 CPR(大约 2min),再次观察是否恢复有效的自主心律(图2-5-11),如仍为心室颤动应重复除颤。 |

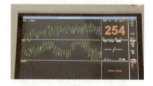

图 2-5-7　心室颤动波

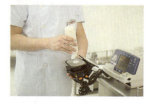

图 2-5-8　涂导电糊

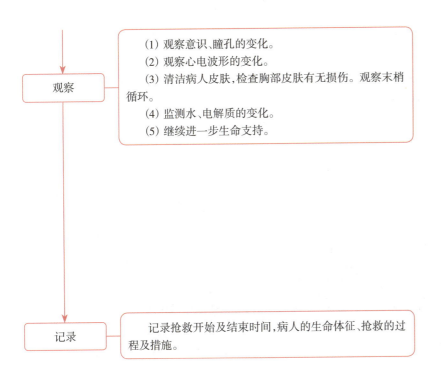

観察
(1) 观察意识、瞳孔的变化。
(2) 观察心电波形的变化。
(3) 清洁病人皮肤，检查胸部皮肤有无损伤。观察末梢循环。
(4) 监测水、电解质的变化。
(5) 继续进一步生命支持。

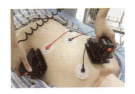

图 2-5-9　电极板放置部位

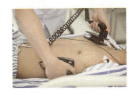

图 2-5-10　按压放电按钮

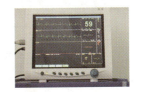

图 2-5-11　恢复自主心律

记录
记录抢救开始及结束时间，病人的生命体征、抢救的过程及措施。

【护理评价】

病人自主循环恢复，心电监护显示有效的自主心律。

【实训拓展】

1. 急救生存链及分类　　1992 年 10 月美国心脏协会（American Heart Association，AHA）提出了生存链（chains of survival）的概念。急救生存链是指对突发心搏骤停的成年病人所采取的一系列规律、有序的步骤，规范、有效的急救措施，将这些抢救环节连接起来，构成了抢救生命的"生命链"。生存链中各个环节必须环环相扣，中断任何一个环节，都可能影响病人的预后。由于心搏骤停病因、施救场景、配套医疗条件、转运需求等的不同，《2015 年 AHA 心肺复苏及心血管急救指南更新》进一步将生存链进行细化，分为院内心搏骤停（in-hospital cardiac arrest，IHCA）和院外心搏骤停（out-hospital cardiac arrest，OHCA）生存链，包含五个环节，2020 版指南增加了第六个环节康复（图 2-5-12），

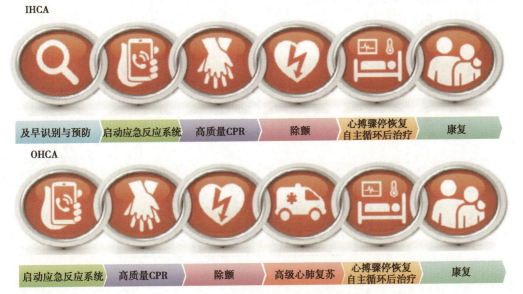

图 2-5-12　心搏骤停生存链图（2020 版）

OHCA 和 IHCA 有着各自不同的生存链,但与预后相关的基本环节均包括以下方面:心搏骤停的预防和早期预警;心搏骤停发生时的早期识别和及时启动抢救;无自主循环时的充分生命支持和及早达到自主循环恢复的努力;自主循环恢复后的脏器功能监护、支持、保护、及时的预后评估和康复。

2. 成人心搏骤停抢救流程　病人无意识、无反射,合并呼吸状态异常或无呼吸,即可假定为心搏骤停,应立即启动应急反应系统,立即进行 CPR(图 2-5-13)。

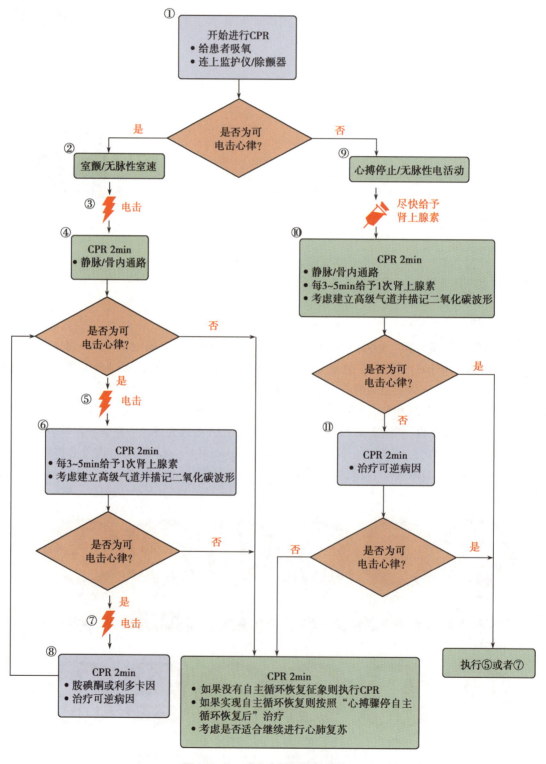

图 2-5-13　成人心搏骤停抢救流程

(郭红霞)

思政小课堂

中国心血管病研究的先行者——陈灏珠院士

陈灏珠(1924 年 11 月—2020 年 10 月),我国著名的心血管病专家、医学教育家,中国工程院院士,在研究心血管病的流行病学、电起搏和电复律治疗危重心律失常、我国人血脂水平、冠心病中西医结合治疗、心肌梗死的危险因素和急性期血栓形成与溶栓机制等作出重要贡献。从医多年,他以缜密的临床思维、精辟的课堂讲解、精彩的学术报告以及丰富的科研成果为同行所敬佩。2019 年获颁"庆祝中华人民共和国成立 70 周年"纪念章。

他是中国首先应用"心肌梗死"病名的医生。1959 年他和团队完成了第一例左心导管检查,编著了《心脏插管检查的临床应用》一书。1968 年 4 月,在国内首次成功施行植入型起搏器植入术。1973 年 4 月,完成了全国首例选择性冠状动脉造影手术,开创了我国现代冠心病介入性诊断的先河。1976 年 5 月,在全球首次使用超大剂量肾上腺素治疗奎尼丁晕厥。20 世纪 90 年代初期,完成首例血管腔内超声检查,开启了诊断冠状动脉狭窄病变的新时代。

【启示】

1. 家国情怀　1941 年在战乱的冲击下,其随父逃难途中目睹了满目疮痍的家园和鲜活生命的消逝,坚定了行医济世的信念。在艰难的环境中,不屈不挠、潜心学业、报效祖国,是他的精神信仰与财富。毛泽东同志的"为人民服务""救死扶伤,发扬革命的人道主义精神""对技术精益求精"的教导,给了他莫大的鼓舞。他曾为边远山区人民服务,参加贵州省巡回医疗工作,参加云南抗震救灾的医疗队,参加抗美援朝医疗队。祖国哪里需要他,哪里就有他的身影。从先辈的从医经历中,领悟他们奋发图强、保家卫国、守护人民健康的初心。危难时刻,无数医务工作者曾为人民擎起了一片天,作为护理人,应始终牢记医者的使命,始终坚持人民利益高于一切的信念。

2. 言传身教,行为示范　他的教育方式是言传身教。曾参予他查房的学生感叹:"原来书本上体格检查的流程和规范,在实际操作中是真实存在的。"他认为,现代技术手段不可完全取代传统的视触叩听。"医生给病人做体检,手会触摸在病人的皮肤上,给病人温暖的感觉;而机器跟人的交流是冰冷的。温暖让病人产生信任,医生才能更好地治疗。从询问病史到体格检查,再到亲自看检查单,这种流程规范是医生无论如何都要坚持的。"他的学生说:"他从不对我们多提言语上的要求,他自己实际的行为,就是对我们的要求。"有了他的示范,这些优良传统代代相传。每一位护士都是护理行业的传承者,在临床护理工作中应始终忠贞职守、以精湛的护理技术、仁爱之心为病人缓解病痛、消除他们内心的沮丧和痛苦。

(郭红霞)

Note:

URSING

第三章

消化系统疾病病人护理实训

03章 数字内容

─── 学 习 目 标 ───

- 知识目标：
  1. 掌握消化系统常见疾病的护理要点。
  2. 熟悉消化系统常用的护理操作技术。
  3. 了解消化系统疾病护理前沿。
- 能力目标：
  1. 能够运用护理程序为病人提供有针对性的护理。
  2. 能根据不同的临床情境正确运用留置针静脉输液、保留灌肠等操作技术。
- 素质目标：
  1. 能够在护理过程中体现良好的职业素养和稳定的情绪。
  2. 能够将人文关怀体现在为病人提供护理服务的全过程。

第一节　消化性溃疡病人护理

病 例 导 入

　　病人,男性,51 岁,小学文化。因胃痛 2d,呕血 6h 入院。入院前 2d,于晚餐后 1h 出现明显胃痛,自行服用磷酸铝凝胶后症状缓解。入院当日早餐食用坚果后出现反酸、恶心、黑便等症状。既往史:病人 1 年前查体发现患浅表性胃炎。遵医嘱服用保肝、抑酸药物维持治疗。平日饮食欠佳,体重无明显下降,尿量约 1L/d。无药物过敏史,无烟酒嗜好。

　　体格检查:T 36.5℃,P 96 次 /min,R 22 次 /min,BP 105/60mmHg;意识清醒,肝病面容,贫血面容。全身皮肤黏膜无黄染,无肝掌、蜘蛛痣。肝区无叩击痛,叩诊移动性浊音阳性。

　　辅助检查:血常规示 Hb 106g/L,RBC 4.79×10^{12}/L;腹部彩超示轻度脂肪肝,胆总管上端直径增宽,腹腔积液;钡餐试验提示胃溃疡;胃镜检查示慢性浅表性胃炎、胃溃疡。

　　诊断:胃溃疡,上消化道出血。

实训一

情 境 一

　　入院当日下午,病人排出黑色稀便,家属精神紧张,立即通知护士。护士到场后查看,病人所排为柏油样便,量约 100mL。通知医生后,遵医嘱留取粪便标本,行粪便常规及粪便隐血检查,协助诊断、治疗。遵医嘱予以禁食。

【护理评估】

　　1. 健康史　病人既往有浅表性胃炎病史 1 年,患病以来食欲欠佳,体重无明显下降。遵医嘱服用保肝、抑酸药物维持治疗。无药物过敏史,无烟酒嗜好。

　　2. 身体状况　意识清醒,肝病面容,贫血面容。T 36.5℃,P 96 次 /min,R 22 次 /min,BP 105/60mmHg。入院当日下午,排出柏油样便约 100mL。胃镜检查示慢性浅表性胃炎、胃溃疡。

　　3. 心理 - 社会状况　病人受教育程度低,患病一年余,一直维持治疗。本次又出现排柏油样便的情况,现病人及家属情绪紧张,表现焦虑。

【主要护理诊断 / 问题】

1. 知识缺乏:缺乏疾病方面及粪便标本采集、留取的相关知识。
2. 照顾者角色紧张　与上消化道出血,担心病人预后有关。

【护理目标】

1. 病人了解相关知识,留取粪便标本方法正确。
2. 病人活动性出血停止,焦虑情绪减轻。

【护理措施】

1. 一般护理　提供安全、舒适的环境,告知病人注意卧床休息,保证充足的睡眠。
2. 饮食护理　指导病人治疗前期予以禁食护理,待病人无恶心、呕吐,无呕血以及其他明显活性出血后,给予清淡无刺激性的温凉流质低蛋白饮食,直至出血停止后改为半流食,逐渐过渡至普通膳食,嘱病人进食无刺激性的软质食物。

3. **严密观察病情**　密切观察病人生命体征、有无再出血情况发生,掌握病人粪便隐血、血红蛋白计数等实验室检查指标,及时发现隐性出血,防止失血性休克的发生。

4. **粪便标本采集**　遵医嘱指导病人正确留取粪便标本(实施详见便标本采集操作流程)。

5. **心理护理**　加强护患沟通,及时了解病人心理变化,予以心理支持,让病人及时表达出内心感受,帮助病人及家属树立战胜疾病的信心,建立对医务人员的信任感。

6. **健康教育**　向病人及家属讲解引起和加重溃疡的相关因素。指导病人保持乐观情绪,规律生活,避免过度紧张与劳累;建立合理的饮食习惯,避免摄入刺激性食物。

便标本采集操作流程

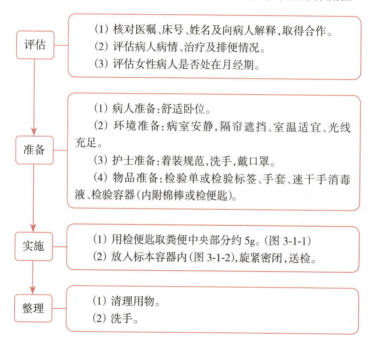

评估	(1) 核对医嘱、床号、姓名及向病人解释,取得合作。 (2) 评估病人病情、治疗及排便情况。 (3) 评估女性病人是否处在月经期。
准备	(1) 病人准备:舒适卧位。 (2) 环境准备:病室安静,隔帘遮挡、室温适宜、光线充足。 (3) 护士准备:着装规范,洗手、戴口罩。 (4) 物品准备:检验单或检验标签、手套、速干手消毒液、检验容器(内附棉棒或检便匙)。
实施	(1) 用检便匙取粪便中央部分约5g。(图 3-1-1) (2) 放入标本容器内(图 3-1-2),旋紧密闭,送检。
整理	(1) 清理用物。 (2) 洗手。

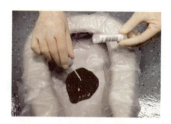

图 3-1-1　粪便取样

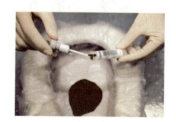

图 3-1-2　粪便盛放

【护理评价】

1. 病人对疾病知识有一定了解,采集便标本方法正确。
2. 病人焦虑症状减轻,能积极配合操作及护理。

【实训拓展】

1. **粪便隐血试验的检验方法**

(1) 化学法(guaiac-based fecal occult blood test,gFOBT):为使用愈创木酯法检测隐血的定性试验,检测方法简单,价格最低,但其结果会受摄入某些食物等因素影响,造成高假阳性率,一般需要进行2~3 次重复试验。gFOBT 试验对于结直肠癌和癌前病变敏感性分别为 33%~75% 和 11%~25%。

(2) 免疫法(immunochemical fecal occult blood tests,iFOBT):是一种利用克隆抗体直接检测粪便中的血红蛋白的试验,具有粪便标本量少、无须控制饮食等优点。iFOBT 试验对于结直肠癌(CRC)和癌前病变敏感性为 71%~75% 和 27%~29%。

2. **正确留取便标本的方法**　留取粪便标本时应从粪便内部挑取,如粪便有黏液或血液,应尽量选取有黏液或血液等附着部位的粪便。粪便留取后尽快送检,以免细菌滋生影响化验检查结果。做粪便隐血试验时,应嘱咐病人于检查前 3d 内禁食血制品、动物肝脏等食物,禁服铁剂和维生素 C 等对

Note:

试验有干扰作用的药物,以免影响检查结果。

✚ 实训二

情　境　二

　　病人已禁食 3d,自诉极度口渴,尿量减少,偶有乏力,无诱因的烦躁症状,担心病情再次加重,拖累家人。呕血 2 次,总量约 600mL。体格检查:T 36.8℃,P 94 次 /min,R 20 次 /min,BP 90/58mmHg;皮肤、黏膜干燥,黯淡无光,眼窝凹陷,体重有所下降。辅助检查:Hb 108g/L,Na$^+$ 133.9mmol/L。护士协助病人平卧于床上,解释病情,鼓励、安抚病人,缓解焦虑情绪,遵医嘱为病人进行静脉输液。

【护理评估】

　　1. 健康史　病人自诉极度口渴,尿量减少,偶有乏力症状。

　　2. 身体状况　体格检查:T 36.8℃,P 94 次 /min,R 20 次 /min,BP 90/58mmHg,Hb 108g/L;皮肤及黏膜干燥,眼窝凹陷,体重有所下降。

　　3. 心理 - 社会状况　无明显诱因引起烦躁,产生焦虑,担心病情再次加重,拖累家人,给家人带来负担。

【主要护理诊断 / 问题】

　　1. 体液不足　与呕吐以及上消化道出血所引起的体液丢失过多,禁食、液体补充不足有关。

　　2. 有误吸的危险　与多次呕血有关。

【护理目标】

　　1. 保持有效循环血量。

　　2. 病人不出现误吸情况。

【护理措施】

　　1. 监测生命体征　严密监测生命体征,必要时行心电监护,注意观察病人皮肤和甲床颜色,肢体温暖或湿冷,周围静脉,特别是颈静脉充盈情况,发现异常及时通知医生。

　　2. 建立静脉通路　迅速建立 2 条以上外周静脉通路(实施详见留置针静脉输液操作流程),有条件者,直接建立中心静脉通路。遵医嘱快速经静脉补液,必要时静脉输血。

　　3. 一般护理　准确记录出入量,怀疑有休克时留置导尿管,监测每小时尿量,应保持尿量 >30mL/h;观察呕吐物和粪便的性状、颜色及量。床旁备弯盘、纸巾,供病人及时清除鼻腔、口腔分泌物,并嘱病人勿咽下唾液等分泌物。

　　4. 饮食护理　出血期间暂禁食,必要时行胃肠减压,做好口腔护理。出血停止后改为营养丰富、易消化、无刺激性半流质软食,少量多餐,逐步过渡到正常饮食。

　　5. 心理护理　陪伴病人,耐心细致地为病人及家属讲解疾病起因、症状、发展过程,缓解病人及家属的焦虑情绪,重新树立战胜疾病的信心。

　　6. 防止低血容量性休克　如病人出现意识改变、脉搏细弱、血压下降、尿量减少、皮肤黏膜苍白、冷汗等低血容量性休克的表现,应积极配合医生进行抢救:①迅速准备好抢救用物如静脉切开包、简易呼吸器、气管切开包等。②病人取平卧位,注意保暖,给予氧气吸入。③尽快建立静脉通路,必要时静脉切开,按医嘱输注液体、血浆或全血,补充血容量。根据血压调整给药速度,必要时测定中心静脉

Note：

压,以决定输液量和速度。④如循环衰竭持续存在,按医嘱给予升压药。注意病人血压、意识及尿量的变化。

7. 健康教育 指导病人和家属掌握自我护理的有关知识,降低再度出血的危险。

留置针静脉输液操作流程

(一) 首次输液

评估
(1) 核对医嘱、床号、姓名及向病人解释,取得合作。
(2) 评估药液瓶签(药名、浓度、剂量、厂家、批号、有效期)、用药时间及方法;检查药液质量及留置针的情况。
(3) 评估病人的年龄、病情、意识状态、心理状态、配合程度及治疗情况,了解穿刺部位皮肤、血管状况及肢体活动情况。

准备
(1) 病人准备:中凹卧位。
(2) 环境准备:环境温、湿度适宜,光线充足,减少人员走动。
(3) 护士准备:衣帽整洁、洗手、戴口罩。
(4) 物品准备:碘伏等消毒剂,无菌棉签、弯盘、止血带、小垫枕、治疗巾、所需输注的溶液及药物(遵医嘱)、加药用注射器、砂轮、开瓶器、瓶套、纱布、输液器、胶布、透明敷贴、静脉留置针(图3-1-3)、封管液、医嘱单、输液卡、输液记录单、笔、速干手消毒液、剪刀、生活垃圾桶、医疗垃圾桶、输液架、必要时备无针正压接头或肝素帽。

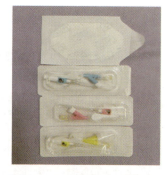
图 3-1-3 透明敷贴及各种留置针

配药
(1) 开启瓶签,消毒瓶塞。
(2) 瓶签贴于输液瓶上。
(3) 遵医嘱加入药物,再次检查液体并签名。
(4) 检查输液器,消毒瓶塞后插入输液器。
(5) 按照先晶后胶、先盐后糖、见尿补钾的原则或遵医嘱安排各种液体的输液顺序。

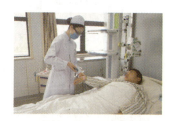
图 3-1-4 核对腕带信息

输液器排气
(1) 携带用物至病人床旁,再次核对病人床号、姓名、腕带信息(图3-1-4)、药液瓶签(药名、浓度、剂量、厂家、生产日期及有效期)、用药时间及方法。
(2) 再次手消毒。
(3) 将输液瓶挂于输液架上。
(4) 排尽输液管及针头内空气(图3-1-5)
(5) 输液器末端悬挂于输液架适当位置或置于包装袋内,注意保护针头。

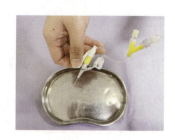
图 3-1-5 排气

留置针连接
(1) 打开留置针外包装及肝素帽或无针正压接头外包装。
(2) 连接留置针与接头。
(3) 将输液器与留置针连接(图3-1-6)。
(4) 再次排气。

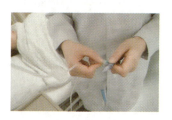
图 3-1-6 连接输液器

穿刺部位选择
(1) 选择上肢静脉进行穿刺,穿刺部位下方垫小垫枕、铺治疗巾。
(2) 穿刺点上方(近心端)6~8cm处扎止血带。
(3) 穿刺部位消毒、范围≥8cm×8cm,待干。
(4) 准备胶布及输液敷贴、在输液敷贴上写明操作者姓名、留置日期和时间。

Note:

静脉穿刺	（1）再次核对。 （2）取下针套，转动针芯。 （3）再次排气，关闭输液器开关。 （4）嘱病人握拳，左手绷紧皮肤，右手以拇指和示指夹紧留置针的护翼。针头与皮肤成 15°~30° 穿刺，见回血后降低角度，顺静脉走向再继续进针 0.2~0.5cm（图 3-1-7）。 （5）左手固定留置针、右手拔出针芯 0.5~1cm 后固定，左手将外套管全部送入静脉后固定，右手迅速完全抽出针芯。

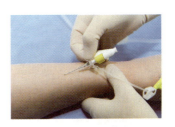

图 3-1-7　穿刺

固定	（1）松开止血带、打开调节器，嘱病人松拳。 （2）用无菌敷贴对留置针管做密闭式固定。（图 3-1-8）。 （3）用胶布固定肝素帽或无针正压接头。 （4）在无菌敷料上标注输液日期、时间及操作者姓名（图 3-1-9）。

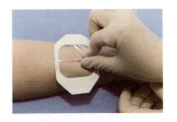

图 3-1-8　固定

调节速度 健康教育	（1）根据病人病情、年龄、药物性质调节输液滴速。通常情况下，成人 40~60 滴 /min，儿童 20~40 滴 /min，特殊者另定。 （2）再次核对。 （3）针对留置针的保护、输液滴注情况、输液反应等进行健康教育，致谢。

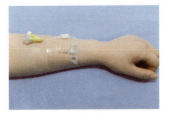

图 3-1-9　标注

用物整理	（1）撤去止血带、小垫枕。 （2）整理床单位。 （3）将呼叫器放于病人易取处。 （4）洗手，在输液巡视卡上记录输液时间、滴数和操作者姓名，并将输液巡视卡悬挂于输液架上。

封管	（1）输液完毕，将输液器于输液接头处断开，取下输液器。 （2）消毒输液接头。 （3）应用留置针导管容积加延长管容积 2 倍的生理盐水或肝素盐水正压封管。 （4）将留置针上的夹子靠近近心端夹闭。

（二）再次输液

再次输液	（1）按照静脉输液法准备液体并排气。 （2）消毒输液接头。 （3）松开夹子。 （4）将装有生理盐水的注射器与输液接头连接，抽吸见回血后注入 5~10mL 生理盐水。 （5）连接输液器与输液接头，调节输液滴数，完成输液。

拔除留 置针	（1）输液完毕，关闭调节器，无张力（0° 或 180°）去除胶布及透明贴膜。 （2）无菌棉签轻压穿刺点上方，快速拔出留置针，按压局部至无出血。 （3）协助病人取舒适卧位，整理床单位及用物。 （4）洗手、记录输液时间、药物名称、剂量、用法及输液中有无异常情况等。

Note:

【护理评价】

1. 病人血压较前明显提升,心率减慢,各项监测指标维持在理想状态,自诉乏力、口渴、尿量少等症状好转。

2. 病人呕血停止,呼吸道通畅。

【实训拓展】

1. **外周血管通路装置的正确选择**　美国 2016 年版《输液治疗实践标准》指出,对于外周血管通路装置的选择,医务人员应从以下三方面进行考虑:

(1) 疾病本身的因素,如治疗方案、预期治疗时间。

(2) 病人自身条件,如血管条件、疾病需要、输液治疗史,还要充分尊重病人意愿,考虑其对外周血管通路装置位置的偏好。

(3) 医疗因素,如医院是否具备相应医疗资源,护士是否具备相应的护理能力。经过考虑,最终应当在满足治疗方案的前提下,选择管径最细、管腔分支最少、创伤性最小的导管装置。要同时考虑保护外周静脉;同时,尽可能选用带有安全设计的装置,来保障医务人员的安全。

2. **常见外周静脉通路装置的种类**

(1) 一次性钢针:又称头皮针。一次性钢针的使用在美国静脉输液护理学会(INS)2016 年新版《输液治疗实践标准》中提到的内容很少,但明确提出了"其只可用于单剂量给药,不可在血管内留置"。

(2) 外周静脉短导管:又称静脉留置针、套管针,可短期留置在病人的血管内。新版标准建议当预期的输液治疗时间少于 6d 时可以选择使用留置针,对于成人大部分输液治疗可选择 20~24G 导管。研究表明,管径超过 20G 的外周静脉留置针更容易引起静脉炎;对于儿童、新生儿和老年病人可选用 22~24G 导管;当需要快速补液、经静脉高压注射造影剂时,建议可选择 16~20G 导管;输血治疗时可选择 20~24G 导管,需要快速输血时选择 14~18G 导管。

(3) 外周静脉中等长度导管:又称外周静脉置管,导管长度通常为 20~25cm,目前导管材料大多是聚氨酯或硅胶材料,一般是单腔或双腔,管腔外径为 2~5Fr(1Fr=0.33mm),通常是从上臂肘部头静脉、贵要静脉或肘正中静脉进行穿刺,导管尖端不超过腋静脉,推荐留置时间为 2~6 周。研究表明,中长导管适用于IV级充血性心力衰竭的病人,长期接受输液治疗的病人,高度依赖监护中心的危重病人。

3. **静脉治疗的并发症及相应的处理**

(1) 静脉炎:拔除外周静脉留置针或输液钢针,可暂时性保留经外周静脉穿刺的中心静脉导管(peripherally inserted central venous catheter, PICC),并及时通知医生。可采用 25% 硫酸镁湿敷,以及水胶体敷料对发生静脉炎的血管进行处理。将患肢抬高、制动,避免受压。必要时,应停止在患肢静脉输液。同时加强对该侧肢体血管的观察。

(2) 药物渗出与药物外渗:首先,应立即停止在原部位输液,抬高患肢,及时通知医生,给予对症处理。其次,观察渗出或外渗区域的皮肤颜色、温度、感觉等变化及关节活动和患肢远端血运情况并记录。最后,针对不同性质的药液进行处理,主要的目的都是为了既能缓解外渗或渗出引起的组织损伤,又能镇痛、消肿等。

(3) 导管相关性静脉血栓形成:可疑导管相关性静脉血栓形成时,首先,应抬高患肢并制动,不应热敷、按摩、压迫,立即通知医生对症处理并记录。其次,应观察置管侧肢体、肩部、颈部及胸部肿胀、疼痛、皮肤温度及颜色、出血倾向及活动功能情况。

(4) 导管堵塞:静脉导管堵塞时,应分析堵塞原因,不应强行推注生理盐水。确认导管堵塞后,外周静脉留置针应立即拔除,PICC、中心静脉导管(central venous catheter, CVC)、完全植入式静脉输液港(totally implantable venous access port, TIVAP)应遵医嘱及时处理并记录。

（5）导管相关性血流感染：可疑导管相关性血流感染时，应立即停止输液，拔除外周静脉留置针，暂时保留 PICC、CVC、PORT。必要时，遵医嘱进行血培养等处理并记录。

（6）输液反应：发生输液反应时，首先应停止输液，更换药液及输液器，通知医生，给予对症处理，并保留原有药液及输液器。其次，应密切观察病情变化并记录。

（7）输血反应：发生输血反应时，首先应立即减慢或停止输血，更换输血器，用生理盐水维持静脉通畅，通知医生给予对症处理，保留余血及输血器，并上报输血科。其次，应密切观察病情变化并记录。

（宋锦辉）

第二节　病毒性肝炎病人护理

病例导入

病人，女性，42 岁。因腹胀、水肿 2 年，嗜睡 2d 入院。家属述病人 2 年前开始无明显诱因出现腹胀、乏力、双下肢水肿等症状，遂到医院就诊，明确诊断乙型肝炎后肝硬化。2d 前，意识模糊，间断苏醒时表现反应迟钝、胡言乱语。患病以来饮食欠佳，体重无明显下降，尿量约 900mL/d。遵医嘱服用保肝药物维持治疗。

既往史：乙型肝炎病史 20 年，肝硬化 2 年。

体格检查：T 36.5℃，P 70 次 /min，R 20 次 /min，BP 120/70mmHg；嗜睡，体型消瘦，全身皮肤黏膜黄染，可见肝掌、颈前蜘蛛痣，腹膨隆，触诊脾于肋下 2cm 触及肿大，双下肢凹陷性水肿，叩诊移动性浊音阳性。无便血、呕血及黑便。

辅助检查：血常规示 Hb 96g/L，血细胞比容（HCT）28.9%；血生化示白蛋白（ALB）23.3g/L，总胆红素（TBil）104.9μmol/L，血清胆碱酯酶（CHE）1 188U/L，K$^+$ 2.34mmol/L，Cl$^-$ 90.3mmol/L。

肝胆脾胰 CT 平扫 + 增强 + 门脉重建提示肝硬化、脾大，门静脉高压。

诊断：病毒性肝炎；肝性脑病；肝硬化失代偿期。

实训一

情　境　一

病人入院当日为星期六，值班护士 2 人，同时收治 2 个病人。正在为另一个消化道大出血病人实施抢救时，病人出现意识模糊症状加重、躁动不安，家属焦急地通知护士。护士发现病人频繁坐起，呼之不予回答。立即通知医生，并遵医嘱予以盐酸异丙嗪 50mg 肌内注射。

【护理评估】

1. **健康史**　现已诊断为病毒性肝炎，肝性脑病，肝硬化失代偿期。患病以来饮食欠佳，体重无明显下降，尿量约 900mL/d。病人意识模糊症状加重、躁动不安。

2. **身体状况**　T 36.5℃，P 70 次 /min，R 20 次 /min，BP 120/70mmHg；体型消瘦，全身皮肤黏膜黄染，可见肝掌、颈前蜘蛛痣，腹膨隆，触诊脾肋下 2cm，双下肢凹陷性水肿，叩诊移动性浊音阳性。

3. **心理 - 社会状况**　因病人常年患病，久治不愈，加之意识模糊症状加重、躁动不安，致使家属极度焦虑，担忧病情。

Note:

【主要护理诊断/问题】

1. **焦虑**　与担心病情预后有关。
2. **有受伤的危险**　与意识模糊、躁动有关。

【护理目标】

1. 病人了解疾病相关知识,病人及其家属紧张、焦虑情绪缓解。
2. 病人无受伤情况发生。

【护理措施】

1. **严密观察病情**　密切监测生命体征的变化,注意肝性脑病的早期征象,如病人有无冷漠或欣快感、理解力或近期记忆力减退、行为异常(如哭泣、叫喊,当众便溺)以及扑翼样震颤。观察病人思维及认知的改变,可以通过刺激,定期唤醒的方式评估病人的意识障碍程度。定期复查血氨、肝功能、肾功能、电解质,若有异常,及时协助医生进行处理。

2. **安全护理**　在为病人进行有创操作时,须做好评估,采取保护性约束,防止病人躁动,发生针刺伤事件(实施详见针刺伤的预防与处理操作流程)。操作结束后,及时拉起床挡,防止病人跌倒。

3. **一般护理**　为病人提供安静舒适的环境,给病人平卧,头偏向一侧,开放气道,取下活动义齿,清除口鼻分泌物,防止舌根后坠、窒息、误吸或肺内感染的发生。谵妄躁动时加床栏,做适当约束,防止坠床和自伤、伤人。

4. **饮食护理**　限制蛋白的摄入。避免刺激性、坚硬粗糙以及油炸食物。病情好转或清醒后,以植物蛋白为主。遵医嘱补钾,指导病人进食含钾多的食物,如香蕉、橙子等。少食多餐。保持排便通畅可减少肠道毒素的吸收。

5. **心理护理**　病人清醒时,加强护患沟通,及时了解病人心理状态变化,予以病人及家属心理支持,让病人及时表达出内心感受,以及对其治疗的期望,使病人及家属能够树立战胜疾病的信心。

6. **健康教育**　向病人及其家属宣传疾病相关的家庭护理和自我保健知识。正确对待疾病,保持乐观情绪。恢复期应生活规律,加强营养,适当增加蛋白质摄入,但要避免长期高热量、高脂肪饮食,戒烟酒。病人的食具、用具和洗漱用品应专用。

针刺伤的预防与处理操作流程

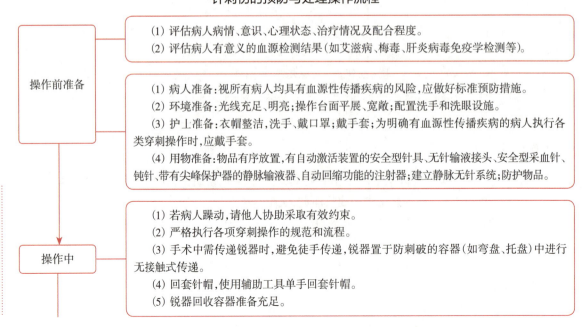

操作前准备
(1) 评估病人病情、意识、心理状态、治疗情况及配合程度。
(2) 评估病人有意义的血源检测结果(如艾滋病、梅毒、肝炎病毒免疫学检测等)。

(1) 病人准备:视所有病人均具有血源性传播疾病的风险,应做好标准预防措施。
(2) 环境准备:光线充足、明亮;操作台面平展、宽敞;配置洗手和洗眼设施。
(3) 护士准备:衣帽整洁,洗手、戴口罩;戴手套;为明确有血源性传播疾病的病人执行各类穿刺操作时,应戴手套。
(4) 用物准备:物品有序放置,有自动激活装置的安全型针具、无针输液接头、安全型采血针、钝针、带有尖峰保护器的静脉输液器、自动回缩功能的注射器;建立静脉无针系统;防护物品。

操作中
(1) 若病人躁动,请他人协助采取有效约束。
(2) 严格执行各项穿刺操作的规范和流程。
(3) 手术中需传递锐器时,避免徒手传递,锐器置于防刺破的容器(如弯盘、托盘)中进行无接触式传递。
(4) 回套针帽,使用辅助工具单手回套针帽。
(5) 锐器回收容器准备充足。

操作后处理（未发生针刺伤）

(1) 各类穿刺针使用后不可弯曲、折断，不可分离注射器针头。

(2) 妥善处理穿刺针针头，严禁针头回套针帽严禁徒手分离和二次分拣使用后的注射器和针头。

(3) 按医疗废物防护标准处理，当锐器盒大约四分之三满时更换。

(4) 移出存放污染锐器的容器前应评估，若发生穿透或渗漏，应将其放入第二层密闭、防穿刺、防渗漏的容器中。

针刺伤发生时

护理人员发生针刺伤

挤压

立即在伤口旁由近心端向远心端轻轻挤压，避免挤压伤口局部（图 3-2-1）。

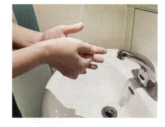

图 3-2-1　挤压

冲洗

先用肥皂和流动水冲洗伤口（图 3-2-2），然后用 75% 乙醇溶液或 0.5% 碘伏消毒，必要时包扎伤口（图 3-2-3）。

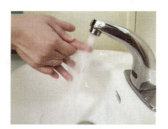

图 3-2-2　冲洗

报告

向科室负责人及医院感染及管理部门报告。

填表

发生针刺伤 24h 内填报针刺伤发生报告记录表。

针刺伤发生后

评估

核查病人并评估针刺伤预后。

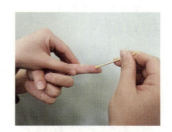

图 3-2-3　消毒

病人有血源性感染疾病 ← → 接种相关疫苗

分析疾病传染途径和潜伏期 ← → 监测各类症状

追踪、记录针刺伤症状

针刺伤管理

原因分析：

(1) 针对每例针刺伤发生后的血源性检测结果，采取标准的针对性预防措施。

(2) 每例针刺伤发生后，均要组织小组分析、讨论，并记录。

(3) 根据分析结果，不断改进流程，进行必要的培训。

追踪检测：

(1) 对已发生针刺伤的医务人员，应定期进行追踪检测与记录。

(2) 由于设备或工具等原因造成的针刺伤，应及时向相关部门反馈，减少或避免再次发生伤害。

Note:

【护理评价】

1. 病人及家属对疾病的转归有一定的了解,紧张、焦虑情绪缓解。

2. 病人无受伤情况的发生。

【实训拓展】

1. 锐器的废弃与存放管理

(1) 被污染的锐器应尽快废弃至密闭、防刺破和防泄漏的容器中。

(2) 存放污染锐器的容器应定期更换,不允许存放过满。

(3) 存放污染锐器的容器移出使用区或更换时,应先盖好容器,防止在处理、储存和运输过程中发生内容物的溢出和外露;移出前若存在穿透或泄漏的可能时,应将其放入第二层容器中,第二层容器的要求同上。

(4) 不能徒手打开、清空或清洗重复使用的容器,避免引起操作者皮肤损伤。

2. 针刺伤发生的相关因素

(1) 护理人员因素:①护理人员针刺伤防护意识薄弱;②各种因素导致的护理人员疲劳、工作匆忙,对标准预防措施遵守程度降低;③焦虑等负性心理状态也是发生针刺伤的原因。

(2) 防护用品因素:①安全器具使用率低,防护用具不能就近获取;②锐器回收容器的容积与口径比例不匹配;③锐器回收容器配备数量不足、规格不适宜、放置位置不合理等;④锐器回收容器内医疗废物未及时处理,导致存放过满。

(3) 工作环境因素:采光不良、拥挤、嘈杂及病人不配合的操作环境易导致操作者发生针刺伤。

(4) 操作行为因素:未执行操作规范的危险行为包括回套针帽、徒手传递手术缝合针、直接用手弯曲缝合针、处理各种针头及清洗、整理锐利医疗器械动作过大、将各种锐器随意丢弃、未采取保护措施等。操作时注意力不集中、操作流程不规范等均会造成针刺伤。

(5) 职业防护培训因素:①职业防护培训不到位、培训时间没有保证、培训形式单一;②护理人员对职业防护重视程度不够,培训后依从性低,发生针刺伤后上报率低;③培训后考核未到位。

(6) 制度保障因素:预防针刺伤相关制度、规范、流程、标准、预案等未建立、修订和完善。

 实训二

情 境 二

住院第 2 天午餐后,病人家属发现病人总是睡不醒,问话不回答。体格检查:T 36.9℃,P 88 次/min,R 22 次/min,BP 125/65mmHg;无便血、呕血及黑便;昏睡,呼之不应,答话含糊不清,答非所问;有扑翼样震颤,肌张力高,腱反射亢进,锥体束征阳性。急查血氨 180μmol/L。护士询问家属后得知,午餐家属喂食病人海虾等高蛋白食物。通知医生,遵医嘱行食醋 50mL 保留灌肠。

【护理评估】

1. **健康史** 现已确诊肝硬化失代偿期、肝性脑病、病毒性肝炎。

2. **身体状况** T 36.9℃,P 88 次/min,R 22 次/min,BP 125/65mmHg;意识状态由意识模糊转为昏睡,严重程度进一步加深。

3. **实验室检查** 血氨 180μmol/L。

4. **心理 - 社会状况**　病人家庭经济基础薄弱,家属对病人病情的转归及住院花费表示担忧。

【主要护理诊断 / 问题】

1. **意识障碍**　与血氨增高、干扰脑细胞能量代谢和神经传导有关。
2. **知识缺乏**:缺乏疾病相关知识。

【护理目标】

1. 病人意识明显好转,问答合理。
2. 病人能够采取正确的饮食,避免过多摄入动物性蛋白质,同时满足机体营养需求。

【护理措施】

1. **严密观察病情变化**　密切注意肝性脑病的早期征象,监测并记录病人血压、脉搏、呼吸、体温及瞳孔变化。
2. **配合治疗**　降低血氨浓度,遵医嘱予以食醋 50mL 进行保留灌肠(实施详见保留灌肠操作流程),定期复查血氨、肝、肾功能、电解质,若有异常应及时协助医生进行处理。
3. **休息**　卧床休息,协助病人取半坐卧位,使膈肌下降,有利于呼吸运动;抬高下肢,增加回心血量,以减轻下肢水肿。
4. **饮食指导**　告知病人家属科学限制饮食中蛋白质的供给量,给予高热量、高维生素、易消化饮食。必要时遵医嘱给予静脉补充营养,如高渗葡萄糖、复方氨基酸、白蛋白或新鲜血浆。腹水病人应限制钠盐摄入,500~800mg/d;进水量应限制在每日 1L 以内。
5. **心理护理**　做好病人的心理护理,提供情感支持,尽量安排专人护理,训练病人的定向力。在病人清醒时向其讲解嗜睡的原因,安慰病人,尊重病人的人格,切忌嘲笑病人的异常行为。
6. **皮肤护理**　保持床单位整洁、干燥,指导病人正确使用护肤产品,用温水擦洗身体,减少对皮肤的刺激。使用气垫床,定时变换体位。
7. **用药指导**　指导病人遵医嘱进行抗病毒治疗,明确用药剂量、使用方法。告知病人漏用药物或自行停药可能导致的风险。
8. **健康教育**　加强对病人及家属的健康教育,使其充分了解疾病,掌握疾病相关知识。

保留灌肠操作流程

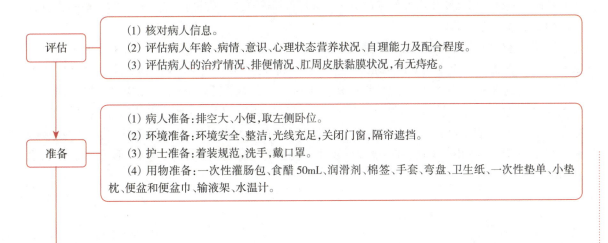

评估
(1) 核对病人信息。
(2) 评估病人年龄、病情、意识、心理状态营养状况、自理能力及配合程度。
(3) 评估病人的治疗情况、排便情况、肛周皮肤黏膜状况,有无痔疮。

准备
(1) 病人准备:排空大、小便,取左侧卧位。
(2) 环境准备:环境安全、整洁,光线充足,关闭门窗,隔帘遮挡。
(3) 护士准备:着装规范,洗手,戴口罩。
(4) 用物准备:一次性灌肠包、食醋 50mL、润滑剂、棉签、手套、弯盘、卫生纸、一次性垫单、小垫枕、便盆和便盆巾、输液架、水温计。

Note:

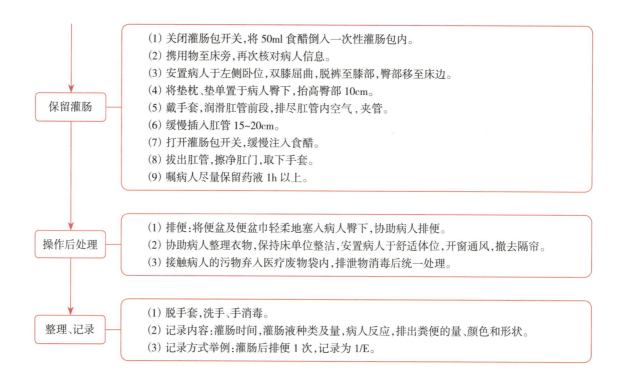

保留灌肠
(1) 关闭灌肠包开关,将 50ml 食醋倒入一次性灌肠包内。
(2) 携用物至床旁,再次核对病人信息。
(3) 安置病人于左侧卧位,双膝屈曲,脱裤至膝部,臀部移至床边。
(4) 将垫枕、垫单置于病人臀下,抬高臀部 10cm。
(5) 戴手套,润滑肛管前段,排尽肛管内空气,夹管。
(6) 缓慢插入肛管 15~20cm。
(7) 打开灌肠包开关,缓慢注入食醋。
(8) 拔出肛管,擦净肛门,取下手套。
(9) 嘱病人尽量保留药液 1h 以上。

操作后处理
(1) 排便:将便盆及便盆巾轻柔地塞入病人臀下,协助病人排便。
(2) 协助病人整理衣物,保持床单位整洁,安置病人于舒适体位,开窗通风,撤去隔帘。
(3) 接触病人的污物弃入医疗废物袋内,排泄物消毒后统一处理。

整理、记录
(1) 脱手套,洗手,手消毒。
(2) 记录内容:灌肠时间,灌肠液种类及量,病人反应,排出粪便的量、颜色和形状。
(3) 记录方式举例:灌肠后排便 1 次,记录为 1/E。

【护理评价】

1. 病人血氨浓度明显下降,意识逐步恢复,问答合理。
2. 病人基本掌握疾病相关知识,了解饮食要求及日常生活中的注意事项。

【实训拓展】

1. **乙型肝炎病人的随访观察**　乙型肝炎病人综合治疗结束后,无论有无治疗效果停药后半年内至少每 2 个月检测 1 次丙氨酸氨基转移酶(ALT)、天冬氨酸氨基转移酶(AST)、血清胆红素(必要时)、乙型肝炎病毒(HBV)血清学标志和 HBV 的 DNA,以后每 3~6 个月检测 1 次,至少随访 12 个月。随访中如有病情变化,应缩短随访周期。

对于慢性乙型肝炎、肝硬化病人,特别是肝细胞癌高危病人[年龄 >40 岁,男性、嗜酒、肝功能不全或已有甲胎蛋白(AFP)增高],应每 3~6 个月检测 AFP 和腹部 B 超(必要时做 CT 或 MRI 检查),及早发现肝细胞癌。对肝硬化病人还应每 1~2 年进行胃镜检查或上消化道 X 线造影,以观察有无食管胃底静脉曲张及其进展情况。

2. **肝硬化、肝性脑病病人的蛋白质摄入原则**　传统观点对于肝性脑病病人采取的是严格的限制蛋白质饮食。近年发现 80.3% 肝硬化病人普遍存在营养不良,且长时间过度限制蛋白质饮食可造成肌肉群减少,更容易出现肝性脑病。蛋白质补充应遵循以下原则:3~4 级肝性脑病病人应禁止从肠道补充蛋白质;轻微型肝性脑病、1~2 级肝性脑病病人开始数日应限制蛋白质摄入,控制在 20g/d,随着症状的改善,每 2~3d 可增加 10~20g 蛋白;植物蛋白优于动物蛋白;静脉补充白蛋白安全;慢性肝性脑病(HE)病人,鼓励少食多餐,摄入蛋白质宜个体化,逐渐增加蛋白质总量。

(宋锦辉)

第三节　急性胰腺炎病人护理

案 例 导 入

　　病人,男性,30 岁,因上腹痛 12h 急诊入院。病人 12h 前与朋友聚餐,饱食后出现腹痛,中上腹疼痛剧烈,呈持续性,并进行性加重,伴恶心、呕吐;既往体健,无过敏史;有吸烟史 10 年余,每日 20 支,饮酒史 10 年余,有多年吃夜宵的习惯,喜食油炸食品。

　　体格检查:T 38.6℃,P 100 次 /min,R 24 次 /min,BP 122/68mmHg,SpO₂ 97%;病人意识清醒;皮肤、巩膜无黄染;腹部膨隆,触诊剑突下有压痛及反跳痛,听诊肠鸣音减弱;口腔黏膜无破损,双侧鼻腔通畅,鼻中隔无偏曲。

　　辅助检查:血常规结果显示白细胞计数 $15.9×10^9$/L,红细胞计数 $5.3×10^{12}$/L,血小板计数 $110×10^9$/L,血红蛋白 120g/L。

　　血生化结果显示血清淀粉酶 770U/L,甘油三酯 78.29mmol/L,血脂肪酶 2 992U/L,血糖 16.5mmol/L;尿淀粉酶 3 489U/L。

　　腹部 X 线片示未见膈下游离气体,未见液气平面。

　　腹部 CT 示胰腺肿胀,急性胰腺炎改变,腹腔及腹膜后广泛渗出,盆腔大量积液;十二指肠壁弥漫性炎症。

　　诊断:急性胰腺炎。

实训一

情 境 一

　　病人入院 2h,呕吐数次,为胃内容物,呕吐后腹痛无缓解,急性痛苦面容,持续诉中上腹部胀痛,数字分级评分法(numerical rating scale,NRS)8 分。遵医嘱予胃肠减压,禁食、抑制胰腺分泌、抗感染等治疗。体格检查:T 38.6℃,P 108 次 /min,R 26 次 /min,BP 118/65mmHg,SpO₂ 97%。

【护理评估】

　　1. **健康史**　病人 12h 前饱食后出现中上腹痛,腹胀伴恶心、呕吐,呕吐物为胃内容物,入院 2h 后呕吐加剧,呕吐后腹痛无缓解。既往无药物过敏史,无肝炎病史等。多年吃夜宵习惯,喜食油炸食品。

　　2. **身体状况**　意识清醒,禁食状态,T 38.6℃,P 108 次 /min,R 26 次 /min,BP 118/65mmHg,SpO₂ 97%,身体质量指数(body mass index,BMI)35.9kg/m²;腹部膨隆,触诊剑突下有压痛及反跳痛,听诊肠鸣音减弱,0~1 次 /min;口腔黏膜无破损,双侧鼻腔通畅,鼻中隔无偏曲。

　　3. **心理 - 社会状况**　病人痛苦面容,疼痛难忍,想尽快得到救治,明确病因,解除痛苦。病人家庭收入稳定,病人有社保。

【主要护理诊断 / 问题】

　　1. **急性疼痛:腹痛**　与胰液渗出、食物淤积、消化液分泌过多有关。

　　2. **有体液不足的危险**　与炎性渗出、禁食、呕吐有关。

　　3. **体温过高**　与胰腺及周围组织炎症、毒素吸收有关。

【护理目标】

1. 病人腹部疼痛缓解,NRS 0 分。
2. 病人循环血量稳定。
3. 病人体温下降或恢复正常。

【护理措施】

1. **控制疼痛** 评估病人腹痛的部位、程度、持续时间,遵医嘱使用镇痛药物;禁食、禁饮,持续胃肠减压(实施详见胃肠减压操作流程);遵医嘱使用药物抑制胰液分泌;协助病人取膝胸卧位以缓解疼痛。

2. **维持体液平衡** 迅速建立静脉通路,遵医嘱补液,维持有效循环血量。

3. **控制体温** 密切观察病人体温的变化,至少每 4h 监测一次,遵医嘱给予物理降温或退热药物。

4. **健康指导** 向病人讲解疾病相关知识,强调禁食、禁饮的目的及必要性;指导翻身活动时妥善保护胃肠减压管,避免牵拉及非计划性拔管;有出汗及时更换衣被,保持衣服及床单位清洁干燥,保持室温适宜,环境安静,定时开窗通风,嘱病人卧床休息,减少机体消耗量。

胃肠减压操作流程

评估
(1) 评估病人信息。
(2) 评估病人病情、意识、心理状态及配合程度。
(3) 评估病人鼻腔是否通畅,鼻腔黏膜有无糜烂。

准备
(1) 病人准备:半坐位。
(2) 环境准备:环境温度适宜,光线充足。
(3) 护士准备:着装规范,洗手,戴口罩。
(4) 用物准备:一次性胃管包(内含治疗巾、胃管、润滑油、纱布、镊子、别针)、听诊器、棉签、手套、胶布、负压吸引装置、注射器、小药杯(盛温开水)。

清洁鼻腔
(1) 颌下铺治疗巾。
(2) 棉签清洁鼻腔。

插胃管
(1) 测量插管长度(图 3-3-1),即前额发际到剑突或鼻尖经耳垂至胸骨剑突处,做好标识。成人一般插入长度为 45~55cm。
(2) 润滑胃管前端,一手持镊子夹住胃管前端,轻轻从鼻孔插入到咽喉部(插入 14~15cm)时,嘱病人做吞咽动作,随之顺势插入。
(3) 确认胃管在胃内,用胶布将胃管固定在鼻翼及面颊部。

连接负压引流装置
(1) 连接负压引流装置,保持负压持续有效。
(2) 妥善固定负压引流装置(图 3-3-2)。
(3) 贴胃管标识,注明插管时间、插管深度、置管操作者。
(4) 记录病人情况,胃肠减压引流液的颜色、性状、量。
(5) 指导病人翻身、活动时妥善保护胃肠减压管,避免牵拉及非计划性拔管。

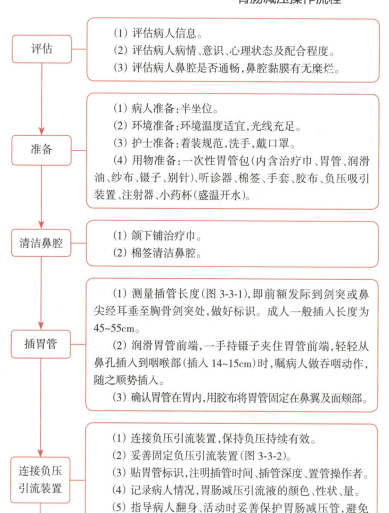
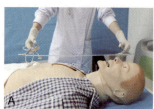
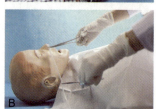
图 3-3-1 测量插管长度

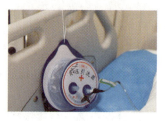
图 3-3-2 固定负压引流装置

Note:

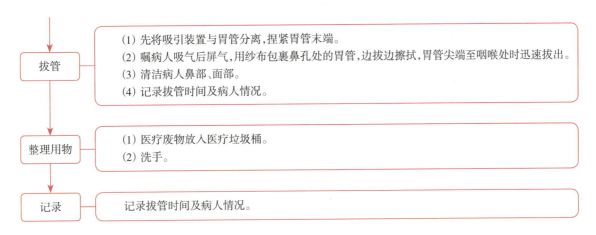

拔管
(1) 先将吸引装置与胃管分离,捏紧胃管末端。
(2) 嘱病人吸气后屏气,用纱布包裹鼻孔处的胃管,边拔边擦拭,胃管尖端至咽喉处时迅速拔出。
(3) 清洁病人鼻部、面部。
(4) 记录拔管时间及病人情况。

整理用物
(1) 医疗废物放入医疗垃圾桶。
(2) 洗手。

记录
记录拔管时间及病人情况。

【护理评价】

1. 病人诉疼痛缓解或消失。

2. 病人循环血量稳定。

3. 病人体温恢复正常。

【实训拓展】

1. 病人不能耐受胃肠减压管的原因及处理

(1) 留置胃管的病人常出现剧烈的咳嗽、恶心、呕吐等不适。

(2) 长期留置胃管或多次重置易造成鼻、咽黏膜损伤、出血等,有强烈的异物感。

常用的处理措施有:

(1) 做好解释工作,告知插管的目的及其必要性,让病人主观上接受。

(2) 告知置胃管时、置管后有不适,可以张口深呼吸,主动配合吞咽,消除紧张心理。

(3) 操作熟练、轻柔、规范,提高置管病人的舒适度,减少呕吐症状。日常要注意保持口腔和鼻腔的清洁。

2. 胃肠减压管引流不畅的原因和处理

(1) 胃肠减压管不能有效引流的常见原因有病人翻身时管道受压而曲折,肠梗阻和胃穿孔病人胃内食物残渣滞留过多、胃肠吻合术后的血凝块等均会导致管道堵塞。

(2) 当出现胃肠减压管引流不畅时,可用注射器抽吸 20~50mL 无菌生理盐水,缓慢冲洗胃管,并进行抽吸,以使胃内容物稀释,方便引流。当推注无阻力而抽吸受阻时,提示管侧孔与胃壁紧贴,可左右旋转胃管,边旋转边抽吸,直到推、吸均无阻力且引流通畅。

(3) 活动或者翻身时要妥善固定胃肠减压管,避免脱出,且要防止因受压而出现扭曲、堵塞;避免胃液长时间潴留,黏稠度增加而导致管道堵塞,负压引流器要低于头部,防止反流,以保持胃肠减压持续有效。

🏥 实训二

情 境 二

病人住院第 2 天,主诉口渴、全身乏力,腹胀较前加重,尿量 10~20mL/h,尿色深黄。体格检查:T 38.3℃,P 128 次/min,R 28 次/min,BP 98/57mmHg,SpO_2 96%。血常规结果显示白细胞计数 $18.2×10^9$/L,红细胞计数 $4.8×10^{12}$/L,血小板计数 $112×10^9$/L,血红蛋白 115g/L;血生化结果显示 K^+ 2.78mmol/L,Ca^{2+} 1.7mmol/L。医生给予留置中心静脉导管,测中心静脉压(central venous pressure,CVP),静脉补液,纠正电解质紊乱。护士在巡视时发现中心静脉导管穿刺点处有渗血,敷料边缘卷曲,病人及家属较为焦虑,担忧病情。

Note:

【护理评估】

1. 健康史　病人入院后予抗感染、抑制胰腺分泌、保护胃黏膜等治疗后,腹胀较前加重,口唇干裂,主诉口渴、全身乏力。尿量 10~20mL/h,尿色深黄。

2. 身体状况　病人意识清醒。T 38.3℃,P 128 次 /min,R 28 次 /min,BP 98/57mmHg,SpO$_2$ 96%。

3. 心理 - 社会状况　病人病情变化,情绪消极,家属担心其预后。

4. 辅助检查　血生化结果显示 K$^+$ 2.78mmol/L,Ca^{2+} 1.7mmol/L。

【主要护理诊断 / 问题】

1. 体液不足　与禁食、胃肠减压有关。

2. 有感染的危险　与留置中心静脉导管有关。

3. 焦虑　与病情变化,病人及家属担心预后有关。

【护理目标】

1. 维持体液平衡,病人无水、电解质紊乱及酸碱平衡失调。

2. 病人未发生导管相关性感染。

3. 病人及家属焦虑缓解,继续配合治疗。

【护理措施】

1. 维持循环稳定　密切观察病人意识及生命体征变化,监测中心静脉压及每小时尿量,根据病情充分补液,改善微循环,必要时遵医嘱使用血管活性药物维持血压。遵医嘱补充电解质,纠正低钾、低钙血症,注意观察尿量。

2. 预防导管相关性感染　使用无菌、透明、透气性好的敷料覆盖穿刺点,高热、出汗、穿刺点渗血、渗液的病人可使用无菌纱布覆盖。定期更换穿刺点覆盖的敷料:无菌纱布至少 2d 更换一次,无菌透明敷料至少一周更换 1 次,敷料出现潮湿、松动、可见污染时应及时更换(实施详见中心静脉导管维护操作流程)。尽量减少三通等附加装置的使用。每次连接及注射药物时要严格执行无菌技术操作。端口内有血迹等污染物时,应当立即更换。每日观察导管穿刺点情况及全身有无感染征象,若穿刺部位出现局部炎症或全身感染表现,应怀疑发生导管相关性感染,可在拔管时进行导管尖端培养或经导管抽取血培养及经对侧静脉穿刺抽取血培养。每日对保留导管的必要性进行评估,不需要时尽早拔除。

3. 心理护理　及时评估病人的心理状况,通过解释、鼓励来提高病人对配合检查和治疗的认识,稳定病人及家属情绪。

4. 健康指导　保持穿刺处局部皮肤的清洁、干燥。无菌敷贴有固定导管和保护穿刺点的作用,不应擅自撕下,如发现敷贴有卷边或因汗液而松动,应及时更换。如不慎将导管部分拉出体外,严禁自行将导管送入。

中心静脉导管维护操作流程

评估

(1) 核对病人信息。
(2) 评估导管的置管时间、固定情况、导管位置、导管是否通畅,穿刺部位无红、肿、热、痛、血管弹性。
(3) 评估穿刺点局部皮肤有无感染、皮疹及脓点,穿刺处血液循环情况。
(4) 评估病人敷料情况,贴膜更换时间。

准备

(1) 病人准备:取合适体位。

(2) 环境准备:环境清洁、安静、安全。

(3) 护士准备:着装规范,洗手,戴口罩。

(4) 用物准备:换药包(两个弯盘、一把镊子、一把止血钳、两个小药杯、纱布一块、棉球 10 个),敷贴、肝素帽、20mL 注射器两个(抽生理盐水及 0~10U/mL 肝素封管液各 10mL)、7 号针头、胶布、无菌手套 1 双、5% 碘伏、75% 乙醇溶液、免洗手消毒液;生活垃圾桶、医疗垃圾桶。

消毒

(1) 打开换药包,两只小药杯内分别倒入适量的 5% 碘伏、75% 乙醇溶液(图 3-3-3)。

(2) 由下而上撕下敷贴,观察导管有无滑出或回缩。

(3) 卫生手消毒,戴无菌手套,按需浸泡棉球(各 5 个),在肩下垫治疗巾。

(4) 以穿刺点为中心消毒:用含 75% 乙醇溶液棉球消毒穿刺点周围皮肤,清除皮肤表面污迹(范围:穿刺点周围 10cm;方法:沿顺时针、逆时针方向以螺旋式由内向外交替消毒 3 次),不能接触导管外露部分,避免导管变性。

(5) 用 5% 碘伏棉球用同样的方法消毒穿刺点及周围皮肤(范围、方法同上)、连接器、肝素帽及导管外露部分(图 3-3-4)。

(6) 用封管液预冲肝素帽,反折导管,卸肝素帽,用含 75% 乙醇溶液纱布包住导管接头用力旋转摩擦 10~15 次(消毒时间至少 15s)。

(7) 用封管液预冲肝素帽并与连接器连接,含生理盐水的注射器抽回血,检查导管是否通畅。

(8) 用至少 10mL 的注射器抽取肝素封管液进行脉冲式封管,最后正压封管(即当剩余最后 0.5~1mL 液体时,边推边撤出注射器,以便防止在撤出注射器的瞬间导管内形成负压,使血液反流进入导管末端)。

(9) 待碘伏完全干燥后,再次确认导管外露长度,将导管放置成 U 形(有一定活动度)。

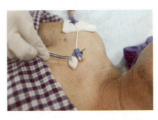

图 3-3-3　75% 乙醇溶液消毒皮肤

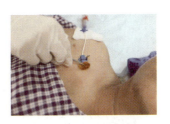

图 3-3-4　5% 碘伏消毒皮肤

固定

(1) 打开敷贴,透明敷贴由中心向四周无张力贴膜,用指腹轻压整片透明敷贴(图 3-3-5),并轻捏敷贴下导管接头突出部位,避免出现明显皱褶与气泡。导管、皮肤、贴膜一定要三者合一,避免导管滑脱。

(2) 要求用三条胶布固定导管末端。在胶布上注明更换敷贴时间并签名。

(3) 肝素帽用胶布以高举平台法固定。

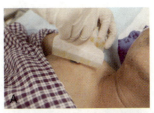

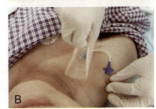

图 3-3-5　敷贴膜

整理

(1) 协助取舒适体位,整理床单位。

(2) 向病人进行针对性宣教,整理用物;洗手;记录。

(3) 分类处理用物。

记录

记录中心静脉导管置入的长度、穿刺点周围皮肤情况、维护时间。

Note:

【护理评价】

1. 病人体液平衡,未出现电解质紊乱。
2. 病人无导管相关性感染发生。
3. 病人及家属情绪稳定。

【实训拓展】

1. 中心静脉导管意外拔管时的处理 中心静脉导管意外脱出时,根据脱出长度、中心静脉导管尖端位置以及输注药物性质决定导管留置或拔除。

(1) 部分脱出:暂停输液,重新建立静脉通路,报告医生,拍 X 线胸片,确认导管尖端是否位于上、下腔静脉。若在位,则重新消毒固定后可以继续使用。若不在位,须评估输注药物的性质、pH、渗透压。若是发疱剂、刺激性液体、pH>9 或 pH<5,渗透压 >0.6mmol/L 等液体,则需拔除导管,记录,填写不良事件报告单上报。

(2) 完全脱出:立即戴无菌手套,用无菌敷料按压穿刺点,报告医生。观察病人生命体征,有无空气栓塞等症状。重新建立静脉通路,检查脱出导管的长度、完整性并记录,填写不良事件报告单上报。

2. 中心静脉导管堵塞的原因及处理方法

(1) 导管堵塞的原因:①外部机械原因,如导管部位缝合过紧、导管扭曲或夹闭等;②与药物沉积有关;③血栓性堵塞。

(2) 血栓性堵塞的处理方法:对于部分和完全闭塞的导管,可使用负压方法进行溶栓。临床中最常用的是三通接头连接旋转技术:将三通接头一端连接到封闭的中心静脉导管管腔,另外两个端口连接空的无菌 10mL 以上的注射器和 10mL 带有溶栓剂的注射器。将空注射器的针栓拉出以产生真空,然后将三通旋塞阀旋转关闭空注射器与导管的连接,打开溶栓注射器,使之与导管相通,通过负压作用使药物被吸入导管。保留溶栓药物一段时间再回抽,如仍无回血,重复上述步骤,直到可回抽回血。

(孙彩霞)

第四节　腹部损伤病人护理

案 例 导 入

病人,女性,56 岁,因车祸致腹部外伤 4h 入院。病人 4h 前因骑自行车与电瓶车相撞后左上腹受撞击,主诉左上腹疼痛,腹胀。既往体健,无过敏史、手术史及输血史。

体格检查:T 36.8℃,P 80 次 /min,R 20 次 /min,BP 108/68mmHg,意识清醒,双侧瞳孔等大、等圆,直径 2mm,对光反射灵敏,气管居中,胸廓无畸形,叩诊双肺呈清音,听诊双肺呼吸音稍粗,未闻及干湿啰音。腹软,触诊左上腹轻度压痛,无反跳痛,肝、脾肋下未触及,叩诊移动性浊音阴性,听诊肠鸣音减弱。脊柱及四肢无明显畸形,左下肢皮肤擦伤,四肢活动自如,病理征阴性。

辅助检查:血常规结果显示白细胞计数 $6.8×10^9$/L,红细胞计数 $3.0×10^{12}$/L,血小板计数 $106×10^9$/L,血红蛋白 98g/L。

CT 提示脾脏破裂,腹腔、盆腔积血。

诊断:腹部外伤,创伤性脾破裂,腹腔内出血。

🏥 **实训一**

情 境 一

　　病人入院后予绝对卧床、镇痛、补液等对症治疗。住院第 4 天，病人擅自下床活动后主诉左上腹疼痛突发加剧，数字分级评分法（NRS）4 分。体格检查：T 37.2℃，P 118 次/min，R 26 次/min，BP 76/45mmHg，SpO$_2$ 96%，贫血面容，腹软，触诊左上腹压痛，无反跳痛，肝、脾肋下未触及，叩诊移动性浊音阳性，听诊肠鸣音减弱，CT 示脾脏挫裂伤，脾周围及盆腔积血较前明显增多。血常规示红细胞计数 $2.4×10^{12}$/L，血红蛋白 78g/L。

【护理评估】

　　1. **健康史**　病人因车祸致腹部外伤，伤后第 4 天擅自下床活动后突发左上腹剧烈疼痛。既往否认高血压、糖尿病史，否认手术史及过敏史。

　　2. **身体状况**　意识清醒，T 37.2℃，P 118 次/min，R 26 次/min，BP 76/45mmHg，SpO$_2$ 96%，腹软，触诊左上腹压痛，无反跳痛，肝、脾肋下未触及，叩诊移动性浊音阳性，听诊肠鸣音减弱。CT 示脾脏挫裂伤，脾周围及盆腔积血较前明显增多。血常规示红细胞计数 $2.4×10^{12}$/L，血红蛋白 78g/L。

　　3. **心理 - 社会状况**　病人小学文化，已婚，育有一女，父母体健。

【主要护理诊断/问题】

　　1. **体液不足**　与车祸致脾破裂出血有关。

　　2. **疼痛：腹痛**　与脾挫裂伤有关。

　　3. **潜在并发症：**输血反应。

　　4. **知识缺乏：**缺乏脾破裂后休息与活动相关知识。

【护理目标】

　　1. 病人体液维持平衡，生命体征稳定。

　　2. 病人疼痛缓解或消失。

　　3. 病人未出现并发症，或并发症得到及时发现和处理。

　　4. 病人掌握脾破裂后休息与活动知识。

【护理措施】

　　1. **迅速补充体液**　建立 2 条及以上静脉输液通路快速补液，维持体液平衡，使收缩压升至 90mmHg 以上。积极备血，遵医嘱静脉输血（实施详见静脉输血操作流程）。监测病人的血常规和凝血情况，尤其注意血红蛋白水平有无上升，观察贫血面容有无改善。

　　2. **疼痛护理**　评估腹部疼痛的部位、性质。可利用数字分级评分法（NRS）评估疼痛程度，如 NRS 数值降低，表明疼痛缓解。通过分散病人的注意力、改变体位等方式缓解疼痛，或遵医嘱给予镇痛药。

　　3. **输血并发症的观察和护理**　输血并发症包括发热反应、变态反应、溶血反应、循环超负荷、细菌污染反应以及大量输血后反应等，其中发热反应、变态反应和溶血反应是最常见的输血并发症。应在每袋血液输注过程中监测和记录病人体温、脉搏、呼吸和血压等，严密观察病人有无新出现的症状和体征，及时发现输血反应。如出现输血反应，立即停止输血，使用 0.9% 氯化钠注射液维持静脉通路，立即通知医生，定时监测病人生命体征、观察临床症状与体征，遵医嘱实施必要的检查、治疗或抢救措施。

Note：✎

4. 健康教育

(1) 疾病知识:向病人宣讲脾破裂疾病相关的知识,使病人及其家属能认识脾破裂伤,积极配合治疗。

(2) 安全及急救知识:加强安全行车的知识,避免意外损伤的发生。普及发生交通意外时简单的急救或自救方法。

静脉输血操作流程

评估

(1) 双人核对血液交叉配型单及血袋标签各项内容,检查血袋有无破损、渗漏,检查血液外观、质量是否正常、血液是否在有效期内。

(2) 评估病人的年龄、病情、意识、心理状态及合作程度、生命体征、静脉穿刺部位皮肤、血管情况及肢体活动情况。

(3) 评估病人既往有无输血史及不良反应史、过敏史。

(4) 向病人解释输血目的并告知病人穿刺及输血过程中的注意事项,取得病人配合。

准备

(1) 病人准备:排空大、小便,取舒适卧位。

(2) 环境准备:环境清洁、安静、安全。

(3) 护士准备:着装规范,洗手,戴口罩。

(4) 物品准备(图 3-4-1):一次性输血器、无菌生理盐水、同型浓缩红细胞、胶布、皮肤消毒剂、无菌棉签、输液架、压脉带、合血单、病人的原始血型单。

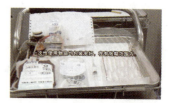

图 3-4-1　操作用物准备

核对

双人携带病历到病人床旁,共同核对病人姓名、性别、年龄、病案号、科室信息、病区、床号、血型等(图 3-4-2),确认与血液交叉配型单相符,再次核对血液质量。使用电子设备核对病人信息时,需再次人工核对。

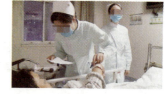

图 3-4-2　双人床头核对信息

静脉穿刺

按照外周静脉输液技术进行静脉穿刺,穿刺成功后输入少量生理盐水。

再次核对

再次核对病人信息及血型,确认无误后,轻轻摇匀血袋内的血液。

输血

(1) 再次评估并记录病人生命体征。

(2) 打开血袋封口。

(3) 将血袋挂在输液架上,将输血器针头插入胶管内(图 3-4-3),避免戳破血袋。

(4) 打开调节器,开始输血,调节滴速,注意开始 15min 内速度宜慢。

(5) 对病人及家属进行输血相关知识的健康教育,将呼叫器放置于病人床边易取到处。

(6) 整理床单位,协助病人取舒适体位。

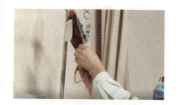

图 3-4-3　输血器针头插入血袋

巡视

(1) 输血 15min 后观察病人生命体征(图 3-4-4),根据病人年龄和病情适当调节滴速。记录输血时间、种类、量、血型、血袋号、滴速。

(2) 密切巡视病人情况,观察有无输血反应,每小时记录输血情况。

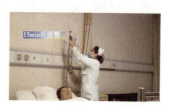

图 3-4-4　15min 后观察

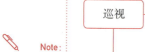
Note:

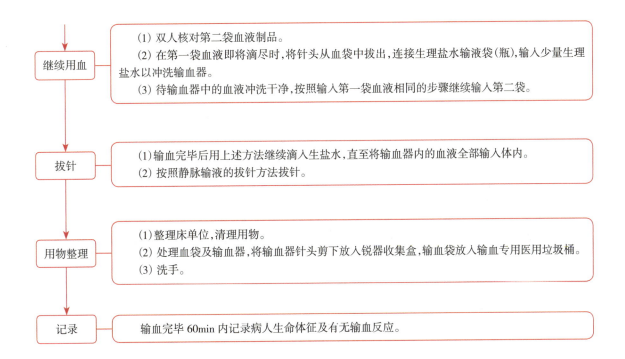

【护理评价】

1. 维持体液平衡,病人生命体征稳定。
2. 病人疼痛缓解或消失。
3. 病人未出现输血反应。
4. 病人绝对卧床休息,未擅自下床。

【实训拓展】

1. **成分输血的适应证**　血液由血浆和不同的血细胞组成,将供血者血液的不同成分应用科学的方法分开,依据病人病情的实际需要,分别输入有关血液成分,称为成分输血。浓缩红细胞适用于各种急性失血的输血、各种慢性贫血等。血小板适用于血小板减少所致的出血、血小板功能障碍。普通冰冻血浆适用于补充全部凝血因子、大面积烧伤、创伤等血浆大量丢失。冷沉淀适用于甲型血友病、血管性血友病、纤维蛋白原缺乏症。该病人根据病情应为创伤后失血,血红蛋白和红细胞均有下降,应首先输注浓缩红细胞。

2. **血液制品的输注方法**　血制品出库后必须在 30min 内开始输注,开始输注 15min 内输血速度宜慢,15min 后如无不良反应可根据病情和年龄等调节滴速。血制品从出库到输注结束时间不超过 4h。

3. **临床用血全过程的管理和监控**　临床用血过程环节多、涉及要素多。随着医疗信息技术的迅速发展,输血管理系统取代人为管理,对输血全过程时间节点进行实时监控,提高效率同时保障用血安全。闭环管理是针对一个目标的整个过程实时监控及反馈,使之形成一个闭环链。输血闭环管理是指在整个输血过程中,将医生申请输血、交叉配血、血液制剂出库、护士接收血液制剂、护士开始输注血液制剂到输注结束以及输注后有无输血不良反应形成闭环链,进行精准控制,并对出现的问题进行分析、决策、反馈,注重实现良性循环,达到有效控制输血质量的目的。

Note:

实训二

情　境　二

　　病人住院第 4 天在急诊全身麻醉下行脾切除术。术后返回病房,病人意识清醒,呼吸平稳,触诊腹软,腹部创口敷料外层干燥,主诉腹部创口疼痛,NRS 5 分,脾窝引流管引流 100mL 暗红色血性液体,留置导尿管引流 50mL 深黄色澄清尿液。T 37.6℃,HR 108 次 /min,R 26 次 /min,BP 92/58mmHg。血常规结果显示白细胞计数 9.0×10^9/L,红细胞计数 3.2×10^{12}/L,血红蛋白 95g/L。医嘱予以一级护理,心电监护、禁食、吸氧、抗感染、补充循环血量等治疗,记录 24h 出入量。

【护理评估】

　　1. **健康史**　病人因迟发性脾破裂,急诊全麻下行脾切除术。

　　2. **身体状况**　病人术后意识清醒,主诉腹部创口疼痛,NRS 5 分,无恶心、呕吐,触诊腹软,腹部创口敷料外层干燥,脾窝引路管引流 100mL 暗红色血性液体,留置导尿管引流 50mL 深黄色澄清尿液。T 37.6℃,HR 108 次 /min,R 26 次 /min,BP 92/58mmHg,血常规示白细胞计数 9.0×10^9/L,红细胞计数 3.2×10^{12}/L,血红蛋白 95g/L。

　　3. **心理 - 社会状况**　病人情绪平稳,积极配合治疗。

【主要护理诊断 / 问题】

　　1. **有体液失衡的危险**　与脾脏破裂出血、术中失血及禁食有关。

　　2. **营养失调:低于机体需要量**　与机体消耗量增加有关。

　　3. **潜在并发症:术后出血、尿路感染、腹腔脓肿等。**

【护理目标】

　　1. 维持病人体液平衡。

　　2. 病人营养状况改善,体重下降不明显。

　　3. 病人未发生并发症或并发症得到及时发现和处理。

【护理措施】

　　1. **维持体液平衡**　准确记录 24h 出入量(实施详见 24h 出入量记录操作流程),根据出入量遵医嘱经静脉补充循环血量,维持水、电解质和酸碱平衡。

　　2. **营养支持**　待肠蠕动恢复、肛门排气后,根据病情从流质饮食开始,逐渐过渡到普食。必要时给予完全胃肠外营养,以满足机体的需要,并提高机体抵抗力。

　　3. **并发症的观察与护理**

　　(1) 腹腔出血:术后若病人腹痛缓解后又突然加剧,同时出现面色苍白、呼吸及脉搏增快、血压下降等表现,腹腔引流管间断或持续引流出鲜红血液,血红蛋白和血细胞比容降低,应警惕是否发生术后出血。立即报告医生,迅速建立 2 条及以上静脉通路,快速补液、输血,以迅速扩充血容量。

　　(2) 腹腔脓肿:病人体温持续不退或下降后又升高,伴有腹胀、腹痛、呃逆、直肠或膀胱刺激征,腹腔引流管的引流液浑浊或有异味,血常规示白细胞计数和中性粒细胞百分比明显升高,多提示腹腔脓肿形成。应控制体温,遵医嘱使用抗生素,较大脓肿多采用经皮穿刺置管引流,指导病人取半坐卧位以促进脓液流出。鼓励多饮水和高营养饮食。

4. 健康指导 待病情稳定后取半卧位,有利于腹腔引流、减轻疼痛、改善呼吸、循环功能。指导进食富含维生素、高蛋白的食物,增加营养,提高免疫力。适当休息和锻炼,注意保暖,预防感冒。遵医嘱门诊随访复诊,如出现发热、腹痛、腹胀等情况及时就诊。

24h 出入量记录操作流程

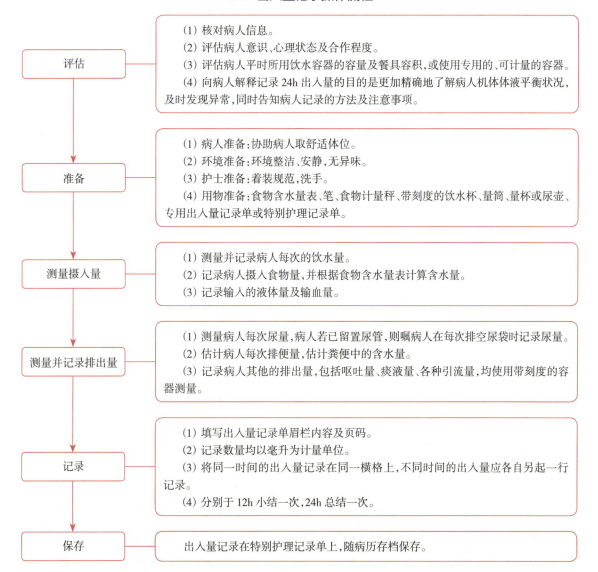

| 评估 | (1) 核对病人信息。
(2) 评估病人意识、心理状态及合作程度。
(3) 评估病人平时所用饮水容器的容量及餐具容积,或使用专用的、可计量的容器。
(4) 向病人解释记录 24h 出入量的目的是更加精确地了解病人机体体液平衡状况,及时发现异常,同时告知病人记录的方法及注意事项。 |

| 准备 | (1) 病人准备:协助病人取舒适体位。
(2) 环境准备:环境整洁、安静,无异味。
(3) 护士准备:着装规范,洗手。
(4) 用物准备:食物含水量表、笔、食物计量秤、带刻度的饮水杯、量筒、量杯或尿壶、专用出入量记录单或特别护理记录单。 |

| 测量摄入量 | (1) 测量并记录病人每次的饮水量。
(2) 记录病人摄入食物量,并根据食物含水量表计算含水量。
(3) 记录输入的液体量及输血量。 |

| 测量并记录排出量 | (1) 测量病人每次尿量,病人若已留置尿管,则嘱病人在每次排空尿袋时记录尿量。
(2) 估计病人每次排便量,估计粪便中的含水量。
(3) 记录病人其他的排出量,包括呕吐量、痰液量、各种引流量,均使用带刻度的容器测量。 |

| 记录 | (1) 填写出入量记录单眉栏内容及页码。
(2) 记录数量均以毫升为计量单位。
(3) 将同一时间的出入量记录在同一横格上,不同时间的出入量应各自另起一行记录。
(4) 分别于 12h 小结一次,24h 总结一次。 |

| 保存 | 出入量记录在特别护理记录单上,随病历存档保存。 |

【护理评价】

1. 病人体液平衡,生命体征稳定。
2. 病人营养状况改善。
3. 病人未发生并发症或发生并发症及时处理。

【实训拓展】

1. 判断液体复苏有效的指征

(1) 成人尿量为 30~50mL/h 或 1mL/(kg·h)。

(2) 病人安静,无烦躁不安。

(3) 无明显口渴感。

(4) 脉搏、心跳有力,心率 <120 次 /min。

Note:

（5）收缩压维持在 90mmHg 以上，中心静脉压为 5~12cmH$_2$O。

（6）呼吸平稳。

2. 食物含水量的评估方法

（1）使用标准的量具，如量杯、食物秤等。

（2）做好家属及陪护人员的沟通。向他们宣讲记录出入量的目的和重要性，取得他们的理解和配合。

（3）护理人员应客观记录真实数据。

（4）根据食物含水量表和病人一天的饮食种类，换算含水量。常见食物的含水量见表 3-4-1。

表 3-4-1　常见食物的含水量

食物	单位	原料重量 /g	含水量 /mL	食物	原料重量 /g	含水量 /mL
米饭	1 中碗	100	240	牛肉	100	69
大米粥	1 大碗	20	400	猪肉	100	29
大米粥	1 小碗	25	200	羊肉	100	59
面条	2 两	100	250	青菜	100	92
馒头	1 个	50	25	大白菜	100	96
花卷	1 个	50	25	冬瓜	100	97
烧饼	1 个	50	20	豆腐	100	90
油饼	1 个	100	25	带鱼	100	50
豆沙包	1 个	50	34	西瓜	100	79
菜包	1 个	150	80	甜瓜	100	66
水饺	1 个	10	20	黄瓜	100	83
蛋糕	1 块	50	25	梨	100	71
饼干	1 块	7	2	橘子	100	54
油条	1 根	50	12	柚子	100	85
煮鸡蛋	1 个	40	30	桃子	100	82
松花蛋	1 个	60	34	西红柿	100	90
藕粉	1 大碗	50	210	樱桃	100	67
鸭蛋	1 个	100	72	苹果	100	68
馄饨	1 大碗	100	350	葡萄	100	65
豆浆	1 大杯	350	330	香蕉	100	60
牛奶	1 大杯	250	217	菠萝	100	86
蒸鸡蛋	1 大碗	30	260	广柑	100	88

（孙彩霞）

第五节 直肠癌病人护理

案例导入

病人,女性,63岁。因排便习惯改变6个月,伴便血1个月余入院。病人自述近1个月余里急后重感加重,排便次数增多并变细,出现便血,颜色为鲜红及暗红色,少量,每次约20mL,无黏液等,无恶心、呕吐,无腹痛、腹胀等不适。病人患病以来,自觉精神、睡眠、饮食尚可,体重减轻5kg,小便正常。病人既往身体状况尚可,已绝经,否认手术、外伤、输血史。否认家族性遗传病、传染病史。

体格检查:T 36.7℃,P 86次/min,R 20次/min,BP 130/80mmHg;意识清醒,营养风险筛查3分。腹部外形正常,触诊全腹柔软,无压痛、反跳痛,未见肠型及蠕动波,腹部未触及包块。直肠指诊:肛门括约肌紧张度正常,距离肛缘5cm左右可触及一菜花样肿物(大小约3cm×4cm),活动度可,质地中等,指套血染。

辅助检查:血常规结果显示WBC $13×10^9$/L,RBC $5.74×10^{12}$/L,Hb 111g/L,HCT 37%,平均血细胞比容(MCV)62.7fl。结肠镜显示距肛缘以上3~4cm可见蘑菇状隆起性肿物,肿物表面溃烂,质软易出血,占肠腔3/4。病理结果显示直肠腺癌。盆腔MRI显示直肠癌($T_{3a}N_1M_0$)。

诊断:低位直肠腺癌。

实训一

情 境 一

病人入院后经完善相关检查,拟明日全身麻醉下截石位行腹会阴切除术(Miles手术)。术前遵医嘱给予病人口服全营养液及肠道抗生素,并给予清洁肠道等处理。下午指导病人洗浴后,按医嘱给予皮肤准备和健康指导。病人有些担心手术和害怕预后。

【护理评估】

1. **健康史** 排便习惯改变6个月,里急后重感加重并出现便血1个月余,既往体健,无手术、外伤史,无高血压、糖尿病等慢性病史。患病以来病人体重减轻5kg。

2. **身体状况** 意识清醒,病人精神、食欲、睡眠尚可。T 36.7℃,P 86次/min,R 20次/min,BP 130/80mmHg,排便次数3~5次/d,大便带血,颜色为鲜红,量不多,每次约20mL,无黏液。生活自理,会阴及肛门周围皮肤无异常。

3. **心理-社会状况** 病人性格内向,胆小忧郁,害怕手术和担心预后。

【主要护理诊断/问题】

1. **有皮肤完整性受损的危险** 与局部皮肤准备有关。
2. **焦虑** 与担心预后有关。
3. **知识缺乏**:缺乏手术前准备的相关知识。

【护理目标】

1. 皮肤准备符合手术要求,且病人未发生因备皮导致的皮肤损伤。
2. 病人焦虑减轻,情绪稳定。

3. 病人掌握术前准备的相关知识。

【护理措施】

1. **皮肤准备**　按照手术的方式确定皮肤准备的范围,上至乳头连线,下至大腿上 1/3,包括会阴部,两侧至腋中线(实施详见皮肤准备操作流程)。操作认真细致,避免损伤皮肤。

2. **肠道准备**　术前 3d 进半流质饮食,术前禁食 8~12h,禁饮 4h。按照快速康复理念,病人术前禁食 6h,禁饮 2h。术前 12h 口服泻药行肠道准备期间,因服用泻药致排便频次增加,注意预防跌倒。

3. **其他准备**　准确执行术前医嘱,遵医嘱留置导尿管、留置胃管、肌内注射术前药物,测量生命体征等。指导病人积极配合手术治疗和护理,提高病人依从性。

4. **心理支持**　关心病人术前的感受和体验,让已经接受了手术的其他病人现身说法,增强病人的信心,减轻焦虑感。

5. **健康教育**　采用视频、图片等易理解的方式,向病人讲解手术与术后造口的相关知识,指导病人以积极的心态应对手术。

6. **适应性训练**　指导病人学习预防术后并发症的方法,如在床上调整卧位和翻身、咳嗽、咳痰、深呼吸的正确方法等。

皮肤准备操作流程

评估
(1) 核对病人信息。
(2) 评估病人的意识、病情、自理能力、心理状况、配合程度。
(3) 评估病人备皮部位的皮肤情况,会阴部清洁情况。

准备
(1) 病人准备:取截石位。
(2) 环境准备:环境温度适宜,光线充足。关闭门窗,屏风或帘子遮挡。
(3) 护士准备:着装规范,洗手,戴口罩。
(4) 物品准备:一次性备皮包(内含治疗巾、皂液、海绵刷)、备皮刀(或脱毛膏、电动剃毛器)、毛巾、手电筒、棉签、一次性手套、垫巾(图 3-5-1)。

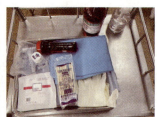

图 3-5-1　备皮用物

去除毛发
(1) 再次核对病人信息。
(2) 向病人解释备皮的目的。
(3) 协助病人在备皮部位的身体下垫上垫巾。
(4) 备皮范围:上至乳头连线,下至大腿上 1/3,包括会阴部,两侧至腋中线(图 3-5-2)。
(5) 以左手的示指尖与拇指按住病人的皮肤以固定皮肤,右手持备皮刀(或使用脱毛膏与电动剃毛器)。
(6) 备皮顺序:由上至下、由左侧至右侧去除病人该部位毛发。
(7) 过程中询问病人的感受,并注意观察病人反应,发现异常及时处理。

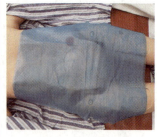

图 3-5-2　备皮范围

清洁皮肤
(1) 备皮完毕,用温水毛巾协助清洁病人局部皮肤,用湿棉签清洁脐部。
(2) 手电筒检查病人手术部位皮肤毛发是否剔除干净,局部有无损伤。
(3) 取出病人身下的垫巾。

整理记录
(1) 协助病人穿好衣服。
(2) 整理床单位和用物。
(3) 记录备皮区域及皮肤情况。

【护理评价】

1. 病人手术区域皮肤毛发去除干净,且备皮区域皮肤无破损。
2. 病人愿意表达自己的疑惑和感受,焦虑减轻。
3. 病人初步了解手术相关的术前准备知识,积极配合术前适应性训练。

【实训拓展】

1. **临床三种备皮方法的比较** 剃毛法是传统的术前备皮方法。这种方法用具简单,成本低,但容易造成皮肤损伤,引起病人疼痛和引起细菌移生;化学脱毛法是用脱毛乳化剂进行备皮。备皮器法是目前推荐使用的备皮方法。备皮器具有上下两排刀头,贴近皮肤的一排不运动,而上排快速运动以达到剪切毛发的作用。在手术室护士协会(AORN)、疾病预防控制中心(CDC),与美国感染控制专业人员协会(APIC)的指南都表明,使用备皮器进行备皮能够有效减少皮肤伤害,降低手术切口感染。

2. **备皮的注意事项** 备皮须在手术当天进行;备皮过程的执行应在手术室之外;只应对妨碍手术进行的部位的毛发进行备皮;应使用备皮器进行备皮,如为重复使用的备皮器头,应消毒后才可以在下一位病人身上使用。

实训二

情 境 二

病人行 Miles 术后第 2 天,病人意识清醒,手术切口敷料干燥,无渗血,自觉切口疼痛较前减轻,NRS 3 分。取半卧位休息。密切观察其腹壁肠造口情况。可见造口处肠壁血运良好,造口处肠黏膜红润,造口周围皮肤无发红等炎症反应,以造口袋收集粪便。听诊肠鸣音 3 次 /min,音调低。上午 9 时观察到有气泡从造瘘口溢出。下午造口袋胀气明显,见黄色稀便约 50mL。病人情绪低落,不愿交谈,家属表现紧张,不知如何处理,向护士咨询。

【护理评估】

1. **健康史** 病人行腹会阴切除术后第 2 天,肠蠕动恢复,已停止胃肠减压,进食少量流质饮食。病人术后仍有手术切口疼痛,NRS 3 分。
2. **身体状况** 病人意识清醒,生命体征平稳,可闻及低音调的肠鸣音,3 次 /min。腹壁肠造口处可见造口处肠壁血运良好,造口肠黏膜红润,造口周围皮肤无发红等炎症反应,造口袋内有气体,有黄色稀便约 50mL。
3. **心理 - 社会状况** 病人对肠造口的接受度不高。对处理经造口排气、排便感到焦虑与无助。

【主要护理诊断 / 问题】

1. **知识缺乏**:缺乏造口自我护理的相关知识。
2. **自我认同紊乱** 与排便方式改变有关。

【护理目标】

1. 病人或家属正确掌握肠造口护理的方法。
2. 病人接受肠造口并能正确应对肠造口带来的身心与社会影响。

【护理措施】

1. **指导与教育** 教会病人正确判断造口底盘的浸渍程度、更换造口袋的方法与步骤。如出现造口底盘松脱,应予以及时更换(实施详见造口护理操作流程);如袋内排泄物量超过1/3袋容量时,应及时倾倒。循序渐进地指导病人学习造口护理相关知识,使病人逐渐适应自我护理,尽快恢复日常生活。

2. **造口周围皮肤护理** 注意观察病人造口周围皮肤有无发红、溃烂。每次更换造口袋时先用生理盐水棉球清洁周围皮肤(造口周围的切口愈合后可用温水清洁),待干燥后涂造口护肤粉,使用皮肤保护膜,预防浸渍性皮炎的发生。

3. **造口的观察与护理** 每日观察造口肠黏膜的颜色,经造口排出物的颜色、量、性质及气味,观察不同食物种类、量与排便的关系。

4. **指导病人合理饮食** 进食高蛋白、高热量、高维生素的饮食,避免食用产气或强刺激性气味的食物,并指导病人保证充足的水分摄入。

5. **心理支持与护理** 注意病人的情绪变化,尊重和保护病人隐私,指导病人正视造口,可通过同伴教育等方式缓解病人因排便方式改变所产生的心理压力,鼓励病人参加适量的运动和社交活动。

6. **加强出院门诊随访** 告知病人院外人工造口可能出现的常见并发症及相关处理知识,如造口黏膜分离,造口脱垂,造口凹陷等。指导病人半年内避免下蹲动作,以免会阴部伤口撕裂,建议购买坐便器、马桶。

造口护理操作流程

评估
(1) 核对病人信息。
(2) 评估病人的意识、病情、自理能力、心理状况、配合程度、家庭支持程度、经济状况。
(3) 评估病人造口情况以及造口袋内容物情况,造口类型及造口黏膜情况,有无排气、排便。
(4) 评估病人的视力、听力与学习能力。

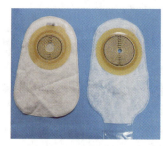

图 3-5-3　一件式造口袋

准备
(1) 病人准备:病人取半卧位或平卧位。
(2) 环境准备:室内温度适宜,光线充足,关闭门窗,屏风或帘子遮挡。
(3) 护士准备:着装规范,洗手,戴口罩。
(4) 物品准备:造口袋(图 3-5-3)、换药碗、含生理盐水的棉球、无菌纱布、剪刀、造口量度表、笔、护肤粉、防漏膏、一次性中单、医用垃圾袋、柔软卫生纸(病人准备)。

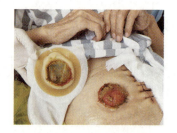

图 3-5-4　取下造口袋

去除旧袋并清洗
(1) 再次核对病人信息。
(2) 向病人及家属讲解更换造口袋的目的与过程。
(3) 协助病人解开衣服,露出造口,在造口侧身体下垫上一次性中单。
(4) 一手固定皮肤,一手由上往下将底板和造口袋一同撕除(图 3-5-4)。
(5) 用柔软卫生纸擦除造口周围粪便。
(6) 用生理盐水棉球清洗造口及周围皮肤,抹洗顺序为从外到内,动作轻柔,指导病人不能使用酒精、碘伏等消毒剂(图 3-5-5)。
(7) 观察造口黏膜与造口周围皮肤,发现异常及时处理。
(8) 用干纱布蘸干造口周围皮肤。

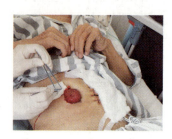

图 3-5-5　清洗造口及周围皮肤

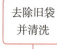

Note:

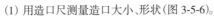

更换新袋

(1) 用造口尺测量造口大小、形状(图 3-5-6)。

(2) 在新造口袋底盘背面贴纸处按测量结果绘线、修剪(图 3-5-7),用手指抹平锐利的边缘。

(3) 涂抹护肤粉,使用保护膜、防漏膏,把底盘保护纸撕下,依造口位置由下而上粘贴,轻压内侧皮肤,再由内侧向外侧按压,使造口底板紧贴在皮肤上(图 3-5-8)。

(4) 扣上造口袋(图 3-5-9),夹好造口袋尾端夹子,嘱病人按压底板 20~30min。

(5) 撤出一次性中单。

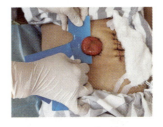

图 3-5-6　测量造口

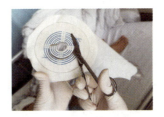

图 3-5-7　修剪底盘

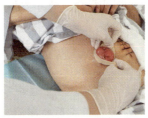
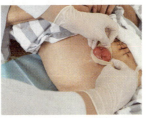

图 3-5-8　按压底盘

整理记录

(1) 协助病人穿好衣服,整理被服。

(2) 协助病人取舒适体位。

(3) 整理用物。

(4) 记录造口及周围皮肤情况,排泄物的颜色、性质和量。

(5) 健康教育:指导病人衣、食、住、行、运动、购买耗材、门诊随访等内容。

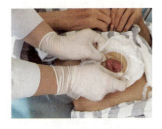

图 3-5-9　扣上造口袋

【护理评价】

1. 病人或家属已掌握造口袋的更换方法。

2. 病人已能正确对待造口,情绪稳定,不回避社交活动。

【实训拓展】

1. 肠造口(人工肛门)袋的选择　病人根据造口术术式、造口类型和位置、腹部轮廓、生活方式、个人偏好、视力和动手能力选择造口袋。一件式造口袋的袋体和底盘粘连在一起不可分离,底盘薄、柔软,与皮肤的相容性和顺应性强,适合造口水肿及术后早期的病人使用。两件式造口袋的袋体和底盘可以分离,底盘粘贴于腹壁后再套上造口袋,可随意变换造口袋袋口的方向,且造口袋可随时撤下进行清洗和更换,可重复使用。选择合适的造口用品可以保护皮肤、封存粪便及臭味、隐闭性好、日常生活时安全可靠。

2. 防止肠造口狭窄的方法　指导病人坚持每日正确扩张肠造口(人工肛门)1 次,防止肠造口狭窄及肠梗阻的发生。告知病人或家属可在家中取自备的液状石蜡及医用橡胶手套(药店或医院有售),戴好手套后用沾有液状石蜡的小指缓缓伸入肠造口中,停留 1min,然后换示指缓缓伸入人工肛门,停

Note:

留 1min,切忌暴力伸入。若因久不扩张出现狭窄,或扩张时出现胀感,在扩张时则需要更缓慢、轻柔。

（卢运红）

思政小课堂

站着睡觉的人——"白衣战士"张凤瑛

张凤瑛(1928—),护士,温州人,中国人民抗美援朝总会国际医防服务队第八队队员。1951年张凤瑛主动请缨奔赴朝鲜战场,成为抗美援朝总会国际医防服务队第八队其中的一员。战事愈演愈烈,一批批伤员源源不断地送来。张凤瑛负责的病区是专门收治重伤员的。有一天,战地医院接到一名腹部大出血的重伤员,医生紧张地做着手术,伤员因为失血过多而昏迷,眼看库存血浆就要用完了,病人危在旦夕。"血,快准备血！"医生大声喊道。"这已经是最后一袋了。"站在一旁的张凤瑛护士回答道。一阵沉默后,张凤瑛挽起了袖子。可医生犹豫了,因为她的手臂上已经有好几个针孔,并多次献过血了。医生看着脸色苍白而疲劳的她,又看到她坚定的眼神,叹了口气,还是把献血的针头扎进了她的血管。病员得救了,当医生正要感谢张凤瑛,忽然发现没了动静。他转身后发现张凤瑛就站在他身后,由于过度失血和劳累站着睡着了。

【启示】

1. 勇敢逆行,敢于承担　张凤瑛护士为了让组织上能批准她参加抗美援朝战争,毅然将自己仅两岁的孩子放在了母亲家中,奔赴充满硝烟的战场。哪里需要护理工作者,哪里就有她们的身影。新冠肺炎防疫期间,无数位护理工作者响应国家号召,走向抗击疫情的第一线,堪称"新时代最美的逆行者"。作为护理人员,需要牢记我们的使命,无论何时何地勇敢承担维系健康的使命。

2. 敬佑生命,救死扶伤　张凤瑛是一名普通的白衣战士,为了病员的生命,不顾自我安危多次献血救治伤员。她用行动诠释了护理人道主义内涵,体现了护理人员敬佑生命、无私奉献的高尚品质。护理人员要弘扬"敬佑生命,救死扶伤,甘于奉献,大爱无疆"的崇高精神,一切以病人为中心。作为人民健康的守护者,要始终把人民群众的生命安全和身体健康放在首位,不忘初心,牢记守护健康的使命。

（孙彩霞）

URSING

第四章

泌尿系统疾病病人护理实训

04章 数字内容

第一节　急性肾炎病人护理

 案　例　导　入

　　病人,女性,23岁。因肉眼血尿伴双下肢凹陷性水肿3d入院,病人2周前因咽痛、发热、体温39.1℃到医院就诊,诊断为上呼吸道感染。自行服用"感冒灵、柴胡颗粒"对症治疗后好转,体温降至正常。10d后病人出现肉眼血尿,伴眼睑水肿及双下肢凹陷性水肿,为求进一步诊治住院治疗。病人患病期间无尿急、尿频,尿痛及夜尿增多,排尿3~4次/d,尿量约800mL/d。病人未婚,为家中独生女,刚大学毕业,面临就业,既往体健。

　　体格检查:T 36.2℃,P 82次/min,R 20次/min,BP 145/90mmHg,意识清醒,眼睑水肿,咽部轻度充血,叩诊双肾区无叩击痛,触诊双下肢凹陷性水肿。

　　辅助检查:门诊尿常规+尿沉渣镜检示尿液呈洗肉水样,尿蛋白(++),WBC 21~25个/HPF,红细胞形态变异、非均一。血生化结果示白蛋白(ALB)30.1g/L,总蛋白(TP)62.5g/L。

　　B超示双肾大小、形态无异常。

诊断:急性肾小球肾炎。

🏥 实训一

情　境　一

入院后给予病人各项护理评估及健康宣教。体格检查:T 36.2 ℃,P 82 次 /min,R 20 次 /min,BP 145/90mmHg。病人意识清醒,精神稍差,眼睑轻度水肿,叩诊双肾区无叩击痛,触诊双下肢凹陷性水肿。遵医嘱为病人完成辅助检查及治疗措施。

【护理评估】

1. **健康史**　病人咽痛,发热 10d 后出现肉眼血尿伴眼睑水肿,触诊双下肢凹陷性水肿,无尿急、尿频,尿痛及夜尿增多,排尿 3~4 次 /d,尿量约 800mL/d。既往体健。

2. **身体状况**　T 36.2 ℃,P 82 次 /min,R 20 次 /min,BP 145/90mmHg,意识清醒,眼睑水肿,叩诊双肾区无叩击痛,触诊双下肢凹陷性水肿。

3. **辅助检查**　尿常规 + 尿沉渣镜检结果显示尿液呈洗肉水样,尿蛋白(++),WBC 21~25 个 /HPF,红细胞形态变异、非均一。血生化结果显示白蛋白(ALB)30.1g/L,总蛋白(TP)62.5g/L。B 超检查显示双肾大小、形态无异常。

4. **心理 - 社会状况**　病人情绪紧张,担心此病影响就业,其为家中独生女,社会支持良好但家庭经济状况稍差。

【主要护理诊断 / 问题】

1. **体液过多**　与肾小球滤过率下降导致水、钠潴留和白蛋白降低有关。
2. **有皮肤完整性受损的危险**　与皮肤水肿、蛋白降低有关。

【护理目标】

1. 病人水肿减轻或完全消退。
2. 病人未发生皮肤破损。

【护理措施】

1. 遵医嘱留取尿常规标本(实施详见尿常规标本采集操作流程),密切关注尿液颜色及 24h 尿量变化。

2. **饮食护理**　给予低盐饮食,减轻水肿和心脏负担,每日食盐摄入量应小于 2g。适当限制水的摄入,如果出现尿量减少,应限制钾的摄入,少吃含钾丰富的食物和水果(如香蕉、橘子等)。如出现氮质血症时,应减少蛋白质摄入,尤其是植物蛋白(如豆制品等),同时补充足够的热量和维生素。

3. **皮肤护理**　注意观察皮肤的完整性,有无红肿、破溃和化脓等情况发生;清洁皮肤时动作轻柔,防止因皮肤破损而感染。强调避免在水肿部位进行穿刺。

4. **休息与活动**　卧床休息 2~3 周,待病情稳定后可逐渐增加活动量。

5. **病情观察**　密切监测病人的生命体征,观察有无心力衰竭和高血压的先兆表现;严格记录 24h 出入量;观察水肿消长情况、定期测量体重;观察有无胸腔、腹腔和心包积液的先兆症状和体征;密切监测实验室检查结果,如尿常规、肾小球滤过率、血尿素氮、血肌酐、血浆白蛋白、血清电解质等情况。

6. **健康教育**　指导病人穿宽松、柔软、透气性好的衣物、鞋袜,勿用力抓挠皮肤,保持皮肤完整。

疏导病人,保持其情绪稳定,积极配合治疗。

尿常规标本采集操作流程

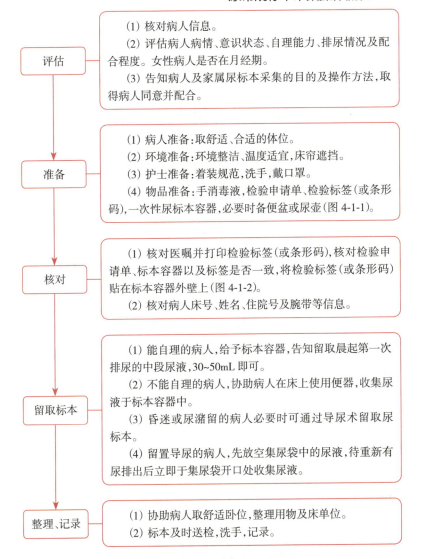

评估
(1) 核对病人信息。
(2) 评估病人病情、意识状态、自理能力、排尿情况及配合程度。女性病人是否在月经期。
(3) 告知病人及家属尿标本采集的目的及操作方法,取得病人同意并配合。

准备
(1) 病人准备:取舒适、合适的体位。
(2) 环境准备:环境整洁、温度适宜,床帘遮挡。
(3) 护士准备:着装规范,洗手,戴口罩。
(4) 物品准备:手消毒液,检验申请单、检验标签(或条形码),一次性尿标本容器,必要时备便盆或尿壶(图4-1-1)。

核对
(1) 核对医嘱并打印检验标签(或条形码),核对检验申请单、标本容器以及标签是否一致,将检验标签(或条形码)贴在标本容器外壁上(图4-1-2)。
(2) 核对病人床号、姓名、住院号及腕带等信息。

留取标本
(1) 能自理的病人,给予标本容器,告知留取晨起第一次排尿的中段尿液,30~50mL即可。
(2) 不能自理的病人,协助病人在床上使用便器,收集尿液于标本容器中。
(3) 昏迷或尿潴留的病人必要时可通过导尿术留取尿标本。
(4) 留置导尿的病人,先放空集尿袋中的尿液,待重新有尿排出后立即于集尿袋开口处收集尿液。

整理、记录
(1) 协助病人取舒适卧位,整理用物及床单位。
(2) 标本及时送检,洗手,记录。

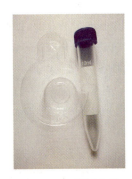
图 4-1-1 留尿容器

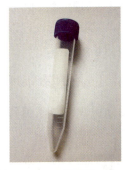
图 4-1-2 检验标签及容器

【护理评价】

1. 病人水肿没有改善,仍有眼睑水肿及双下肢凹陷性水肿。
2. 病人未发生皮肤破溃。

【实训拓展】

1. **肾源性水肿的特点** 肾源性水肿是肾脏疾病的常见症状之一,主要原因是肾脏疾病,尤其是肾小球炎症类疾病导致机体内水、钠潴留,引起组织疏松部位出现不同程度的组织间液增多。特点是水肿性质柔软而易移动,水肿部位皮肤失去正常弹性,常出现在眼睑或颜面部、足踝部,以晨起为明显,严重时可以涉及下肢及全身,病人常伴有尿检异常及肾功能损害。

2. **肾源性水肿病人出入量控制的管理措施** 严格记录24h出入量,补液原则为"量出为入",每日入量为不显性失水量(约500mL)加前一天24h尿量。管理措施有:

(1) 准确记录24h尿量及输入液体量,若病人大量出汗,则应估算显性出汗量。
(2) 粪便含水分计算,正常成年人的粪便含水量约占大便总重量的50%,如为稀便,则用计量器

Note:

准确测量。

（3）饮食记录：根据医院常用食物含水量表及各种水果含水量表核算其含水量，流质饮食先称重，再按比重换算含水量。

实训二

情 境 二

经过入院相关检查及治疗护理 2d 后，病人水肿情况没有得到改善。针对眼睑水肿及双下肢凹陷性水肿的体征，血生化检查结果显示白蛋白（ALB）30.1g/L，总蛋白（TP）62.5g/L，遵医嘱采取措施以明确病人每日从尿中丢失的具体蛋白量，了解病情的进展及为下一步制订治疗、护理方案做准备。

【护理评估】

1. **健康史** 病人仍有肉眼血尿伴眼睑水肿，双下肢凹陷性水肿。既往无 24h 尿标本采集的经历。
2. **身体状况** 意识清醒，生命体征平稳，稍有疲乏感，眼睑水肿，叩诊双肾区无叩击痛，触诊双下肢凹陷性水肿。
3. **心理 - 社会状况** 病人情绪基本稳定，有母亲陪伴。但缺乏留取 24h 尿标本的相关知识。
4. **辅助检查** 门诊尿常规结果显示尿蛋白（++）；血生化检查结果显示白蛋白（ALB）30.1g/L，总蛋白（TP）62.5g/L。

【主要护理诊断 / 问题】

知识缺乏：缺乏留取 24h 尿标本的相关知识。

【护理目标】

病人掌握留取 24h 尿标本的相关知识。

【护理措施】

1. **遵医嘱行 24h 尿标本采集**（实施详见 24h 尿标本采集操作流程）。
2. **病情观察** 密切注意病人生命体征变化尤其是血压的变化，注意尿液的颜色、量、性质等，如有血压骤然升高或尿液减少等情况及时报告医生并配合处理。同时观察病人水肿部位情况、水肿程度有无加深、部位有无扩大、局部皮肤有无破损，并继续做好皮肤护理。
3. **健康教育** 24h 尿标本采集前告知病人当日早晨 7 点排空膀胱后，开始留取尿液，至次日早晨 7 点留取最后一次尿液。指导病人将尿液先排在便器或尿壶内，然后再倒入集尿瓶内，并告知病人第一次排尿后立即通知护士添加防腐剂。留取尿液当天遵医嘱饮食、正常活动与休息。

24h 尿标本采集操作流程

| 评估 | （1）核对病人信息。
（2）评估病人病情、意识状态、自理能力、排尿情况及配合程度。女性病人是否在月经期。
（3）告知病人及家属 24h 尿标本采集的目的及方法，取得病人同意并配合。 |

准备

（1）病人准备：取舒适体位。
（2）环境准备：环境整洁、温湿度适宜。
（3）护士准备：着装规范，洗手，戴口罩及清洁手套。
（4）物品准备：手消毒液，检验申请单、标签或条形码、病人信息卡及笔、标本容器、集尿瓶、便盆或尿壶，根据检验项目备防腐剂（图4-1-3），所选用的集尿瓶容量应为3~5L。

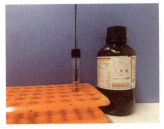

图4-1-3　常见防腐剂

核对

（1）核对医嘱、检验申请单、标签或条形码及标本容器，无误后贴标签于标本容器外壁上。
（2）依据检验申请单查对病人的床号、姓名、住院号及腕带；核对检验申请单、标本容器以及标签是否一致，填写病人信息卡并贴于集尿瓶上并注明留取尿液的起止时间。（图4-1-4）

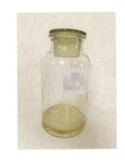

图4-1-4　集尿瓶及病人信息卡

留取标本

（1）对生活能自理的病人嘱其当日早晨7时排空膀胱后，开始留取尿液，至次日早晨7时留取最后一次尿液。请病人将尿液先排在便器或尿壶内，然后再倒入集尿瓶内。
（2）对不能自理的病人，协助其在床上使用便器，将尿液倒入集尿瓶内。
（3）对留置导尿的病人，当日早晨7时排空膀胱后放空尿袋中的尿液，此后每次排尿均应立即将尿液收集于集尿瓶内，至次日早晨7时留取最后一次放出的尿液。
（4）第一次把尿液放入集尿瓶时立即通知护士添加防腐剂（图4-1-5）。

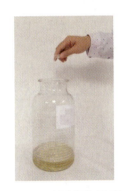

图4-1-5　护士添加防腐剂

整理、记录

（1）将24h的全部尿液盛于集尿瓶内，测总量，记录于检验单上。
（2）再次核对医嘱和标本，戴清洁手套，将集尿瓶内尿液充分混匀后，从中取适量（一般为30~50mL）放于贴有标签或条形码的清洁、干燥、有盖的容器中。
（3）标本立即送检，洗手，记录。

【护理评价】

病人掌握留取24h尿标本的相关知识。

【实训拓展】

1. 在尿标本留取中，常用防腐剂的种类与使用方法。

（1）甲醛：甲醛主要有防腐和固定尿液中有机成分的作用，使用时每100mL尿液中加入浓度为400mg/L的甲醛0.5mL，主要用于临床艾迪计数（12h尿细胞计数）等。

（2）浓盐酸：其作用是保持尿液在酸性环境中，防止尿中激素被氧化，使用方法是每升尿液中加入10mL浓盐酸，主要用于内分泌系统的检查，如17-酮类固醇、17-羟类固醇等。

（3）甲苯：其作用是保持尿液中化学成分不变，使用时注意是第一次尿量留取后，每100mL尿液中加甲苯0.5mL，主要用于临床尿蛋白定量、尿糖定量检查等。

2. 病人12h、24h尿标本留取的注意事项

（1）留取12h尿标本前告知病人于当日晚上7时排空膀胱后，开始留取尿液，至次日早晨7时留取最后一次尿液。

Note：

（2）24h 尿标本采集前嘱病人于当日早晨 7 时排空膀胱后,开始留取尿液,至次日早晨 7 时留取最后一次尿液。

（3）尿液标本应避免经血、白带、精液、粪便等混入。

（4）标本留取后,应及时送检,以免细菌繁殖、细胞溶解或被污染等。集尿瓶应放在阴凉处,根据检验要求在第一次尿液倒入后添加适合的防腐剂。送检标本时要置于有盖容器内,以免尿液蒸发影响检测结果。

实训三

情 境 三

为进一步明确病人肾小球肾炎的临床分型,医生为其行肾活检术,术后发生尿潴留给予留置尿管。拔除导尿管 1d 后病人出现尿频、尿急、尿痛,尿液浑浊。体格检查:T 37.8℃,P 86 次/min,R 18 次/min,BP 130/85mmHg,叩诊病人肾区无压痛、叩击痛,尿道口轻度红肿。尿常规结果显示 RBC(++),WBC(+++)。

【护理评估】

1. **健康史** 病人拔除导尿管后,出现排尿次数增多,尿急,尿痛,尿液浑浊。
2. **身体状况** T 37.8℃,P 86 次/min,R 18 次/min,BP 130/85mmHg;叩诊病人肾区无压痛、叩击痛,尿道口轻度红肿。
3. **辅助检查** 尿常规结果显示 RBC(++),WBC(+++)。
4. **心理-社会状况** 病人出现病情变化,情绪焦虑。

【主要护理诊断/问题】

1. **排尿障碍:尿频、尿急、尿痛** 与尿路感染所致的膀胱激惹状态有关。
2. **焦虑** 与病情迁延及尿路刺激征有关。

【护理目标】

1. 病人的尿频、尿急、尿痛症状减轻或消失。
2. 病人焦虑情绪缓解。

【护理措施】

1. **休息与活动** 急性发作期应注意卧床休息,宜取屈曲位,分散病人注意力,指导病人参加感兴趣的活动,如听音乐、看电视、聊天等,可使排尿次数减少,缓解尿路刺激征。
2. **皮肤护理** 保持皮肤,尤其是会阴部皮肤清洁、干燥,避免肠道细菌侵入尿道引起多重感染。
3. **缓解疼痛** 指导病人进行膀胱区热敷或按摩,以缓解局部肌肉痉挛,减轻疼痛。
4. **用药护理** 遵医嘱及时留取尿标本做细菌培养+药敏试验(实施详见尿培养标本采集操作流程),根据药敏试验结果选择合适的抗生素,同时碱化尿液,注意观察药物疗效和不良反应,及时报告医生。
5. **健康教育** 进食清淡、富有营养的食物,补充多种维生素,多饮水,穿宽松、透气的内裤。指导病人正确的放松方法,帮助其缓解紧张、焦虑情绪,鼓励、支持病人、增强其战胜疾病的信心。

Note:

尿培养标本采集操作流程

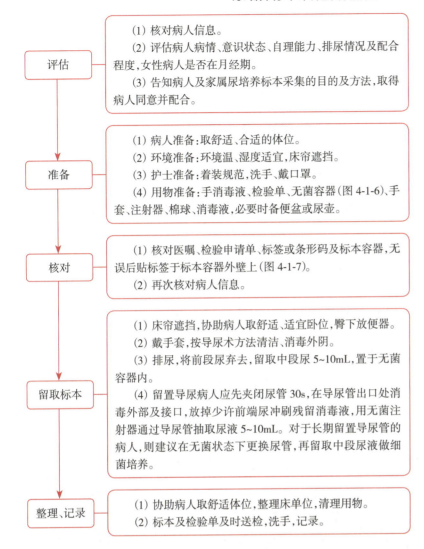

| 评估 | (1) 核对病人信息。
(2) 评估病人病情、意识状态、自理能力、排尿情况及配合程度,女性病人是否在月经期。
(3) 告知病人及家属尿培养标本采集的目的及方法,取得病人同意并配合。 |

| 准备 | (1) 病人准备:取舒适、合适的体位。
(2) 环境准备:环境温、湿度适宜,床帘遮挡。
(3) 护士准备:着装规范,洗手、戴口罩。
(4) 用物准备:手消毒液、检验单、无菌容器(图 4-1-6)、手套、注射器、棉球、消毒液,必要时备便盆或尿壶。 |

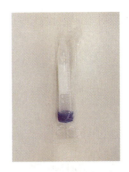

图 4-1-6　无菌留尿容器

| 核对 | (1) 核对医嘱、检验申请单、标签或条形码及标本容器,无误后贴标签于标本容器外壁上(图 4-1-7)。
(2) 再次核对病人信息。 |

| 留取标本 | (1) 床帘遮挡,协助病人取舒适、适宜卧位,臀下放便器。
(2) 戴手套,按导尿术方法清洁、消毒外阴。
(3) 排尿,将前段尿弃去,留取中段尿 5~10mL,置于无菌容器内。
(4) 留置导尿病人应先夹闭尿管 30s,在导尿管出口处消毒外部及接口,放掉少许前端尿冲刷残留消毒液,用无菌注射器通过导尿管抽取尿液 5~10mL。对于长期留置导尿管的病人,则建议在无菌状态下更换尿管,再留取中段尿液做细菌培养。 |

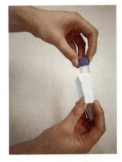

图 4-1-7　贴检验标签

| 整理、记录 | (1) 协助病人取舒适体位,整理床单位,清理用物。
(2) 标本及检验单及时送检,洗手,记录。 |

【护理评价】

1. 病人尿路刺激征缓解。
2. 病人焦虑情绪减轻。

【实训拓展】

1. **预防导管相关性尿路感染的措施**　导管相关性尿路感染指的是留置尿管或拔除尿管 48h 内发生的泌尿系统相关感染。具体措施:

(1) 放置尿管过程中遵守无菌原则。

(2) 留置导尿管期间维持集尿系统的密闭性。

(3) 严格把控留置尿管的适应证,依据病人情况确定留置时间。

(4) 留置期间维持尿液流动通畅,病情允许的情况下多饮水以冲刷管道。

2. **常规尿标本的类型**

(1) 首次晨尿标本:收集早上起床后的第一次尿液标本,此尿液最适合于尿液常规检查,特别是细菌和亚硝酸盐、尿蛋白和细胞、管型及有形成分的显微镜检查。

(2) 随机尿标本:随机留取任何一个时间的尿液标本,不受条件限制。此类标本容易获取,是尿

Note:

常规检查最常用的方法,但受饮水、饮食和收集时间等多种因素影响,病理成分容易漏诊,仅适用于门诊、急诊病人的检测。对于糖尿病病人的尿糖测定更为敏感。

(3)餐后尿标本:即通常在餐后 2h 收集的尿液。其对于病理性蛋白尿、糖尿检查更为敏感。午餐后尿液对尿胆原检查特别有意义。

(曾冬阳)

第二节　慢性肾衰竭病人护理

案例导入

病人,男性,45 岁。因发现间断双下肢水肿 3 年,加重伴喘憋 1 周入院。3 年前出现双下肢凹陷性水肿,活动后明显,休息可缓解。查尿蛋白(++),诊断为肾小球肾炎,予以利尿对症处置,水肿缓解。1 年前测血肌酐 136μmol/L、24h 尿蛋白定量 8 356mg,双下肢水肿逐渐加重不缓解,未系统诊治。近 1 周活动后感觉喘憋,于门诊就诊,查血肌酐 865μmol/L、白蛋白 27.8g/L,为进一步诊治收入院。既往高血压病史 3 年余。

体格检查:T 36.5℃,P 92 次/min,R 22 次/min,BP 180/90mmHg;意识清醒,全身水肿;双下肺叩诊呈浊音,听诊双肺散在细湿啰音、双肺底呼吸音减弱;触诊双下肢重度凹陷性水肿。

辅助检查:血常规 + 血生化结果显示 WBC 8.2×10^9/L、Hb 85g/L;尿素氮 22.8mmol/L、血肌酐 865μmol/L、白蛋白 27.8g/L、钾 5.2mmol/L、脑钠肽(BNP)850ng/L。胸部 CT 提示双侧胸腔少量积液。

诊断:慢性肾脏病 5 期。

实训一

情　境　一

病人入院第 2 天仍严重水肿,夜间不能平卧,24h 尿量 300mL。体格检查:T 36.3℃,P 88 次/min,R 28 次/min,BP 165/85mmHg,血肌酐 895μmol/L、钾 5.8mmol/L、BNP 1 200ng/L。病人具备肾脏替代治疗指征,行右侧颈内中心静脉置管术,拟行血液透析治疗。

【护理评估】

1. **健康史**　病人严重水肿,夜间喘憋明显,不能平卧。既往有高血压病史。
2. **身体状况**　意识清醒,全身水肿明显;T 36.3℃,P 88 次/min,R 28 次/min,BP 165/85mmHg;双肺下野叩诊呈浊音,听诊双肺散在细湿啰音、双肺底呼吸音减弱。
3. **心理 - 社会状况**　病人担心疾病影响工作和生活,情绪焦虑。

【主要护理诊断/问题】

1. **体液过多**　与肾小球滤过率下降致水钠潴留有关。
2. **有感染的危险**　与留置中心静脉导管有关。
3. **营养失调:低于机体需要量**　与长期大量蛋白尿致蛋白丢失过多有关。
4. **有皮肤完整性受损的危险**　与水肿、营养不良有关。
5. **焦虑**　与疾病影响工作和生活有关。

【护理目标】

1. 病人水肿减轻或完全消退。
2. 病人未发生导管相关感染。
3. 病人营养状况得到改善。
4. 病人皮肤完整无破损。
5. 病人焦虑情绪缓解。

【护理措施】

1. **遵医嘱行血液透析治疗**（实施详见血液透析操作流程）。

2. **病情观察** 行血液透析治疗时,要监测病人意识、血压和脉搏,观察穿刺部位或中心静脉穿刺点周围有无渗血,及时询问病人的感受,出现异常情况及时通知医生。

3. **预防中心静脉导管相关感染的护理** ①导管穿刺处局部皮肤保持清洁、干燥。②每日动态观察置管部位有无发红、肿胀、发热、疼痛、渗液、渗血等,如有异常应及时通知医务人员。③当穿刺部位敷料出现污染、松动、潮湿或脱落时,应立即更换敷料。④每日观察导管外露长度的变化,妥善固定导管,避免牵拉及剧烈活动,防止导管脱出。⑤此导管只供血液透析专用,不可用于输液、输血、采血等。

4. **休息与活动** 保证病人体位的舒适和安全,可给予高枕卧位或半卧位,抬高下肢以减轻水肿。

5. **饮食护理** 为了减少病人过多的体液,改善营养状况:①给予低盐饮食,钠的摄入以2~3g/d为宜,避免进食腌制食物、罐头、面包等含钠丰富的食物。②限制水的摄入,做到量出为入,液体入量包括以各种形式或途径进入体内的水分,病人口渴时可采用漱口、含冰块或咀嚼口香糖的方法缓解。③进食富含优质蛋白质的食物,包括牛奶、鱼肉、鸡蛋等。④选择高热量、低蛋白的食物,如麦淀粉、藕粉、薯类、粉丝等。

6. **皮肤护理** 保持皮肤的清洁、干燥,清洁时水温不可过热,力量适度,勿用力搓、擦皮肤。内衣以棉质、柔软、宽松、透气为宜,香皂宜选用中性皂。每2h变换体位或用软枕支撑受压部位,防止压力性损伤发生。

7. **心理护理** 因为需要肾脏替代治疗和生活方式发生改变,病人的自信心不足。要及时和病人沟通,缓解病人焦虑情绪,使其得到家庭的支持,增强战胜疾病的信心。

8. **健康教育** 向病人及家属讲解有关留置中心静脉导管的注意事项、血液透析治疗的相关知识,嘱其做好病人居家的自我监测和管理。

血液透析操作流程
(以动静脉内瘘穿刺为例)

评估	(1) 核对病人信息(如床号、姓名等)、透析设备相关信息、透析器及管路型号、治疗方式。 (2) 检查生理盐水、肝素药液质量。 (3) 透析机内、外部消毒已完成、处于备用状态。 (4) 一次性透析器、透析管路外包装完好无损,无潮湿,均在有效期内。 (5) 透析浓缩液配方正确,标识清楚,密封良好,在有效期内。
预冲前准备	(1) 环境准备:环境清洁、安静、安全。 (2) 护士准备:着装规范,洗手,戴口罩。 (3) 物品准备:消毒物品、透析器、透析管路、一次性血管通路护理包(图4-2-1)(无菌纱布、治疗巾、弯盘、手套、创可贴、压迫棉球)、内瘘穿刺针、透析浓缩液、生理盐水、肝素钠注射液、止血带、胶布、血压计、听诊器、手套、速干洗手液、透析治疗单、防护用具(必要时)。

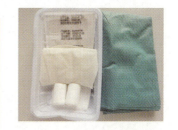

图 4-2-1 一次性血管通路护理包

开机自检

(1) 检查透析机水、电供应是否正常。
(2) 打开机器电源总开关。
(3) 正确连接透析浓缩液。
(4) 进行机器自检。在机器自检的过程中,严禁安装管路。在取出管路前,要检查并确认所有的接头均拧紧,所有夹子处于开放状态。

↓

连接透析器及管路

(1) 将生理盐水悬挂于机器的输液架上。
(2) 检查透析器及管路的外包装是否完好。
(3) 按照体外循环的血流方向依次连接透析器和管路。安装管路时,先安装动脉管路,再安装静脉管路。
(4) 所有的安装步骤要一次完成,保证所有的监测器安装到位(动、静脉压力监测器、静脉壶下段管路放入安全阀内)。

↓

密闭式预冲

(1) 将透析器静脉端向上,以 100mL/min 的泵速,用生理盐水排净透析器膜内及管路内的气体,生理盐水流向:管路动脉端→透析器→管路静脉端。
(2) 待透析器及管路内充满生理盐水后,将泵速调至 200~300mL/min。
(3) 当预冲量达到 500~600mL 时,连接透析器旁路,将透析器翻转 180°,将动脉端向上略倾斜。排净透析器膜外气体后,将透析器静脉端向上,膜内预冲量为 0.8~1L。
(4) 在密闭式预冲的过程中,所有管路上的给液口,要随液体充满管路的顺序依次夹闭,并盖好保护帽(不含动、静脉壶口)(图 4-2-2)。
(5) 膜内排气时,透析器的所有旁路开口均不能打开。
(6) 预冲完毕后,要确保管路所有开口均为双保险,夹好夹子,盖好保护帽。

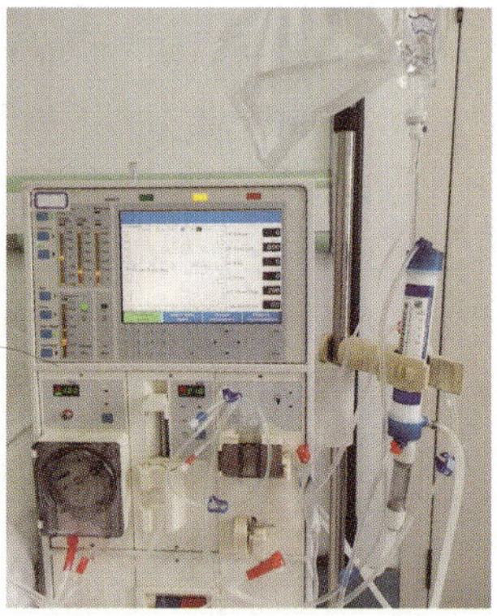

图 4-2-2 密闭式预冲

↓

闭式循环

(1) 连接动、静脉管路,进行闭式循环 / 密闭循环超滤。
(2) 闭式循环时的血流量为 300mL/min。

↓

上机评估

(1) 核对病人信息(如床号、姓名等)、机器相关信息、透析器及管路型号、透析浓缩液、治疗方式。
(2) 告知病人血液透析治疗的目的、方法及注意事项,取得病人配合。
(3) 评估病人意识、病情、水负荷状况,有无出血倾向及透析器过敏史等。
(4) 评估病人在透析间期的身体状况。
(5) 评估病人穿刺部位的皮肤及内瘘的状况。

↓

上机准备

(1) 病人准备:协助其取舒适体位。
(2) 环境准备:环境清洁、安静、安全。
(3) 护士准备:着装规范,洗手。

Note:

| 建立血管通路 | (1) 确认穿刺点及穿刺方向(移植物内瘘禁忌定点穿刺)。
(2) 洗手,戴手套。
(3) 打开一次性血管通路护理包,铺治疗巾。
(4) 以穿刺点为中心,由内向外消毒皮肤 2 次,消毒范围直径 ≥10cm,待自然干燥。
(5) 动脉穿刺:扎止血带,一手固定皮肤,另一手持内瘘穿刺针,距吻合口 >3cm 处,针尖斜面向上与皮肤成 20°~30° 进针(移植物内瘘穿刺角度为 30°~45°),进入血管后再放平进针 1~2cm,注意进针点与上次穿刺点的距离 >0.5cm(图 4-2-3)。
(6) 穿刺点处予以无菌纱布覆盖,并用胶布妥善固定。
(7) 静脉穿刺:方法同动脉穿刺,注意动、静脉穿刺针针尖之间的距离 >5cm。
(8) 确认穿刺成功(图 4-2-4)。 |

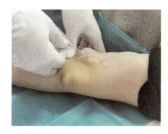

图 4-2-3　内瘘穿刺

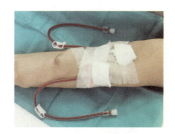

图 4-2-4　穿刺成功

| 抗凝 | 遵医嘱使用抗凝剂。 |

| 设置治疗参数 | 遵医嘱设定超滤量、时间、电导度、抗凝剂维持量等。 |

| 上机前核对 | (1) 再次核对病人信息(如床号、姓名等)及治疗参数。
(2) 按照血流方向再次检查体外循环系统的连接情况。 |

| 建立体外循环 | (1) 设置血泵流速 ≤100mL/min。
(2) 按照血流方向连接体外循环,开始血液透析。若病人无不适,遵医嘱将血泵流速调至目标血流量(图 4-2-5)。 |

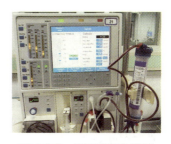

图 4-2-5　调至目标血流量

| 上机后核对 | 再次核对病人信息(如床号、姓名等)、治疗参数、透析浓缩液、体外循环系统的连接情况,机器的运转情况等。 |

| 上机后整理 | (1) 协助病人取舒适体位,整理床单位及用物。
(2) 监测病人的生命体征,询问病人感受。
(3) 脱手套、洗手、摘口罩。
(4) 记录透析治疗单。
(5) 告知病人在透析过程中,注意勿牵拉穿刺针及管路,避免管路打折、扭曲、受压及脱落。若有不适及时通知医务人员。
(6) 双人查对并签名。 |

| 透析中监护 | 密切观察病人的病情变化、血管通路状况、透析机运转情况等,如有异常应及时上报医生并处理。 |

| 下机前准备 | (1) 护士准备:着装规范,洗手。
(2) 物品准备:无菌纸球、胶布、血压计、听诊器。 |

| 核对 | (1)核对病人信息(如床号、姓名等)。
(2) 核对治疗参数,确认治疗完成。 |

Note：

密闭式回血	（1）洗手，戴口罩，戴手套。 （2）将血流速调至≤100mL/min后，夹闭血泵前动脉管路，打开动脉管路预冲侧管，将存留在侧管内的血液回输到动脉壶内。 （3）关泵，利用重力作用自然回输动脉管路泵前端血液后，夹闭动脉端穿刺针及动脉管路。 （4）动脉管路血液靠自然重力回输，严禁先回血泵管后段的血液，后回动脉端泵前管路血液，避免动脉管路内形成血凝块，直接进入内瘘。 （5）打开血泵，全程生理盐水回血，严禁空气回血。可左右轻轻揉搓透析器以利于回血。回血完毕后，夹闭静脉端穿刺针及静脉管路。 （6）断开病人与机器管路的连接。 （7）回血完毕后，测量血压，若血压过低，应保留静脉通路。 （8）若病人无不适可拔针，先拔除动脉端穿刺针，再拔除静脉端穿刺针，后用胶布固定无菌棉球压迫止血。 （9）压迫止血后，若穿刺部位无血肿或出血，评估内瘘功能正常，病人生命体征平稳，协助病人称体重及交代注意事项后，方可离开。如有异常及时处理。
排放废液	按需求进行废液排放。废液排放时，严格遵循排放原则，避免出现二次污染。
下机后整理	（1）垃圾分类处理。妥善处理穿刺针及延长管，避免发生针刺伤。 （2）擦拭并消毒机器。 （3）整理床单位及用物。 （4）脱手套、洗手、摘口罩。 （5）在透析治疗单上详细记录生命体征、脱水量等。

【护理评价】

1. 病人水肿减轻或完全消退。
2. 病人未发生感染。
3. 病人营养状况得到改善。
4. 病人皮肤完整无破损。
5. 病人焦虑情绪得到缓解。

【实训拓展】

1. **我国居家血液透析的发展前景**　在国际上居家血液透析是终末期肾病病人肾脏替代治疗方法之一，临床疗效已获得认可。居家血液透析是指经过有居家血液透析资质的医务人员对病人及家属进行充分地评估、培训和考核后，以24h电话在线服务为基础，采用互联网结合实地家访对透析过程进行实时监控，医务人员可以及时和直观地提出专业的医疗建议和治疗方案。医务人员会定期对病人进行实地家访，现场发现和解决出现的问题。目前国内已初步开展居家血液透析治疗，并已显现出国内的居家血液透析治疗是安全、有效、可行的。中国地域宽广，互联网实时远程监控的居家血液透析有利于实现分级诊疗，相信随着居家血液透析的推进，对提高尿毒症的治疗率有着重要的意义。

2. **慢性肾脏病病人血钾的监测与管理**　肾脏在调节人体钾代谢平衡中起到了举足轻重的作用。由于慢性肾脏病的持续进展，同时可能存在多种并发症和合并症，病人血钾的水平处于不断变化中，合理监测血钾是确保慢性肾脏病病人长期血钾管理的重要环节。具体操作：①慢性肾脏病病人应在初诊及之后的每次复查时均要监测血钾。②高危人群在出现首次血钾异常之后,应增加血钾监测频率(应至少每月 1 次),直到诱发因素评估明确并已纠正。③慢性肾脏病病人在开始肾素 - 血管紧张素 - 醛固酮系统(RAAS)抑制剂给药或增加剂量之前及之后的 1~2 周内,要复查血钾以预防高钾血症的发生。④血液透析和腹膜透析病人应常规每 1~3 个月复查血钾一次,尤其是开始透析时间不长的病人。如有低钾血症、高钾血症的风险或已发生过一次低钾血症、高钾血症的病人,建议增加监测频率(应至少每月 1 次),直到诱发因素评估明确并已纠正。

✚ 实训二

情 境 二

病人入院第 4 天,全身水肿明显消退,24h 尿量约 400mL。复查 BNP 330ng/L,透析间期尿素氮 20mmol/L、血肌酐 320μmol/L、钾 3.8mmol/L。体格检查:T 36.2℃,P 82 次 /min,R 19 次 /min,BP 150/90mmHg。病人症状缓解但须进一步行长期肾脏替代治疗。病人无手术禁忌证,行腹膜透析置管术顺利。病人术后腹膜透析置管处敷料整洁,灌入及引出液体顺利。遵医嘱行腹膜透析治疗。

【护理评估】

1. **健康史**　病人接受腹膜透析置管术术后。
2. **身体状况**　病人意识清醒,周身水肿明显消退。T 36.5℃,P 82 次 /min,R 19 次 /min,BP 150/90mmHg,腹膜透析置管处敷料整洁,灌入及引出液体顺利。
3. **心理 - 社会状况**　因为腹膜透析治疗需要病人居家自行操作,但病人缺乏腹膜透析相关知识,又因为要进行肾脏替代治疗和家庭生活方式发生改变,病人表现出紧张、焦虑。

【主要护理诊断 / 问题】

1. **潜在并发症:**透析液引流不畅、腹膜炎、导管出口处感染和隧道感染等。
2. **知识缺乏:**缺乏腹膜透析治疗、病情监测及饮食管理相关知识。
3. **焦虑**　与腹膜透析需要居家自行操作、家庭生活方式改变有关。

【护理目标】

1. 病人无透析液引流不畅、腹膜炎、导管出口处感染和隧道感染等并发症发生。
2. 病人掌握腹膜透析治疗的相关知识,做到自我监测病情和管理饮食。
3. 病人情绪稳定,家庭支持良好。

【护理措施】

1. 遵医嘱行腹膜透析治疗(实施详见腹膜透析操作流程)。
2. **病情观察**　术后密切观察切口及导管出口处敷料有无渗血、渗液,如有渗出,应及时更换。观察腹膜透析液的颜色、性质、量及冲管的速度,腹膜透析液进出时病人有无疼痛等,并将透析情况做好记录。
3. **腹膜透析操作及知识培训**　对病人及家属进行腹膜透析操作及相关知识的培训,加强对腹膜透析操作、记录、饮食的自我管理及家庭腹膜透析常见问题及紧急问题处理能力的培训,预防和减少不良事件的发生。
4. **减少术后并发症的发生**　导管应妥善固定并制动,避免牵拉导管。鼓励病人术后早期下床活

Note:

动,促进肠蠕动,保持排便通畅。

5. 心理护理 对病人进行心理疏导,及时沟通,减轻病人由于家庭生活方式的改变而产生的焦虑心理,建立良好的家庭支持氛围,帮助病人增强战胜疾病的信心,提高生活质量。

腹膜透析操作流程

评估
(1) 核对病人信息(如床号、姓名等)。
(2) 向病人解释操作目的、方法和配合要点,取得病人配合。
(3) 评估病人意识状态、生命体征、有无水肿及消化道症状。
(4) 评估既往腹膜透析液灌入和引流是否流畅、引流液有无絮状物及浑浊。

操作前准备
(1) 病人准备:取舒适体位,充分暴露透析管路。
(2) 环境准备:环境清洁、干燥、避风、光线充足、无人走动的房间,除操作者、病人外,避免他人进入。
(3) 护士准备:着装规范,洗手、戴口罩。
(4) 用物准备:输液架、腹膜透析液(已预热至37℃)、碘伏帽、蓝夹子、干净盆、台秤、记录本、速干洗手液。

检查腹膜透析液
(1) 检查腹膜透析液外包装袋有无破损、袋内有无渗液,腹膜透析液的温度、有效期、浓度。
(2) 撕开外包装,挤压腹膜透析液袋检查有无渗漏、浑浊(图4-2-6)。
(3) 检查碘伏帽的有效期及外包装是否完整,检查蓝夹子有无损坏。

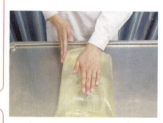
图4-2-6 检查腹膜透析液袋

连接
(1) 将透析液悬挂在输液架上,双联系统腹膜透析液与腹膜透析液袋分离,检查接口拉环、管路是否完好(图4-2-7),引流袋有无破损,用蓝夹子夹闭入液管路,将引流袋放于干净盆中。
(2) 将腹膜透析外接短管移出,确认短管旋钮开关已关紧(图4-2-8)。
(3) 移去主干接头上的接口拉环,打开外接短管碘伏帽,将Y形管主干与外接短管相连(图4-2-9)。
(4) 严格遵循无菌操作原则,Y形管管口或腹膜透析外接短管管口一旦污染,应立即停止操作,进行更换处理后方可继续透析。

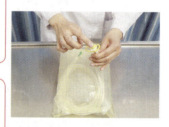
图4-2-7 检查接口拉环

引流
(1) 打开外接短管开关开始引流,观察引流速度、引流液的颜色和性状。
(2) 引流完毕后,关闭外接短管旋钮开关。

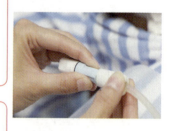
图4-2-8 检查短管旋钮开关

排气
(1) 折断新腹膜透析液袋出口塞,打开入液管路处的蓝夹子,观察透析液流入引流袋。
(2) 大约5s后再用蓝夹子夹闭引流袋端处的管路,再次检查并确保灌入端管路内无空气。

灌注
(1) 打开外接短管旋钮开关,开始灌注,灌注结束后关闭腹膜透析短管开关。
(2) 用蓝夹子夹闭新腹膜透析液端管路。

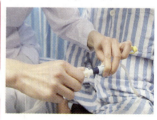
图4-2-9 Y形管与外接短管相连

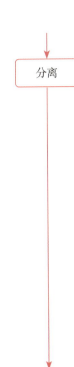

分离

(1) 撕开碘伏帽的外包装,检查帽盖内海绵是否浸润碘伏(图4-2-10)。
(2) 将短管朝下,旋拧碘伏帽至完全密合(图4-2-11)。
(3) 妥善固定腹膜透析短管。

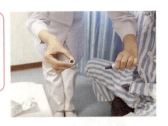

图 4-2-10　检查碘伏帽

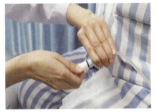

图 4-2-11　旋拧碘伏帽

操作后处理

(1) 观察引流袋内引流液情况,检查引流液的性状,有无浑浊及絮状物(图4-2-12)。
(2) 称重并记录引流量、超滤量。
(3) 剪开引流液袋,将引流液倒入污水池内。
(4) 洗手、摘口罩。

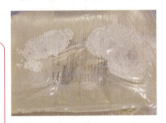

图 4-2-12　检查引流液性状

【护理评价】

1. 病人无透析液引流不畅、腹膜炎、导管出口处感染和隧道感染等并发症的发生。
2. 病人能掌握腹膜透析治疗的相关知识,能自我监测病情和管理饮食。
3. 病人情绪稳定,家庭支持良好。

【实训拓展】

1. **自动化腹膜透析机的应用**　随着自动化腹膜透析概念的提出,自动化腹膜透析机问世。因其使用方便、调整透析剂量容易,白天可以自由地安排日常活动或工作,使病人回归社会等诸多优点而被更多的腹膜透析病人所接受。尤其在新型冠状病毒疫情防控中,腹膜透析治疗体现了低感染风险的优势,而自动化腹膜透析技术为居家治疗提供了远程监控的手段和方法,使居家腹膜透析变得更加安全和有效。

2. **腹膜透析导管的维护要点**　腹膜透析是终末期肾衰竭病人行肾脏替代治疗的主要方式,保证腹膜透析导管功能完好和安全,是腹膜透析实施的基础和先决条件。其维护要点:

(1) 根据病人的情况制订术后导管冲洗方案。
(2) 使用足够大的纱布敷料覆盖伤口,不建议使用透明敷料。
(3) 手术后敷料更换由有经验的腹膜透析护理人员进行操作。
(4) 术后 5~7d 如无渗血、渗液等情况,可以不换药。
(5) 在腹膜透析导管放置 2 周后开始行透析治疗。
(6) 术后未行腹膜透析治疗期间,建议每周冲洗导管 1 次。
(7) 导管功能障碍时,可以采取保守治疗,如排除便秘、尿潴留、导管打折、堵塞等因素。
(8) 应至少每年对导管置入的预后进行 1 次质量审核。

(张　宁)

Note:

第三节　前列腺增生病人护理

 案 例 导 入

　　病人，男性，66岁。因尿频、排尿不畅10余年，进行性加重1周入院。病人自述10余年前无明显诱因出现尿频、排尿困难，夜间排尿6~7次，每次尿量小于200mL，排尿费力，尿线细，无腰酸、腰痛，此后症状逐年加重。1周前开始排尿不畅加重，为进一步诊治收入院。既往体健，无药物过敏史、手术史。

　　体格检查：T 36.3℃，P 86次/min，R 22次/min，BP 130/80mmHg；意识清醒，双肾区无异常隆起，触诊双侧输尿管走行区及膀胱区无压痛。指检：前列腺Ⅱ度增大，质韧，表面光滑，未触及结节，界清，中央沟变浅。

　　彩超示前列腺增生（6.5cm×5.8cm×3.6cm），向膀胱内凸起，膀胱壁毛糙、残余尿108mL。尿流动力学检查示最大尿流率为9.2mL/s。尿常规示白细胞0~3个/μL。

　　诊断：前列腺增生；尿潴留。

实训一

情 境 一

　　病人入院1d后，排尿困难进行性加重，24h尿量为300mL，诉下腹部胀痛，排尿困难，查体可见下腹部膨隆，叩诊呈浊音，经诱导排尿无效。

【护理评估】

1. **健康史**　病人诉下腹部胀痛，排尿困难。既往无导尿史。
2. **身体状况**　病人下腹部膨隆，叩诊呈浊音。
3. **心理-社会状况**　病人情绪紧张、焦虑。

【主要护理诊断/问题】

1. **尿潴留**　与膀胱出口梗阻有关。
2. **急性疼痛**　与尿潴留有关。
3. **焦虑**　与病程迁延有关。

【护理目标】

1. 病人尿潴留症状改善，尿液引流通畅。
2. 病人疼痛缓解或消失。
3. 病人焦虑的情绪得到缓解。

【护理措施】

　　1. **诱导排尿**　尿潴留时可应用听流水声、温水冲洗会阴部、热敷、针灸、放松及想象疗法来诱导病人排尿，必要时遵医嘱予施以留置导尿（实施详见留置导尿操作流程）。

　　2. **病情观察**　导尿后，观察尿液的引流情况及尿液的颜色、性状和量，当尿液出现浑浊、沉淀或

 Note：

结晶时,应及时通知医生,对症处理。

3. 留置导尿期间,每日可行会阴擦洗 2 次,以保持尿道口清洁。每周更换集尿袋 1~2 次。定期更换导尿管,可根据导尿管的材质来决定导尿管的更换频率,一般为 1~4 周更换 1 次。

4. 心理护理 与病人沟通,关注并倾听病人的想法,以缓解病人紧张、焦虑的情绪。

5. 健康教育 向病人及家属宣教留置导尿管的目的和相关注意事项。

<h3 style="text-align:center">留置导尿操作流程</h3>
(以男性病人为例)

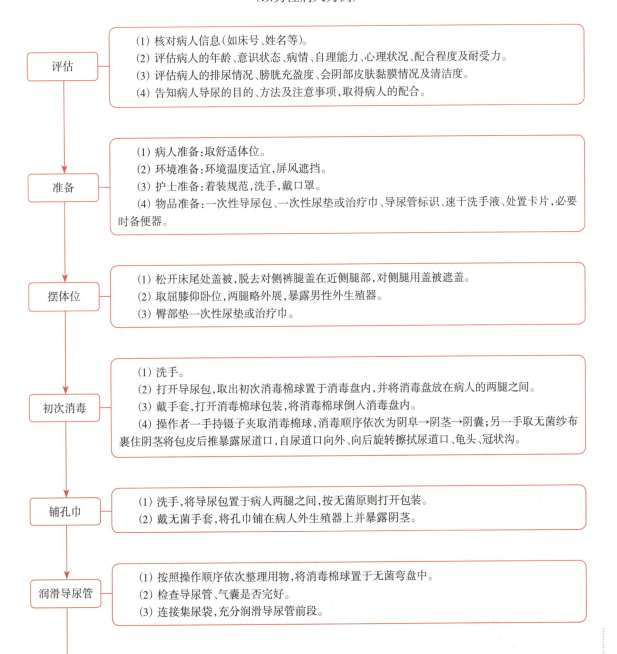

评估	(1) 核对病人信息(如床号、姓名等)。 (2) 评估病人的年龄、意识状态、病情、自理能力、心理状况、配合程度及耐受力。 (3) 评估病人的排尿情况、膀胱充盈度、会阴部皮肤黏膜情况及清洁度。 (4) 告知病人导尿的目的、方法及注意事项,取得病人的配合。
准备	(1) 病人准备:取舒适体位。 (2) 环境准备:环境温度适宜,屏风遮挡。 (3) 护士准备:着装规范,洗手,戴口罩。 (4) 物品准备:一次性导尿包、一次性尿垫或治疗巾、导尿管标识、速干洗手液、处置卡片,必要时备便器。
摆体位	(1) 松开床尾处盖被,脱去对侧裤腿盖在近侧腿部,对侧腿用盖被遮盖。 (2) 取屈膝仰卧位,两腿略外展,暴露男性外生殖器。 (3) 臀部垫一次性尿垫或治疗巾。
初次消毒	(1) 洗手。 (2) 打开导尿包,取出初次消毒棉球置于消毒盘内,并将消毒盘放在病人的两腿之间。 (3) 戴手套,打开消毒棉球包装,将消毒棉球倒入消毒盘内。 (4) 操作者一手持镊子夹取消毒棉球,消毒顺序依次为阴阜→阴茎→阴囊;另一手取无菌纱布裹住阴茎将包皮后推暴露尿道口,自尿道口向外、向后旋转擦拭尿道口、龟头、冠状沟。
铺孔巾	(1) 洗手,将导尿包置于病人两腿之间,按无菌原则打开包装。 (2) 戴无菌手套,将孔巾铺在病人外生殖器上并暴露阴茎。
润滑导尿管	(1) 按照操作顺序依次整理用物,将消毒棉球置于无菌弯盘中。 (2) 检查导尿管、气囊是否完好。 (3) 连接集尿袋,充分润滑导尿管前段。

再次消毒
（1）将无菌弯盘移至靠近男性外生殖器处。
（2）一手用纱布包裹阴茎将包皮向后推,另一手持镊子夹取消毒棉球再次消毒尿道口、龟头、冠状沟。

导尿
（1）一手持无菌纱布提起阴茎使其与腹壁成60°（图4-3-1）,嘱病人深呼吸。
（2）另一手持镊子夹取导尿管轻轻插入尿道20~22cm,见尿后再插7~10cm。

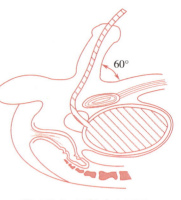

图 4-3-1　男性病人导尿

固定导尿管
（1）根据导尿管上注明的气囊容积注入等量的无菌溶液,轻拉导尿管感到有阻力即证实导尿管已固定于膀胱内。
（2）撤除孔巾,用高举平台的方法将导尿管进行妥善外固定（图4-3-2）。
（3）将集尿袋妥善固定在低于膀胱水平的位置。

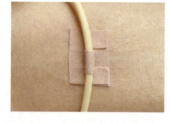

图 4-3-2　高举平台法外固定导尿管

整理
（1）将导尿用物进行垃圾分类处理。
（2）取出病人臀下的一次性尿垫或治疗巾。
（3）脱手套、粘贴导尿管标识贴（图4-3-3）。
（4）协助病人穿好裤子,取舒适体位,整理床单位。
（5）洗手、摘口罩。
（6）向病人及家属讲解有关留置导尿的知识及注意事项。
（7）记录留置导尿的时间、尿液的颜色、性状、量及病人的反应等。

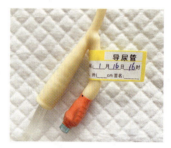

图 4-3-3　导尿管标识贴

【护理评价】

1. 病人已行留置导尿术,引流通畅。

2. 病人疼痛缓解。

3. 病人焦虑情绪缓解。

【实训拓展】

1. **良性前列腺增生常见的手术治疗方法**　良性前列腺增生（BPH）是引起中老年男性排尿障碍最为常见的一种良性疾病。良性前列腺增生是一种临床进展性疾病,部分病人最终需要外科手术来解除下尿道症状及其对生活质量的影响和所致的并发症。经典的外科手术方法主要包括经尿道前列腺电切术、经尿道前列腺切开术以及开放性前列腺摘除术。而近些年来,因为激光具有凝固止血效果好和非导电特性,经尿道激光手术已成为良性前列腺增生重要的治疗方法。

2. **留置和维护导尿管相关的手卫生执行时机**　根据世界卫生组织规定的5个手卫生时机,为了预防导尿管相关尿路感染的发生,在进行留置和维护导尿管的相关操作中,可以将手卫生时机具体分为:

（1）"两前":在进行任何可能导致无菌尿液被污染的相关操作前,包括留置尿管前、戴无菌手套前;进行收集尿标本或者排空引流袋等接触病人的操作前。此时进行手卫生的目的是保护病人免受

Note:

有害细菌的侵入。

(2)"三后":在进行任何可能接触病人尿液的相关操作后,包括收集尿标本、排空引流袋和拔除尿管。此时进行手卫生的目的是保护操作者及周围环境免受有害细菌的侵袭。因此,在置管前及进行任何导尿管及引流系统相关操作前、后均应进行手卫生。

🏥 实训二

情 境 二

病人入院 3d,留置导尿管引流通畅,诊断明确,无手术禁忌,病人及家属要求手术治疗。于 14:30 在全身麻醉下行经尿道离子束刀前列腺切除术。活检病理回报显示良性前列腺组织。手术过程顺利,术后留置三腔气囊导尿管。术毕返回病房,查体:T 36.8℃,P 88 次 /min,R 18 次 /min,BP 120/75mmHg。意识清醒,导尿管引出血性液体。

【护理评估】

1. **健康史** 病人在全麻下行经尿道离子束刀前列腺切除术,术后留置三腔气囊导尿管。
2. **身体状况** 病人意识清醒,心电监护显示 P 88 次 /min,R 18 次 /min,BP 120/75mmHg。全身皮肤完好无破损,导尿管固定可靠,引流通畅,引出血性液体。病人诉术区略感疼痛,可耐受。
3. **心理 - 社会状况** 手术过程顺利,病人及家属对治疗效果有信心,但病人缺乏前列腺切除术术后相关康复知识,情绪焦虑。

【主要护理诊断 / 问题】

1. **有感染的危险** 与术后留置导尿管有关。
2. **潜在并发症**:术后出血、膀胱痉挛。
3. **知识缺乏**:缺乏膀胱冲洗操作及前列腺切除术术后相关康复知识。
4. **焦虑** 与缺乏前列腺切除术术后相关康复知识有关。

【护理目标】

1. 病人留置导尿期间,没有发生泌尿系感染。
2. 病人术后没有出血、膀胱痉挛等并发症。
3. 病人及家属能掌握有关膀胱冲洗操作及前列腺切除术术后相关的康复知识。
4. 病人情绪稳定,治疗依从性好,对术后的康复充满信心。

【护理措施】

1. **遵医嘱予以膀胱冲洗**(实施详见膀胱冲洗操作流程)。
2. **病情观察** 冲洗过程中,密切观察病人的意识、生命体征和切口疼痛的情况,观察导尿管引流液的颜色、性状和量。
3. **预防泌尿系感染** 在冲洗的过程中,严格执行无菌操作技术,保持冲洗管密闭。妥善固定导尿管,避免导尿管打折、扭曲、受压及脱出。集尿袋的位置要低于膀胱高度,防止尿液逆流引起感染。当出现集尿袋堵塞、密闭不良时,应立即更换集尿袋。
4. **术后并发症的预防和护理**

(1)出血:若在膀胱冲洗过程中,病人出现血压下降、脉搏增快,引流液颜色逐渐加深,应警惕有活动性出血的情况,应立即通知医生并处理。术后早期禁止灌肠或肛管排气,避免引发前列腺窝出血。

术后保持排便通畅,避免因用力排便时腹内压增高引发出血。

(2)膀胱痉挛:可用温毛巾湿敷会阴部,膀胱冲洗液温度适宜,保证导尿管引流通畅。及时与病人沟通,缓解病人紧张、焦虑情绪。若病人膀胱痉挛严重,可遵医嘱给予解痉、镇痛药物。

5. 心理护理 耐心向病人及家属讲解前列腺切除术术后的相关知识,减轻病人由于不了解术后康复知识而产生的焦虑心理,让病人保持良好的心态,增强病人的信心,促进早日康复。

6. 健康教育 向病人及家属讲解膀胱冲洗的目的、注意事项及预防术后并发症的相关知识。

膀胱冲洗操作流程

评估
(1)核对病人信息(如床号、姓名等)。
(2)评估病人意识状态、生命体征、病情、心理状态和合作程度。
(3)检查病人导尿管的固定情况及引流液的情况。
(4)向病人解释操作目的、方法和配合要点,取得病人配合。

准备
(1)病人准备:取舒适体位,充分暴露导尿管。
(2)环境准备:环境温度适宜,屏风遮挡。
(3)护士准备:着装规范,洗手,戴口罩。
(4)用物准备:冲洗液、无菌膀胱冲洗器、消毒液、无菌棉签、速干洗手液、一次性尿垫或治疗巾、处置卡,必要时备便器。

连接冲洗器
(1)排空膀胱,放空集尿袋。
(2)将温度适宜的冲洗液悬挂于输液架上,距膀胱平面高度约60cm(图4-3-4)。
(3)消毒冲洗液瓶口,检查冲洗器外包装是否完好无损,连接冲洗器,排气后夹闭备用。
(4)打开三腔导尿管冲洗管口处的无菌保护帽,沿管口的切面向外环形消毒2次,待自然干燥后,连接冲洗器,导尿管三通的高度略低于耻骨联合平面,以利于膀胱内的液体排空(图4-3-5)。

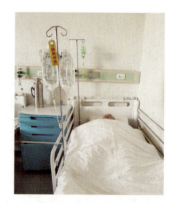
图 4-3-4 膀胱冲洗袋高度

持续膀胱冲洗
(1)打开冲洗器开关。
(2)根据冲出液体的颜色、性质来调节冲洗速度。
(3)在冲洗的过程中,要询问病人的感受,若有不适,应减慢冲洗速度或停止冲洗,并及时通知医生。

冲洗后处理
(1)关闭冲洗管。
(2)分离冲洗管与导尿管,再次消毒导尿冲洗管口并关闭无菌保护帽。
(3)清洁男性外生殖器,并固定好导尿管和集尿袋。

整理
(1)协助病人取舒适体位,整理床单位,清理物品。
(2)洗手,记录冲洗液的名称、冲洗量、引流液的颜色、性质和量及病人冲洗过程中的生命体征和反应等。

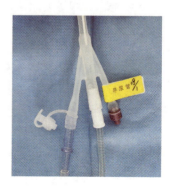
图 4-3-5 连接三腔导尿管

【护理评价】

1. 病人留置导尿期间没有发生泌尿系感染。
2. 病人未发生术后并发症。
3. 病人和家属能掌握有关前列腺切除术术后的相关康复知识。
4. 病人情绪稳定,对术后的康复充满信心。

【实训拓展】

1. 经尿道前列腺电切术术后持续膀胱冲洗的方法

(1) 术后早期快速冲洗法:术后早期阶段(术后 2~6h),采用快速冲洗法可达到良好的冲洗效果。即术后 2h 内不限制持续膀胱冲洗速度,之后根据冲洗液颜色调节持续膀胱冲洗速度,能够改善术后膀胱痉挛的发作。

(2) 瞬间急流快速冲洗法:设定持续膀胱冲洗速度为 140 滴 /min,在确保引流通畅的情况下,关闭冲洗管 5~10s,而后突然开放且不限速,持续 20~30s 后恢复原来的速度。这种冲洗法能及时、有效地引流出膀胱内沉积的小血块,减少术后膀胱痉挛及出血的发生率。

(3) 不同速度交替冲洗法:采用快速持续膀胱冲洗与常规速度持续膀胱冲洗交替的方法,即术后 1h 内不限速持续膀胱冲洗,1h 后调节持续膀胱冲洗速度至 100~120 滴 /min。之后每 4h 进行不限速持续膀胱冲洗 1h,持续 24h 后将速度调节至 80~100 滴 /min。冲洗速度的交替更换,不会增加膀胱的张力,减少了膀胱痉挛的发作。

2. 留置导尿期间不常规进行膀胱冲洗的原因　膀胱冲洗是为了达到清洁膀胱、稀释尿液、清除沉淀物、预防导尿管堵塞、维持尿液引流通畅的目的。膀胱冲洗作为一种治疗手段,主要用于预防和解决病人血尿导致的血块凝固,治疗已发生的尿路真菌感染等问题。在留置导尿期间不主张进行常规的膀胱冲洗的原因是:①膀胱冲洗对膀胱壁会产生机械性损伤,操作时会破坏导尿管的密闭系统,同时又增加了接口的污染机会和逆行感染的发生率。②若使用抗生素进行膀胱冲洗会导致耐药菌株的生成。所以留置导尿期间,膀胱冲洗不是常规护理措施。

(张　宁)

思政小课堂

人命至重,有贵千金——"药王"孙思邈

孙思邈,唐代医药学家。他一生致力于医学临床研究,精通内科、擅长妇科、儿科、外科、五官科。在中医学上首次提出要单独设科治疗妇女、儿童疾病,并在著作中首先论述妇科学、儿科学。他一生勤于写作,著有《备急千金要方》,这部著作对世人的影响极大,被誉为中国古代的医学百科全书。他用毕生精力实现了自己的医德思想。《备急千金要方》中把"大医精诚"的医德规范放在了极其重要的位置上,重点论述。他本人,也是以德养性、以德养身的代表人物之一。他关心人民的疾病痛苦,一切以治病救人为先,处处为病人着想。据《备急千金要方》中记载:"凡尿不在胞中,为胞屈僻,津液不通,以葱叶除尖头,纳阴茎孔中深三寸,微用口吹之,胞胀,津液大通便愈。"这段文字详细记载了孙思邈用葱管导尿的方法为病人解决了尿闭腹胀的痛苦。平日对前来求医的人,不分高贵低贱、贫富老幼、亲近疏远,他都会平等相待。他亲自采制药物,为人治病,搜集民间验方、秘方,总结临床经验及前代医学理论,为医学和药物学作出重要贡献。他这种高尚的医德,成为后世的楷模,千余年来,一直被中国人民和医学工作者所称颂,被尊称为"药王"。

Note:

【启示】

　　"葱管导尿"的典故充分体现了孙思邈一切以治病救人为先,处处为病人着想的高尚医德。他认为,医生必须以解除病人的痛苦为唯一职责,对病人一视同仁。作为一名护理工作者,我们肩负着救死扶伤的光荣使命和提升人民健康水平的重要职责,是健康战线的重要力量,因此我们要有使命感和社会责任感,更要有不断探索、创新、求实的科学精神和为病人解决实际问题的专业技能。时刻保持以"病人为中心、全心全意为病人服务"的理念,设身处地为病人着想,体现人文关怀,给病人安全感和人性的温暖,用实际行动践行"敬佑生命、救死扶伤、甘于奉献"的职业精神,成为"健康中国"的守护者,为推进"健康中国"的建设积极贡献自己的力量。

(张　宁)

URSING

第五章

生殖系统疾病病人护理实训

05章　数字内容

学 习 目 标

- 知识目标：
  1. 掌握生殖系统常见疾病的护理。
  2. 熟悉生殖系统常用操作技术。
  3. 了解生殖系统疾病护理的相关进展。
- 能力目标：
  1. 能根据病人的实际情况提供有效的护理措施，并结合病人的具体情况实施健康教育。
  2. 能正确完成阴道上药、坐浴、会阴湿热敷、阴道冲洗、PICC 置管与维护、化疗药物配置及更换引流管等护理操作。
- 素质目标：
  1. 能将人文关怀体现在技术操作的全过程和护理服务的每一个环节。
  2. 能根据不同病人的特点和不同情境提供个性化的心理护理。

第一节　阴道炎病人护理

案例导入

病人,女性,40岁。因外阴瘙痒,阴道分泌物增多10d,加重4d就诊。外来本地务工约3个月,10d前无诱因出现阴道分泌物增多伴外阴瘙痒,同时伴有外阴部灼热痛、性交痛以及排尿痛。既往糖尿病病史10年,皮下注射胰岛素控制血糖,效果良好。近半月由于工作繁忙未及时监测血糖,连续3d测空腹血糖均在12mmol/L左右,为调节血糖及治疗阴道炎而入院。

体格检查:T 36.5℃,P 88次/min,R 20次/min,BP 115/80mmHg;病人意识清醒,精神状态稍差;妇科检查可见外阴轻度红肿,有抓痕,阴道黏膜充血红肿,小阴唇及阴道黏膜附有白色豆渣样分泌物,擦除后露出红肿黏膜面。尿道口发红,压迫尿道口无脓液溢出;子宫后位,大小正常,活动度良好;双侧附件区未触及肿物,无压痛。

辅助检查:随机血糖12.1mmol/L。阴道分泌物行光镜检查发现假丝酵母菌孢子及假菌丝。

诊断:外阴阴道假丝酵母菌病,糖尿病。

实训一

情　境　一

病人被收入妇科,医嘱为咪康唑栓剂(200mg),每日一粒,阴道上药,连用7d;氟康唑150mg,每日一次口服,连服7d;7d后停药复查。同时病人根据内分泌科医生开具的药物调节血糖,效果良好。空腹血糖水平均在6.5mmol/L左右。

【护理评估】

1. **健康史**　病人10d前无诱因出现阴道分泌物增多伴外阴部瘙痒,同时伴有外阴部灼热痛,性交痛以及排尿痛。既往糖尿病病史,皮下注射胰岛素控制血糖,效果良好。

2. **身体状况**　T 36.5℃,P 88次/min,R 20次/min,BP 115/80mmHg;病人意识清醒,精神状态稍差,外阴轻度红肿,有抓痕,阴道黏膜充血红肿,小阴唇及阴道黏膜附有白色豆渣样分泌物,擦除后露出红肿黏膜面。尿道口发红,压迫尿道口无脓液溢出;子宫后位,大小正常,活动度良好;双侧附件区未触及肿物,无压痛。

3. **心理-社会状况**　病人缺乏妇科疾病相关专业知识,近期血糖控制不良,担心疾病治疗不及时,影响正常工作和生活。

【主要护理诊断/问题】

1. **有皮肤完整性受损的危险**　与阴道炎性分泌物刺激组织、抓挠有关。
2. **知识缺乏**　与病人缺乏阴道炎疾病相关知识和经阴道上药知识有关。
3. **焦虑**　与疾病易复发,影响正常生活有关。

【护理目标】

1. 病人瘙痒症状缓解,会阴部皮肤完好无破损。
2. 病人外阴部卫生意识增强,掌握预防外阴阴道假丝酵母菌病的相关知识。

Note:

3. 病人焦虑情绪缓解。

【护理措施】

1. **一般护理**　嘱病人注意休息,适当锻炼,增强机体抵抗力。

2. **用药指导**　遵医嘱执行阴道上药(实施详见阴道/宫颈上药操作流程),指导病人独立完成阴道上药,并告知相关注意事项。

3. **饮食指导**　治疗期间予以低糖、低热量、高维生素、粗纤维、营养、易消化的糖尿病饮食,避免饮酒及食用辛辣等刺激性食物。

4. **加强自我护理**　指导病人穿纯棉内裤,勤换洗,穿过的内裤用开水烫洗消毒。保持外阴干燥、清洁,注意外阴卫生。避免抓挠外阴,保持皮肤完整性。疾病治愈前避免性生活。

5. **心理护理**　及时与病人沟通,讲解阴道炎防治的相关知识,让病人能够保持平和的心态,积极配合治疗。了解病人情绪及心理反应,及时给予心理支持。

6. **健康教育**

(1) 向病人讲解阴道炎的病因及发病机制。糖尿病病人易引发阴道炎是由于尿糖刺激,阴道处糖原含量增高和酸性增强,阴道内环境改变,从而容易引发阴道炎,因此阴道炎合并糖尿病病人需积极控制血糖,并定期监测。监测方法为每周监测一到两次空腹血糖及三餐后 2h 血糖,每 3 个月复查糖化血红蛋白,同时根据检查结果遵医嘱调整胰岛素用量,将血糖控制在正常范围。

(2) 告知病人须在医生指导下严格按疗程规范用药,切勿自行使用药物治疗,以免延误病情。

(3) 若病人的性伴侣无相关症状,无须常规治疗;对有症状者要进行相关检查及治疗,以防女性重复感染。

(4) 若症状持续存在或治疗后复发,须及时就诊。

阴道/宫颈上药操作流程

评估

(1) 核对病人信息。
(2) 评估病人的年龄、病情、婚育史、自理能力、心理状况、配合程度、治疗情况、过敏史。向病人讲解操作的目的、方法及注意事项,取得病人配合。

准备

(1) 病人准备:排空膀胱,协助病人上妇科检查床,取截石位(图 5-1-1)。
(2) 环境准备:关闭门窗,室温合适,避免病人受凉,隔帘遮挡以保护病人隐私。
(3) 护士准备:着装规范,洗手,戴口罩。
(4) 物品准备:阴道窥器、一次性垫巾、卵圆钳、药物、药杯(生理盐水)、无菌手套、消毒长棉签、消毒干棉球、弯盘。

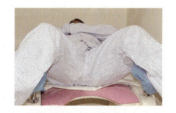

图 5-1-1　截石位

阴道擦洗

(1) 核对病人信息。
(2) 一次性垫巾垫于病人臀下,戴无菌手套。
(3) 操作时动作轻柔,将阴道窥器闭合,置入阴道后张开,显露阴道及宫颈(图 5-1-2)。
(4) 观察阴道分泌物的颜色、性状,有无异味,注意阴道及宫颈有无红肿或出血。
(5) 用消毒长棉签将阴道及宫颈的黏液或分泌物擦拭干净。擦拭时注意将长棉签上的棉花捻紧,按同一方向转动擦拭,防止棉花落入阴道内难以取出。

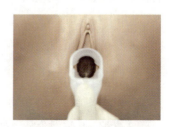

图 5-1-2　暴露宫颈

Note:

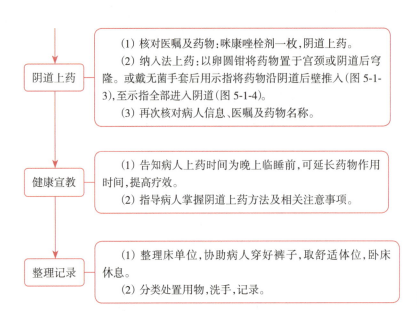

阴道上药
　　(1) 核对医嘱及药物:咪康唑栓剂一枚,阴道上药。
　　(2) 纳入法上药:以卵圆钳将药物置于宫颈或阴道后穹隆。或戴无菌手套后用示指将药物沿阴道后壁推入(图 5-1-3),至示指全部进入阴道(图 5-1-4)。
　　(3) 再次核对病人信息、医嘱及药物名称。

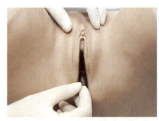
图 5-1-3　示指推药

健康宣教
　　(1) 告知病人上药时间为晚上临睡前,可延长药物作用时间,提高疗效。
　　(2) 指导病人掌握阴道上药方法及相关注意事项。

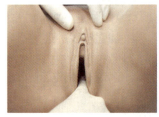
图 5-1-4　示指推药至阴道深处

整理记录
　　(1) 整理床单位,协助病人穿好裤子,取舒适体位,卧床休息。
　　(2) 分类处置用物,洗手,记录。

【护理评价】

1. 病人局部用药后阴道瘙痒症状缓解,会阴部皮肤完好无破损。
2. 病人掌握预防外阴阴道假丝酵母菌病相关知识。
3. 病人焦虑情绪缓解。

【实训拓展】

1. **老年性阴道炎的治疗及预防要点**　老年性阴道炎多因女性卵巢功能衰退,雌激素水平降低,阴道萎缩、弹性降低、抵抗病菌入侵能力下降而引起的炎症。常见于绝经后女性。病人常表现为阴道分泌物减少、外阴部瘙痒,尿频、尿急等症状。该病治疗以补充雌激素,增强阴道抵抗力为主,多能治愈,但复发率较高。除积极治疗外,更重要的在于加强对女性卫生保健知识的宣传,提高保健和预防意识。养成良好的卫生习惯,杜绝各种传染途径,保持会阴部干燥、清洁,减少患病的概率。

2. **混合性阴道炎的阴道微生态治疗**　混合性阴道炎是由两种或两种以上的致病微生物导致的阴道炎症,因其常伴随着复杂阴道微生态环境的存在,故而较单一阴道炎诊治更加困难。若混合感染未得到及时、正确的诊治,易导致感染反复发作。除进行抗真菌或抗滴虫等针对病原体的治疗之外,需要特别关注这类病人阴道微生态环境的恢复情况,强调对微生态环境失调的纠正。约 30% 的阴道炎病人在完整、综合地评估后依然无法明确诊断,对于这些阴道炎病人的治疗更需要重视阴道微生态环境的恢复。中药及微生态制剂在治疗混合性阴道炎、恢复阴道微生态环境中有一定的作用。采用乳酸杆菌等微生态制剂与抗菌药物联合应用,及时补充阴道内的乳酸杆菌,恢复阴道微生态环境的平衡。通过联合治疗对巩固疗效及预防复发起到了重要作用。

实训二

情 境 二

　　经上述治疗 7d,病人病情较前减轻,症状有所缓解。医生查房时,病人反复询问还有什么治疗方法可以让疾病尽快治愈,医嘱予以 2% 碳酸氢钠溶液坐浴,同时继续使用咪康唑栓剂(200mg)阴道上药 3d。停药后复查。

【护理评估】

1. **健康史** 病人经局部用药 7d,症状明显缓解,为尽快治愈,医嘱予以增加坐浴治疗。
2. **身体状况** 病人意识清醒,饮食、睡眠尚可,病情较前减轻,症状有所缓解。
3. **心理 - 社会状况** 病人缺乏外阴阴道假丝酵母菌病相关知识,急于治愈疾病,尽快出院工作。

【主要护理诊断 / 问题】

1. **有皮肤完整性受损的危险** 与炎症刺激、病人抓挠有关。
2. **知识缺乏** 与缺乏坐浴相关的知识有关。

【护理目标】

1. 病人瘙痒症状缓解,外阴皮肤完好无破损。
2. 病人掌握坐浴的方法,遵医嘱积极配合治疗。

【护理措施】

1. 指导病人坐浴的方法及注意事项,协助病人完成坐浴(实施详见坐浴操作流程)。
2. 指导病人自我护理 保持外阴部清洁、干燥,穿舒适、纯棉内裤,注意外阴部卫生,避免抓挠外阴部皮肤。
3. 饮食指导 指导病人治疗期间进食营养、易消化的糖尿病饮食,避免饮酒及食用辛辣等刺激性食物。
4. 心理护理 帮助病人了解阴道炎的预防及治疗相关知识,多与病人沟通交流,避免其精神过度紧张,帮助其建立治愈疾病的信心。
5. 健康教育
(1) 告知病人坐浴治疗的方式是利用水温和药液的共同作用,改善局部组织血液循环,缓解局部组织的疼痛和炎症,促进组织的修复与再生。
(2) 指导病人坐浴前应调节水温至 35~37℃,避免烫伤,坐浴时间 20min 左右。
(3) 指导病人掌握阴道炎的正确治疗方法及规范用药。外阴阴道假丝酵母菌病应选用咪康唑栓剂、克霉唑栓剂、制霉菌素栓剂等药物。目前临床多在用药前使用 2%~4% 碳酸氢钠溶液清洗阴道,以改变阴道 pH,使其不利于假丝酵母菌生长。
(4) 嘱病人加强锻炼,提高自身机体的免疫力。

坐浴操作流程

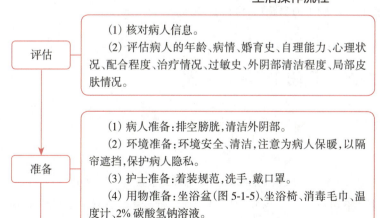

评估
(1) 核对病人信息。
(2) 评估病人的年龄、病情、婚育史、自理能力、心理状况、配合程度、治疗情况、过敏史、外阴部清洁程度、局部皮肤情况。

准备
(1) 病人准备:排空膀胱,清洁外阴部。
(2) 环境准备:环境安全、清洁,注意为病人保暖,以隔帘遮挡,保护病人隐私。
(3) 护士准备:着装规范,洗手,戴口罩。
(4) 用物准备:坐浴盆(图 5-1-5)、坐浴椅、消毒毛巾、温度计、2% 碳酸氢钠溶液。

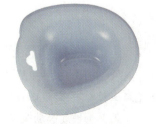

图 5-1-5 坐浴盆

Note:

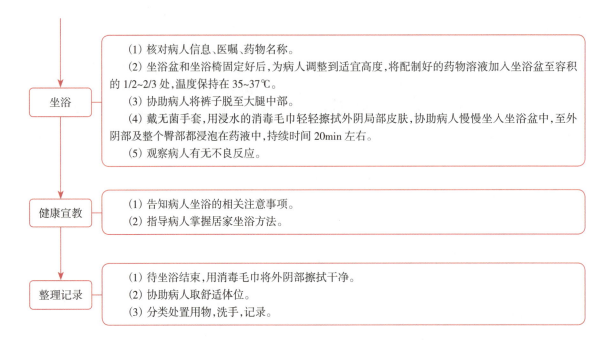

坐浴
（1）核对病人信息、医嘱、药物名称。
（2）坐浴盆和坐浴椅固定好后，为病人调整到适宜高度，将配制好的药物溶液加入坐浴盆至容积的 1/2~2/3 处，温度保持在 35~37℃。
（3）协助病人将裤子脱至大腿中部。
（4）戴无菌手套，用浸水的消毒毛巾轻轻擦拭外阴局部皮肤，协助病人慢慢坐入坐浴盆中，至外阴部及整个臀部都浸泡在药液中，持续时间 20min 左右。
（5）观察病人有无不良反应。

健康宣教
（1）告知病人坐浴的相关注意事项。
（2）指导病人掌握居家坐浴方法。

整理记录
（1）待坐浴结束，用消毒毛巾将外阴部擦拭干净。
（2）协助病人取舒适体位。
（3）分类处置用物，洗手，记录。

【护理评价】

1. 病人阴道瘙痒症状缓解，舒适感增加。
2. 病人掌握外阴阴道假丝酵母菌病治疗及预防措施，掌握坐浴的方法及注意事项。

【实训拓展】

1. 常用的坐浴方法及适应证

（1）冷水坐浴：温度 14~15℃，持续 2~5min 即可，用于功能性无月经、阴道松弛等。

（2）温水坐浴：温度 35~37℃，持续约 20min，用于术前准备、外阴炎症、慢性盆腔炎等。

（3）热水坐浴：温度 39~41℃，可先熏后坐，持续约 20min，用于急性炎性浸润、渗出性病变等。

2. 其性伴侣须同时进行相关治疗的阴道炎种类

（1）外阴阴道假丝酵母菌病：15% 男性与女性病人接触后可能出现龟头炎，为避免女性重复感染，有龟头炎症状的男性须进行假丝酵母菌的相关检查及治疗。

（2）滴虫性阴道炎：该病主要传播方式为性传播，性伴侣须进行相关治疗。

3. 哺乳期患阴道炎的病人的治疗方法　哺乳期病人优先选择局部用药，不建议口服药物治疗。因局部用药，药物通过局部黏膜吸收进入血液循环再进入乳汁后的药物含量较少，对乳汁影响较小。如果必须口服药物治疗，可以选择相对安全的头孢类药物，也可暂停哺乳。

（张　晶）

第二节　子宫肌瘤病人护理

 案例导入

病人，女性，45 岁。因经血量增多、月经期延长伴乏力、头晕 1 年入院。病人 1 年前无明显诱因出现经血量增多，超过既往经血量 2 倍，颜色为鲜红色，有血凝块，伴痛经、尿频、尿急、乏力、头晕等症状。口服多糖铁复合物胶囊，自觉症状有所缓解。4d 前于医院门诊行妇科彩超检查提示子宫多发实性肿块，为求手术治疗而入院。

体格检查：T 36.4℃，P 98 次/min，R 18 次/min，BP 117/80mmHg；病人意识清醒，查体合作，贫

Note:

血面容;外阴发育正常,阴道通畅,未见异常分泌物;宫颈柱状上皮光滑,宫体前位,子宫大小如孕4个月,形态不规则,于子宫表面可触及多个结节状突起,最大者位于宫底处,大小约60mm×80mm,触诊无压痛;双侧附件区未触及明显异常。

辅助检查:血常规结果显示WBC $5.7×10^9$/L,RBC $3.04×10^{12}$/L,Hb 71g/L;妇科彩超检查可见子宫大小约92mm×99mm×83mm,子宫肌层回声不均匀,左后壁近峡部压迫内膜后可见44mm×33mm界尚清、低回声实性肿块;右后壁外突处可见30mm×24mm界尚清、低回声实性肿块;宫底左后壁可见44mm×31mm略外突、界尚清、低回声实性肿块;宫底近内膜可见80mm×59mm略外突、界尚清、低回声实性肿块;左前壁壁间可见22mm×18mm界尚清、低回声实性肿块;子宫肌壁间多发占位、边界清。

诊断:子宫多发性平滑肌瘤。

🏥 实训一

情 境 一

病人入院后情绪低落,睡眠欠佳,反复询问护士自己是否患恶性肿瘤。护士耐心为其讲解疾病相关知识。经过详细的术前准备,医生拟为病人行子宫全切术。术前1d,遵医嘱给予行备皮、备血、阴道冲洗等术前准备。行阴道冲洗前,病人询问护士阴道冲洗有无出血危险,切除子宫是否会加速衰老,是否会影响正常生活和工作。

【护理评估】

1. **健康史** 病人1年前无明显诱因出现经血量增多,超过既往经血量2倍,颜色为鲜红色,有血凝块,伴痛经、尿频、尿急、乏力、头晕症状。

2. **身体状况** T 36.4℃,P 98次/min,R 18次/min,BP 117/80mmHg;血常规结果显示WBC $5.7×10^9$/L,RBC $3.04×10^{12}$/L,Hb 71g/L;病人意识清醒,外阴发育正常,阴道通畅,未见异常分泌物;宫颈柱状上皮光滑,宫体前位,子宫大小如孕4个月,形态不规则,于子宫表面可触及多个结节状突起,最大者位于宫底处,大小约60mm×80mm,触诊无压痛;双侧附件区未触及明显异常。

3. **心理-社会状况** 病人缺乏妇科疾病相关专业知识,担心自己患的是恶性肿瘤,情绪低落。病人对阴道冲洗的目的及子宫全切术不了解,担心治疗效果不佳。

【主要护理诊断/问题】

1. **有成人跌倒的危险** 与贫血有关。
2. **知识缺乏** 与缺乏术前准备相关知识有关。
3. **焦虑** 与担心切除子宫后影响正常生活有关。

【护理目标】

1. 病人住院期间未发生跌倒。
2. 病人掌握术前准备的相关知识。
3. 病人焦虑情绪缓解。

【护理措施】

1. **预防跌倒** 告知病人不要剧烈活动,活动时需要有人照顾。住院期间穿防滑鞋,宽松舒适的

Note:

病号服,防止跌倒。

2. 休息和睡眠 为病人创造整洁、安静的病区环境,让其术前得到充分的休息和睡眠,必要时遵医嘱使用药物辅助睡眠,以积极的心态应对手术。

3. 皮肤准备 做好手术区域皮肤准备。经腹部行妇科手术的病人备皮范围为上自剑突,两侧至腋中线,下达大腿内侧上1/3及会阴部皮肤。通常以顺毛、短刮的方式对手术区进行备皮,动作要轻柔,避免刮破皮肤。备皮完毕后用清水洗净,拭干,以消毒治疗巾包裹手术部位皮肤,注意保暖,预防感冒。

4. 遵医嘱执行阴道冲洗(实施详见阴道冲洗操作流程),指导病人配合以便完成操作,并告知相关注意事项。

5. 心理护理 护士评估病人的心理状态,了解其对疾病的认知和期望。讲解疾病的相关知识,消除其错误认识。为病人提供表达内心顾虑、感受和期望的机会,减轻其无助感。使病人确信子宫肌瘤属于良性肿瘤,并非恶性肿瘤的先兆,消除其不必要的顾虑。关心、鼓励病人,帮助其获得家庭支持。

阴道冲洗操作流程

评估
(1) 核对病人信息,向病人解释操作的目的、方法及配合技巧。
(2) 评估病人的年龄、病情、婚育史、自理能力、心理状况、配合程度、治疗情况、过敏史、外阴清洁程度、局部皮肤情况。

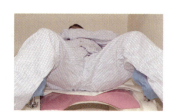

图 5-2-1 截石位

准备
(1) 病人准备:排空膀胱,清洁外阴。
(2) 环境准备:环境安全、清洁,隔帘遮挡,注意保护病人隐私。
(3) 护士准备:着装规范,洗手,戴口罩。
(4) 用物准备:冲洗液 0.5~1L(温度 41~43℃)、冲洗器、手套、阴道窥器、弯盘 2 个、一次性垫巾、长棉签、干棉球、卵圆钳。

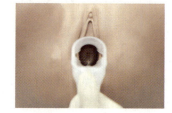

图 5-2-2 显露宫颈

实施
(1) 核对病人信息、医嘱。
(2) 协助病人脱下裤子,取截石位(图 5-2-1),臀下垫一次性垫巾。
(3) 戴手套,将湿润后的阴道窥器缓慢放入阴道,显露宫颈(图 5-2-2),注意操作时动作轻柔。
(4) 悬挂冲洗液,高度距床沿 60~70cm,将冲洗器置入阴道窥器中进行冲洗(图 5-2-3)。
(5) 冲洗液剩余约 100mL,即冲洗即将完毕时,将阴道窥器外端向下倾斜,使阴道内冲洗液流出(图 5-2-4)。
(6) 闭合、取出阴道窥器,冲洗外阴后擦干。
(7) 注意观察病人有无不适。

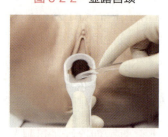

图 5-2-3 阴道冲洗

整理
(1) 协助病人穿好裤子,取舒适体位卧床休息。
(2) 整理用物,清理医疗垃圾,洗手,记录。

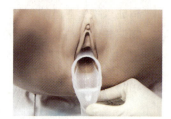

图 5-2-4 向下倾斜阴道窥器

【护理评价】

1. 病人住院期间未发生跌倒。
2. 病人了解所患疾病的相关知识,配合阴道冲洗操作。

Note:

3. 病人焦虑情绪得到缓解。

【实训拓展】

1. 阴道冲洗的并发症及预防措施

（1）阴道黏膜损伤及感染：表现为阴道黏膜红肿、出血，可伴有发热。预防措施为操作时动作轻柔，严格遵守无菌操作原则，选择大小合适的阴道窥器。

（2）处女膜破损：表现为处女膜出血或完整性破坏。预防措施为操作时动作轻柔，选择较小冲洗器，无性生活史者不用阴道窥器。

2. 产后或妇科手术后病人阴道冲洗的适应证和注意事项

产后 10d 后或妇科手术后 2 周，若病人出现阴道分泌物混浊、有臭味，阴道伤口愈合不良、黏膜感染、坏死时，可行阴道冲洗。需注意行低位阴道冲洗，冲洗筒的高度不超过床沿 30cm，以免污染物进入宫腔或损伤阴道残端伤口。

⚕ 实训二

情 境 二

病人于全身麻醉下行子宫全切术，术后第 3 天，病人腹腔引流管内无血性液体引出，遵医嘱为病人拔除腹腔引流管。病人诉会阴区胀痛，医生查体见会阴区肿胀，医嘱予以会阴湿热敷，以减轻胀痛。

【护理评估】

1. **健康史**　病人于全身麻醉下行子宫全切术，术后第 3 天发现会阴区肿胀。

2. **身体状况**　T 36.4℃，P 98 次 /min，R 18 次 /min，BP 115/80mmHg，病人意识清醒，已排气，已进流质食物。主诉会阴区胀痛。

3. **心理 - 社会状况**　病人缺乏子宫肌瘤手术相关知识，精神紧张，担心会阴区胀痛是因为手术效果不佳。

【主要护理诊断 / 问题】

1. **急性疼痛**　与手术切口有关。

2. **有感染的危险**　与反复、长期出血，机体抵抗力下降有关。

3. **焦虑**　与担心手术预后有关。

【护理目标】

1. 病人疼痛缓解，可以耐受。

2. 病人住院期间未发生感染。

3. 病人焦虑情绪得到缓解。

【护理措施】

1. **病情观察**　严密监测病人生命体征。妥善固定腹腔引流管，观察引流液颜色、性质及量，保持引流通畅，发现异常情况及时通知医生处理。留置尿管期间，给予每日两次会阴部护理，防止发生泌尿系统感染。

2. **预防感染**　保持切口敷料清洁，定期换药，遵医嘱给予有效抗生素预防感染。

3. **会阴部护理**　遵医嘱为病人行会阴湿热敷（实施详见会阴湿热敷操作流程），为病人进行术后

Note:

宣教,加速术后康复,减少术后并发症的发生。

4. 心理护理　向病人详细讲解术后护理相关知识。告知病人及家属手术已经顺利完成,会阴部肿胀与局部血液循环障碍有关,是子宫切除手术可能出现的并发症,经过对症处理会慢慢缓解,不必过于担心。与病人建立良好的护患关系,增强病人康复的信心,消除其顾虑。

5. 健康教育

(1) 嘱病人术后 2 个月内避免提举重物,避免进行会增加盆腔充血的活动,如久站、跳舞等,半年内避免体力劳动。

(2) 指导病人均衡饮食,保证合理营养摄入,保持大便通畅。

(3) 告知病人如出现阴道流血、分泌物异常的症状应及时与医生联系并及时处理。

(4) 嘱病人术后遵医嘱定期复查,3 个月内禁止性生活。

会阴湿热敷操作流程

评估	(1) 核对病人信息,向病人解释操作的目的、方法及配合技巧。 (2) 评估病人年龄、病情、婚育史、自理能力、心理状况、配合程度、治疗情况、过敏史、外阴清洁程度及局部皮肤破损情况。

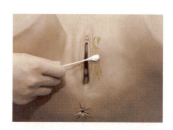

图 5-2-5　涂抹凡士林

准备	(1) 病人准备:排空膀胱,清洁外阴皮肤。 (2) 环境准备:环境安全、清洁,室温适宜,避免病人着凉,隔帘遮挡以保护病人隐私。 (3) 护士准备:着装规范,洗手,戴口罩。 (4) 物品准备:会阴清洗盆、消毒弯盘 2 个、镊子 2 把、一次性垫巾、无菌纱布、棉垫、棉签、医用凡士林、50% 硫酸镁溶液。

实施	(1) 核对病人信息及医嘱。 (2) 协助病人取仰卧位,脱下裤子,臀下垫一次性垫巾,双腿外展,膝关节屈曲,暴露外阴。 (3) 若外阴存在开放性伤口,清洁伤口附近皮肤。 (4) 用棉签在拟热敷部位涂抹薄薄的一层凡士林(图 5-2-5),涂抹完毕后覆盖干纱布。干纱布之上再覆盖浸有热敷溶液的温纱布(图 5-2-6),最外层覆盖棉垫(图 5-2-7)。 (5) 注意湿热敷温度一般为 41~46℃,湿热敷面积通常是病损范围的 2 倍。热敷 15~30min,每 3~5min 更换 1 次热敷垫。也可将 50~60℃热水袋放在棉垫之外,减少更换热敷垫的次数。

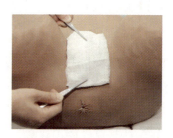

图 5-2-6　覆盖浸有热敷溶液的温纱布

整理	(1) 移去敷料,观察湿热敷部位皮肤情况,有无烫伤,用纱布将皮肤表面的凡士林擦拭干净。 (2) 协助病人穿好裤子,取舒适体位卧床休息。 (3) 整理用物,清理医疗垃圾,洗手,记录。

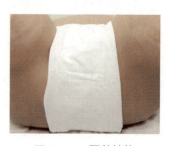

图 5-2-7　覆盖棉垫

【护理评价】

1. 病人疼痛缓解。

2. 病人住院期间未发生感染。

3. 病人焦虑情绪得到缓解。

Note:

【实训拓展】

1. 会阴湿热敷的目的和原理

目的:促进局部血液循环,提高局部组织中白细胞的吞噬作用和炎症吸收,使血肿局限,缓解肿胀和疼痛,改善组织营养供应,加速组织修复、再生,利于开放性伤口的愈合。

原理:利用热原理、药物的化学反应或渗透压差,直接作用于病变区域,促进药物吸收和肿胀消除。

2. **容易出现贫血的子宫肌瘤类型**　子宫肌瘤出现贫血,多是因为有经血量增加、月经期延长的表现。肌壁间肌瘤若体积过大,可使宫腔内膜面积增大,子宫内膜增长过快,子宫收缩不良,导致经血量增加、月经期延长、月经周期缩短;黏膜下肌瘤也常导致经血量增加、月经期延长。因此子宫肌壁间肌瘤和黏膜下肌瘤都容易出现贫血。

3. **子宫肌瘤的聚焦超声治疗**　子宫肌瘤的治疗方法多样,包括药物治疗、子宫动脉栓塞术、子宫肌瘤剔除手术和子宫全切术等。随着生活质量的提高,越来越多的病人,特别是有生育要求的女性希望能在保留子宫的前提下选择无创而有效的治疗方法。磁共振引导下聚焦超声是一种新型的、近乎无创的治疗子宫肌瘤的新手段。以磁共振成像为引导,精准地将超声波聚焦于肌瘤瘤体组织,产生 65~85℃的高温,使肿瘤细胞蛋白质失活、细胞凋亡并凝固坏死。同时使用连续磁共振成像技术定位病灶并监测消融过程的温度变化,在精准消融肌瘤组织的同时避免损伤治疗区域以外的正常组织。该技术是一种非侵入式的技术,不需要切开或穿刺就可以进行,无创是其最显著的优势。

(张　晶)

第三节　乳腺癌病人护理

案 例 导 入

病人,女性,49 岁。因半个月前无意中发现右侧乳房外上方有一肿块,无压痛,肿块大小与月经周期无关。病人发病以来无其他部位异常,睡眠、饮食、排泄均无异常,无体重减轻。既往体健,否认手术、外伤、输血史,否认食物、药物过敏史,否认家族遗传病史。

体格检查:T 36.6℃,P 80 次/min,R 20 次/min,BP 120/80mmHg。双侧乳房发育正常,对称。表面未见红肿,未见"酒窝征""橘皮样"改变,双乳头无溢液。右乳头凹陷,左侧乳头无凹陷,触诊稍固定。右乳 10 点距离乳头约 2cm 处局部可触及一肿块,大小约 3cm×3cm,质硬,活动差,边界不清;右乳未触及明显孤立性结节,双侧腋窝及双侧锁骨上、下均未触及肿大淋巴结。

彩超提示右乳实质性占位伴钙化。钼靶 X 线片提示右乳腺结节,结构扭曲,双侧乳腺增生。超声引导下行右乳肿物穿刺病理检查,示乳腺浸润性导管癌,SBR 分级Ⅱ级。

诊断:右乳腺浸润性导管癌。

实训一

情　境　一

入院后第 4 天,在连续硬膜外麻醉下行右侧乳腺癌简化根治术,术后病人意识清醒,平卧位,吸入氧流量 2L/min,胸部切口处弹力带加压包扎,敷料整洁,右腋窝及胸壁引流管接负压,引流通畅,均引流出少量血性液体,留置导尿管引流通畅,引流出黄色、澄清尿液 200mL。体格检查:T 36.9℃,P 86 次/min,R 18 次/min,BP 120/80mmHg,患侧上肢皮肤温度、颜色、感觉、桡动脉搏动同健侧。病人诉伤口疼痛,家属询问护士术后患侧上肢活动的注意事项。

【护理评估】

1. **健康史**　病人中年女性,49 岁,既往体健,无过敏史、家族史。自发病以来睡眠、饮食、排泄均无异常,无体重减轻。连续硬膜外麻醉下行右侧乳腺癌简化根治术后当日。

2. **身体状况**　T 36.9℃,P 86 次 /min,R 18 次 /min,BP 120/80mg,病人意识清醒。患侧上肢皮肤温度、颜色、感觉无异常,桡动脉搏动同健侧。胸部切口处敷料整洁,腋窝及胸壁负压引流通畅,固定可靠,均引流出少量血性液体。

3. **心理 - 社会状况**　病人和家属能够积极配合治疗、护理,态度积极。

【主要护理诊断 / 问题】

1. **潜在并发症:**出血、感染、皮瓣坏死。

2. **有组织完整性受损的危险**　与手术时组织切除范围大、术后留置引流管、皮瓣积血、积液或感染、患肢静脉及淋巴回流不畅等有关。

3. **知识缺乏:**缺乏术后患侧上肢康复方面的知识。

【护理目标】

1. 病人未发生并发症,或并发症得到及时发现和处理。

2. 病人手术创面愈合良好,患肢无肿胀或肿胀减轻。

3. 病人能够掌握患侧上肢康复方面的知识,并实施锻炼。

【护理措施】

1. **皮瓣血运观察**

(1) 胸部切口加压包扎:术后弹力绷带加压包扎 7~10d,使皮瓣紧贴胸壁,防止积液、积血;注意松紧适宜,不影响病人呼吸。

(2) 腋窝顶部、切口局部压迫:术后 24~48h 沙袋压迫腋窝顶部、切口局部,减少渗出,避免皮下积液、积血。

(3) 患肢上臂制动:术后 3d 内患肢上臂制动,避免外展,以免牵拉皮瓣。

(4) 观察皮瓣颜色和愈合情况:正常皮瓣温度较健侧略低、颜色红润、紧贴胸壁。若颜色暗红,则提示血液循环情况不佳,应及时通知医生,查找原因并处理。

(5) 观察患肢远端血液循环情况和感觉:若出现患侧皮肤发绀、皮肤温度低,手指发麻,甚至桡动脉搏动扪及不清,提示腋窝部血管受压,应协助医生及时调整绷带松紧。

2. **伤口引流通畅**

(1) 妥善固定引流管:平卧时引流袋应低于腋中线;站立或活动时,引流袋不可高于切口,防止引流液逆流。

(2) 观察、记录引流液的颜色、性质和量:术后 1~2d,每日引流血性液体 50~200mL,以后逐渐减少,转为淡黄色浆液性液体。若发现异常,及时通知医生并协助其处理。

(3) 定时更换无菌引流袋(实施详见更换引流袋操作流程)。

(4) 配合拔管:一般在术后 4~5d,引流液颜色淡黄,每日 10~15mL,可考虑拔管。协助医生拔除引流管,局部继续加压包扎。拔管后观察伤口有无渗出,发现异常及时通知医生。

3. **预防患肢肿胀**

(1) 避免患肢直接受压;平卧位时可用软垫垫高患肢 10°~15°;半卧位时屈肘 90°;下床活动时可使用吊带托住或健侧手扶持患侧上肢使其放于胸前,避免患侧上肢下垂过久。

(2) 避免患肢采血、输液、注射、测血压等。

Note:

4. 患肢功能锻炼

（1）术后 24h：活动患侧手指、腕部。

（2）术后 1~3d：肌肉等长收缩（促进血液、淋巴回流），患侧上肢屈肘、伸臂，肩关节小范围外展和内收活动。

（3）术后 4~7d：日常活动为主，摸健侧肩峰、同侧耳等。

（4）术后 1~2 周：患臂抬高、手指爬墙运动、梳头等，3~4 次 /d，20~30min/ 次，循序渐进。

5. 健康教育　
注意加强营养，增强机体抵抗力。出院后避免患肢搬动或提拉重物，继续进行规律的功能锻炼。坚持配合治疗，如有不适，及时就诊。定期进行健侧乳房自我检查。

更换引流袋操作流程

| 评估 | (1) 核对病人信息。
(2) 评估引流是否通畅。
(3) 评估引流液颜色、性状及量。
(4) 评估伤口处有无渗出。
(5) 向病人解释操作的目的、方法及配合事项。 |

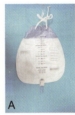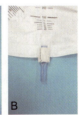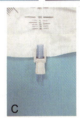

图 5-3-1　引流袋

| 准备 | (1) 环境准备：环境温度适宜，光线充足。
(2) 病人准备：平卧，暴露引流管。
(3) 护士准备：着装规范，洗手，戴口罩。
(4) 物品准备：引流袋（图 5-3-1）、0.5% 碘伏、棉签、止血钳、治疗巾、弯盘。 |

| 分离 | (1) 铺治疗巾于接口处。
(2) 用止血钳夹住引流管末端。
(3) 将已更换的引流袋固定于床缘处，关闭引流袋底部开关（图 5-3-2）。
(4) 一手捏住引流管，一手捏住原引流袋接头，分离两者。
(5) 用弯盘垫高引流管管口（图 5-3-3）。 |

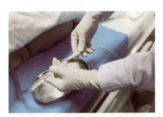

图 5-3-2　分离原引流袋接头

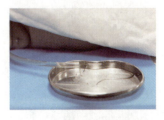

图 5-3-3　弯盘垫高引流管管口

| 连接 | (1) 消毒管口边缘及周围 2 遍（图 5-3-4）。
(2) 取下新引流袋接头保护帽，插入引流管管口。
(3) 松开止血钳，观察有无引流液引出。 |

| 整理、记录 | (1) 整理床单位，协助病人取舒适体位。
(2) 分类处置用物。
(3) 洗手。
(4) 记录（引流是否通畅，引流液颜色、性状及量）。 |

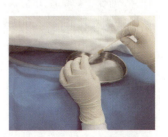

图 5-3-4　消毒引流管管口

Note：

【护理评价】

1. 病人未发生出血、感染、皮瓣坏死等并发症。
2. 病人手术创面愈合良好,患肢未见肿胀。
3. 病人掌握患侧上肢康复方面的知识,并能够进行功能锻炼。

【实训拓展】

1. **乳腺癌相关淋巴水肿的功能锻炼方法**　乳腺癌相关淋巴水肿(breast cancer related lymphedema,BCRL)是由于乳腺癌手术、放射治疗或肿瘤转移后发生的淋巴系统循环障碍,导致富含蛋白质的淋巴液回流障碍而在组织间隙滞留所引起的水肿。BCRL 是乳腺癌病人术后最常见的并发症之一。适宜的功能锻炼是防止淋巴水肿症状出现和加重所必需的。建议病人应在术后早期开始渐进式患肢功能锻炼;术后 2~4 周患肢应避免负重超过 0.5kg,4 周后应避免患肢负重超过 2.5kg;患肢应避免剧烈、重复、用力地离心性动作,如球类运动、擦拭、推拉、甩手;应进行深呼吸锻炼及全身有氧运动,如散步、慢跑,伤口愈合后可进行游泳,避免过度疲劳。一般建议 18~64 岁康复期乳腺癌术后病人,每周进行 150min 中等强度(大致是每周 5 次,每次 30min),或者 75min 高强度有氧运动;力量性的训练(大肌群抗阻运动)每周至少 2 次,每次锻炼以 10min 为一组,最好每日锻炼。超过 65 岁的老年人应尽量按照以上指南进行锻炼,如果患有使行动受限的慢性疾病,则根据医生指导适当调整运动时间与运动强度,但应避免长时间处于不运动状态。具体康复锻炼的时间、方法、频率等都需要遵循相关活动指南建议或由专业的运动生物学家和物理治疗师进行个体化评估并制定运动方案。

2. **乳房术后重建指征与类型**　女性因各种原因,特别是接受乳房恶性肿瘤手术治疗后,可能造成乳房的缺失或乳房外形的毁损。乳房术后重建可以帮助病人重塑乳房外形、轮廓、解剖标志,恢复身体外形的完整性。

(1)乳房术后重建的指征:乳房重建适合于各种原因准备或已经接受乳房切除的女性,或因为保乳手术导致乳房明显变形的病人。

(2)乳房术后重建的类型:根据重建的时机,乳房重建可以分为即刻重建、延期重建及分期即刻乳房重建 3 类。乳房重建可以在全乳切除的同时,通过一次麻醉过程完成,称为即刻重建。即刻重建的优点主要有:可以保留乳房原有的重要解剖结构,如乳房下皱襞、乳房皮肤甚至乳头乳晕;节省手术费用,病人不会经历失去乳房的痛苦。乳房重建也可以在全乳切除术后的数月或数年后进行,称为延期重建。

实训二

情　境　二

病人术后 1 个月入住肿瘤科,行首期辅助化疗。病人精神状态良好,饮食、睡眠如常,大小便正常,体力良好,术后体重未有明显变化。体格检查:T 36.3℃,P 80 次/min,R 18 次/min,BP 120/80mmHg,胸廓对称,无畸形,胸骨无叩击痛,左乳正常,右乳缺如,右侧胸壁见一长约 25cm 瘢痕,已愈合,双侧上肢活动自如,右侧上肢较对侧轻微肿胀。血常规、电解质、肝功能、尿常规、心电图等检查均正常。为保证多个化疗疗程的顺利实施,经病人左侧上肢进行了经外周静脉穿刺的中心静脉导管(peripherally inserted central venous catheter,PICC)置入。病人化疗过程中一度出现恶心、呕吐、厌食,并担心 PICC 对日后生活的影响,担心别人注意到自己的胸部不对称。

【护理评估】

1. **健康史**　病人右侧乳腺癌简化根治术后 1 个月,饮食、睡眠如常,大小便正常,体力良好,术后体重未有明显变化。

2. 身体状况　病人右侧胸壁见一长约 25cm 瘢痕，已愈合，右侧上肢活动自如，右侧上肢较对侧轻微肿胀。双侧上肢活动自如，穿刺处血管弹性好，穿刺局部皮肤无瘢痕、硬结等情况，穿刺处血管及肢体无外伤史。病人化疗过程中出现恶心、呕吐、厌食。

3. 心理-社会状况　病人担心 PICC 对日后生活的影响，担心别人注意到自己的胸部不对称。

【主要护理诊断/问题】

1. 恶心　与化疗药物副作用有关。

2. 知识缺乏：缺乏 PICC 自我护理方面的知识。

3. 体像紊乱　与手术切除乳房、术后伤口瘢痕有关。

【护理目标】

1. 病人恶心缓解或消失。
2. 病人能够掌握 PICC 自我护理方面的知识。
3. 病人能够积极面对体像变化。

【护理措施】

1. 恶心、呕吐的护理　病人出现恶心、呕吐时，可遵医嘱使用镇吐药，保持口腔清洁。

2. PICC 置管与维护

(1) 选择左侧上肢静脉行 PICC 置管术（实施详见 PICC 置管与维护操作流程）。

(2) 输液接头每周更换 1 次，如输注血液或肠外营养液，输注完毕后需立即更换。

(3) 输入化疗药物前、后进行冲、封管应依次进行生理盐水冲管（saline flush，S）—药物注射（administer the medication，A）—生理盐水冲管（saline flush，S）—肝素盐水冲管（heparin flush，H），即 SASH 原则；若为禁用肝素者，则不用肝素盐水冲管。

(4) PICC 置管后 24h 内更换敷料，并根据使用的敷料种类及贴膜使用情况决定更换频次（无菌纱布 2d 更换一次，无菌透明或半透明贴膜 5~7d 更换一次）；渗血、出汗等导致的敷料潮湿、卷曲、松脱或破损时立即更换。

3. 心理护理　关爱病人，鼓励病人倾诉内心感受；鼓励家人，尤其是丈夫对病人给予支持、理解、关心；推荐冥想、放松等缓解情绪压力的方法；向病人介绍合适的义乳，以保持自我形象。

4. 健康教育　每日对保留导管的必要性进行评估，不需要时应当尽早拔除导管。注意定期评估穿刺部位血管、皮肤情况，预防和早期发现机械性静脉炎及导管相关性上肢静脉血栓。

PICC 置管与维护操作流程

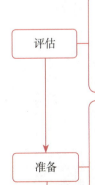

评估

(1) 核对病人信息。
(2) 评估病人意识、穿刺侧肢体活动情况。
(3) 评估穿刺侧血管及局部皮肤情况。
(4) 测量预置导管的长度及上臂臂围，并记录。
(5) 向病人解释操作的目的、方法及配合事项。

↓

准备

(1) 病人准备：病人已签知情同意书，平卧，充分暴露穿刺部位，铺无菌巾，手臂外展与躯干成 90° 角。
(2) 环境准备：环境温度适宜，宽敞、明亮。
(3) 护士准备：着装规范，洗手、戴口罩。
(4) 用物准备：一次性 PICC 导管包（图 5-3-5），皮尺、碘伏、75% 乙醇溶液、无菌无粉手套、无菌透明敷料、20mL 注射器、0~10U/mL 肝素盐水。

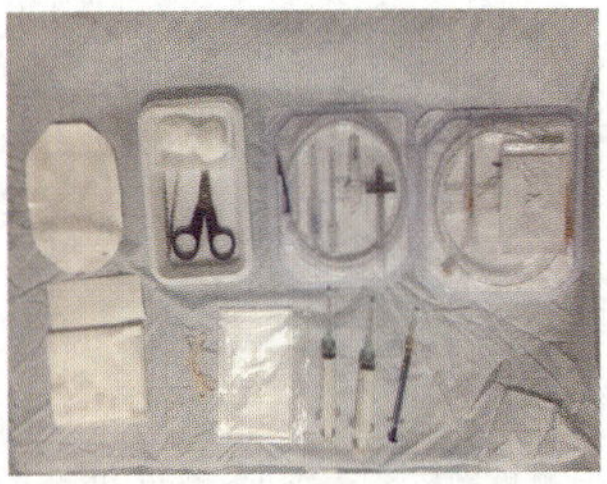

图 5-3-5　一次性 PICC 导管包

Note:

消毒

（1）按照无菌操作原则，使用无菌隔离衣、无菌无粉手套、帽子、口罩、无菌大单。

（2）消毒范围由内向外，以穿刺点为中心，直径 20cm，先用 75% 乙醇溶液按顺时针、逆时针方向依次脱脂 3 遍，待干后，再用碘伏按顺时针、逆时针方向依次消毒 3 遍（图 5-3-6）。

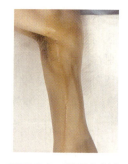

图 5-3-6 消毒穿刺点

置管

（1）检查导管的完整性，导管及连接管内注入生理盐水，并用生理盐水湿润导管（图 5-3-7）。

（2）扎止血带，15°~30° 进针穿刺（图 5-3-8），确定回血后，降低角度，再进针 0.5cm，再送导入鞘，确保导入鞘进入静脉内。

（3）松止血带，拔出穿刺针芯（图 5-3-9），再送入导管，到相应深度后再拔出导入鞘；固定导管，移去导丝，修剪导管末端，安装输液套筒，并安装输液接头。

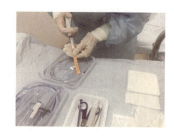

图 5-3-7 冲洗导管

固定

（1）将体外导管放置呈 S 或 L 形弯曲，用免缝胶带及透明敷料固定（图 5-3-10）。

（2）透明敷料上注明导管的置管深度、日期和时间、操作者姓名。

（3）X 线确定导管尖端位置，做好记录。

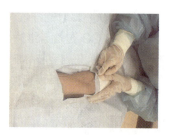

图 5-3-8 静脉穿刺

冲、封管

（1）输入药物时先抽回血，以确定导管在静脉内。

（2）再用 0~10U/mL 肝素盐水脉冲式冲洗导管，每 8h 一次。

（3）连接输液装置，输入药液。

（4）药液输注完毕后进行封管，使用 0~10U/mL 肝素盐水脉冲式正压封管，封管液量应是导管及附加装置容积的 2 倍。

更换敷料

（1）由导管远心端向近心端缓慢撕去无菌透明敷料。

（2）戴无菌手套，以穿刺点为中心由内向外消毒，先用 75% 乙醇溶液按顺时针、逆时针方向依次脱脂 3 遍，待干后，再用碘伏按顺时针、逆时针方向依次消毒 3 遍，消毒面积应大于敷料面积。

（3）无菌透明敷料无张力粘贴固定。

（4）注明粘贴无菌敷料的日期、时间、置管深度和操作者。

（5）记录穿刺部位情况及更换敷料的日期、时间。

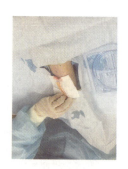

图 5-3-9 拔出针芯

拔管

（1）由导管远心端向近心端缓慢撕去无菌透明敷料。

（2）戴无菌手套，以穿刺点为中心由内向外消毒，先用 75% 乙醇溶液按顺时针、逆时针方向依次脱脂 3 遍，待干后，再用碘伏按顺时针、逆时针方向依次消毒 3 遍，消毒面积应大于敷料面积。

（3）一手用纱布或棉球轻压穿刺点，另一手拔管，每次抽出 2cm 左右。

（4）全部拔出后，按压穿刺点至不出血为宜。

（5）纱布覆盖穿刺点后固定。

整理、记录

（1）协助病人取舒适卧位，整理床单位，交代注意事项。

（2）处理用物，洗手。

（3）填写 PICC 维护记录单、护理记录单。

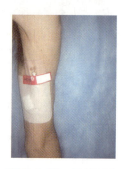

图 5-3-10 导管固定

Note：

【护理评价】

1. 病人的恶心症状缓解或消失。
2. 病人能够掌握 PICC 自我护理方面的知识，出院后实施自我护理。
3. 病人能够接受体像改变。

【实训拓展】

1. **完全植入式静脉输液港的概念及常见并发症**　完全植入式静脉输液港（totally implantable venous access port, TIVAP），简称输液港（PORT），和 PICC 均为目前临床上乳腺癌病人术后化疗常用的静脉输液方式。PORT 是完全植入人体内的闭合输液装置，包括尖端位于上腔静脉的导管部分及埋植于皮下的注射座（图 5-3-11）。目前 PORT 根据植入途径分为上臂式和胸壁式两种，前者植入上肢贵要静脉或肱静脉，后者植入颈静脉中，但在置管过程中或携带输液港期间均有可能发生不同类型的并发症，如局部淤血、切口裂开、感染、导管堵塞、导管脱落、气胸、血气胸等。

2. **胸壁式静脉输液港的置管流程**　病人签署知情同意书及麻醉告知书。病人取仰卧位，确定输液港位置并消毒。局部麻醉起效后，按照无菌操作要求，将穿刺针刺入其颈内静脉或锁骨下静脉，在导丝引导下将导管置入血管中。确保导管的尖端位于病人上腔静脉和右心房的交界处（图 5-3-11）后，为病人建立皮下隧道和皮袋。将 PORT 的注射座固定在病人锁骨下窝处（图 5-3-12）。应将注射座埋置在病人锁骨下窝处皮下 0.5~1.0cm 处，以免影响注射座的稳定性和病人的活动度。将 PORT、导管及注射座相连接，同时为病人缝合穿刺口、固定导管。运用标准脉冲式方法冲管，做好接头处理。在完成上述的操作后，通过对病人进行 X 线检查来确定其导管的位置是否正确。在操作结束 7d 后，为病人拆除缝线（图 5-3-13）。

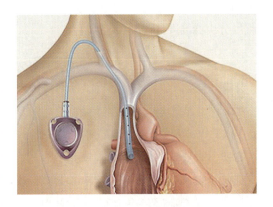

图 5-3-11　胸壁式输液港结构

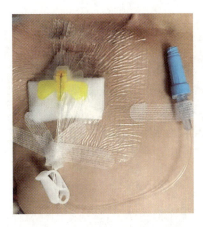

图 5-3-12　PORT 注射座固定部位

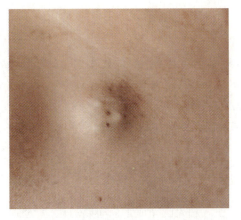

图 5-3-13　PORT 拆线后注射座的部位

3. **病人完全植入式静脉输液港带港期间的注意事项**　病人带港期间需保持局部皮肤清洁干燥，如果输液港及隧道周围有红、肿、疼痛等感染症状及时联系医生或护士；避免使用同侧手臂提过重物品，过度活动等，不用同侧手臂做引体向上、托举重物等活动；避免用力撞击输液港部位；治疗间歇期每 28d 来医院维护输液港一次；若同侧手臂出现肿胀、活动受限，及时来医院检查。

Note:

4. PICC 置管过程中原发性导管异位的预防与处理 原发性导管异位发生在置管过程中,导管头端进入各种不确定的位置,或在各类静脉内打圈、回折,包括同侧或对侧锁骨下静脉、颈内静脉、头臂静脉、腋静脉、无名静脉;奇静脉、左、右胸廓内静脉、右心房或右心室等。

(1) 预防措施:在置管过程中,应重视观察病人症状和体征,有助于判断导管异位,如病人诉闻及颈部过水声、手臂或肩部疼痛、胸闷或胸痛、心悸或发现病人出现心律不齐甚至心搏骤停;当导管送入至预测长度后,可使用超声探头探测置管侧颈部静脉,以排除导管头端进入颈部静脉,并及时调整;置管者应该熟悉胸部 X 线检查结果的判断,必要时可进行正确的复位,并再次进行胸部 X 线检查以确认头端位置,记录所有采取的措施。

(2) 处理措施:根据实际情况采取不同的处理方法,如压迫颈内静脉、生理盐水推注、在各类 X 线透视仪器监控下操作等。导管的复位须在最大无菌屏障和进行无菌操作的条件下完成,护士不应该将 PICC 导管体外部分推进血管内,因为这部分导管已经接触到穿刺点周围的皮肤。每次导管复位后,都需拍摄 X 线胸片确定导管头端位置,并记录所采取的措施,以便进一步追踪导管使用情况。PICC导管头端无法复位而影响到导管功能时,应重新置管或拔除导管。

5. PICC 相关机械性静脉炎的诊断标准 机械性静脉炎是指因血管内异物活动导致血管内膜损伤和炎症的发生,属于急性无菌性炎症。目前,临床上普遍采用美国静脉输液护理学会静脉炎严重程度分级标准进行分级(表 5-3-1)。

表 5-3-1 美国静脉输液护理学会静脉炎严重程度分级标准

分级	症状
0 级	无症状
I 级	输液部位发红伴有或不伴有疼痛
II 级	输液部位伴有发红和 / 或水肿
III 级	输液部位疼痛伴有发红和 / 或水肿,条索状物形成,可触及条索状静脉
IV 级	输液部位疼痛伴有发红和 / 或水肿,条索状物硬结形成,可触及条索状静脉,长度大于 2.5cm,有脓液流出

🏥 **实训三**

情 境 三

入院行第二期化疗,左侧上肢 PICC 置管。病人意识清醒,睡眠可,大小便正常,自述活动无耐力,易疲劳,情绪低落,体重减轻。体格检查:T 36.1℃,P 80 次 /min,R 17 次 /min,BP 112/75mmHg。肝功能、肾功能正常,血白细胞计数 $5×10^9$/L。PICC 导管无堵塞、异位、脱管等情况,穿刺点皮肤无红肿、渗液和渗血等异常情况。遵医嘱进行化疗。

【护理评估】

1. **健康史** 病人已完成 1 个周期的化疗,睡眠可,大小便正常,自述活动无耐力,易疲劳,体重减轻。

2. **身体状况** 生命体征正常。PICC 导管无堵塞、异位、脱管等情况,穿刺点皮肤无红肿、渗液和渗血等异常情况。

3. **心理 - 社会状况** 病人处于第二期化疗阶段,情绪低落,疲乏。

【主要护理诊断/问题】

1. **营养失调：低于机体需要量**　与恶性肿瘤消耗、化疗药物副作用有关。
2. **疲乏**　与癌症、化疗不良反应等有关。

【护理目标】

1. 病人营养状态改善。
2. 病人疲乏症状缓解。

【护理措施】

1. **营养支持**　给予高蛋白、高纤维素、低脂肪、易消化的清淡饮食，根据病人饮食喜好予以调整，增进病人食欲。必要时给予静脉营养支持。

2. **用药护理**　合理配置化疗药物(实施详见化疗药物配置操作流程)，注意化疗药物应用顺序。观察化疗药物副作用，及时通知医生，对症处理。

3. **癌因性疲乏管理**　每日评估并记录病人疲乏程度，指导病人进行有氧训练；鼓励配偶陪伴，给予心理支持；引导病人主动应对病情，教会病人掌握自我减压技术，如肌肉放松、情绪转移等身心放松疗法。疲乏严重时须遵医嘱给予营养补充剂及相关药物治疗，以改善疲乏症状。

4. **健康教育**　化疗间歇期坚持适度功能锻炼，维持良好的身心状态，改变不良生活习惯，增强机体免疫力。调动病人的社会支持力量，鼓励家属、朋友给予心理、社会支持。

化疗药物配置操作流程

人员准备
(1) 进入静脉用药集中调配中心(PIVAS)更换拖鞋，洗手。
(2) 更换一次性洁净服装(图5-3-14)。
(3) 戴双层一次性口罩或N95口罩(图5-3-15)、戴护目镜(图5-3-16)，戴双层一次性无粉无菌乳胶手套(图5-3-17)。

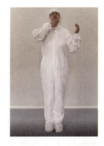

图5-3-14　洁净服

用物准备
(1) 环境准备：环境清洁、安静、安全。
(2) 物品准备：碘伏棉签、75%乙醇溶液、各种规格注射器、纱布、振荡器、治疗碗、量筒、转运车、危害药品专用包装袋、锐器盒、医疗垃圾桶、洗眼液、手消毒液、急救箱、危害药品溢出包、生物安全柜并保证其性能良好(图5-3-18)。
(3) 用蘸有75%乙醇溶液的无纺纱布从上到下、从内到外擦拭生物安全柜内部。

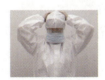

图5-3-15　戴口罩

混合调配
(1) 辅助人员核对输液标签上的病人信息，用药信息、药物配伍、检查用药剂量合理性。
(2) 核对无误后将药品有序摆放(药品在上，溶媒在下)在生物安全柜上，并进行消毒。
(3) 混合调配人员将生物安全柜防护玻璃拉至18cm处，操作前、中、后严格核对并执行无菌操作，逐一抽吸药品，按药物特性混合调配(图5-3-19)。
(4) 混合调配人员再次核对，确认无误后签名。
(5) 辅助人员再次核对，按照垃圾分类原则处理用物，整理、清洁台面。
(6) 混合调配过程中发生危害药品溢出，立即启动应急预案。

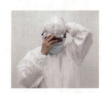

图5-3-16　戴护目镜

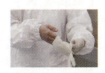

图5-3-17　戴手套

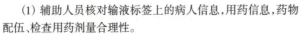

包装
(1) 辅助人员与混合调配人员脱掉一层手套,在调配间完成危害药品成品液体的复合包装。
(2) 混合调配人员登记科室及成品液体数量,传出调配间(图 5-3-20)。

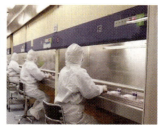
图 5-3-18 生物安全柜

清洁消毒
(1) 清洁、消毒生物安全柜,关闭开关。
(2) 一次性脱去洁净服、口罩、更换拖鞋、洗手,离开调配间。

图 5-3-19 抽吸并混合药液
A:抽吸药物;B:混合药物。

整理、记录
(1) 登记有害药品调配责任表。
(2) 填写 PIVAS 相关物品使用和消杀记录单。
(3) 做好交接班记录。

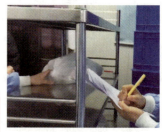
图 5-3-20 登记、传出成品液体

【护理评价】

1. 病人摄入足够的营养素,未发生体重减轻。
2. 病人诉疲乏症状减轻。

【实训拓展】

1. 静脉用药集中调配中心(pharmacy intravenous admixture services,PIVAS)简介 PIVAS 是指在符合国际标准、依据药物特性设计的操作环境下,经药师审核处方,由受过专门培训的药学技术人员严格按照标准操作程序进行全静脉营养、细胞毒性药物和抗生素等静脉药物的混合调配的区域。PIVAS 的建立,在提高医院静脉输液调配质量、保障病人安全、合理用药和加强医务人员职业防护等方面发挥了重要作用。国内 PIVAS 引入了独立的空气净化、处理系统,能够在局部形成独立的排风、通风环境,可在局部形成相对封闭、相对负压的环境,从而将药粉和药液控制在一定空间范围之内。为了保障静脉输液调配质量及医务人员自身职业安全,在 PIVAS 进行集中调配已经成为我国抗肿瘤药物混合调配的主要模式。

2. 化疗药物外渗的处理措施 发生化疗药物外渗时,首先应立即停止输液,保留输液通路装置;使用注射器回抽静脉通路中残余药液后,拔除外周静脉导管或静脉输液港无损伤针。若深部组织发生经中心静脉化疗药物外渗,则应遵医嘱行 X 线检查以确定导管尖端位置。护士应评估病人肿胀范围及外渗液体量,确认外渗的边界并标记;观察外渗区域的皮肤颜色、温度、感觉、关节活动度和外渗远端组织的血流情况。

通常化疗药物外渗发生的 24~48h 内,宜给予干冷敷或冰敷,每次 15~20min,每日≥4 次。而奥沙利铂、植物碱类化疗药物外渗则给予干热敷,成人热敷温度不宜超过 60℃,儿童热敷温度不宜超过 42℃;对于局部肿胀明显者,可给予 50% 硫酸镁、如意黄金散等湿敷。根据外渗药物的种类,护士还可遵医嘱使用相应的解毒剂和治疗药物,其中,对于发疱性化疗药物外渗,则应遵医嘱进行局部封闭,封闭时应避免损伤中心血管通路装置。

除以上护理措施外,还应抬高病人患肢,避免局部受压。护士还应及时记录病人症状和体征,外渗发生的时间、部位、范围,局部皮肤情况,输液工具,外渗药物名称、浓度和剂量,采取的处理措施等。

(李玉丽)

思政小课堂

践行医学事业,一生都在馈赠——"开拓者"叶惠方

叶惠方教授,毕业于北京协和医学院,师从著名妇产科专家林巧稚。作为解放军总医院妇产科创始人,叶惠方在国内率先开展无痛分娩、妇产科免疫学及遗传学研究。一生淡泊名利、默默奉献的她,迎接了无数新生命。"一个人不能选择历史,但可以选择自己的追求!"这是百岁老人叶惠方常说的一句话,也是对她人生经历的高度概括。

1937年叶惠方刚参加完医学院毕业考,全面抗战就爆发了,叶惠方的老师和同学们被迫离校。由于战乱,她与家里断了音讯,靠变卖衣物度日,但她依然坚信:"再困难,我们也要把书读完。祖国总有一天会强大起来,总有一天需要我们!"

叶惠方教授的一生如蜡烛般燃烧自己,照亮别人。20世纪60年代,国内学者认为患有心脏病的产妇禁忌剖宫产,病人可能会死在手术台上,而叶惠方教授为了挽救患有严重心脏病的产妇和胎儿的生命在1964年打破了这一禁忌。在叶惠方教授眼里,为了治病救人,荣誉和地位皆可舍弃。1999年春天,已是八旬高龄的叶惠方,接诊了一位从外地农村赶来的先天性肛门闭锁的小病人,小病人家贫,无钱治疗,叶惠方就将其一家三口带回家,一住就是两个多月。一年后,小病人进行二期手术,一家三口再次住进叶惠方的家,直至小病人痊愈。

她用几十年如一日的行动完美诠释了什么是"医者仁心""止于至善"。2016年,百岁老人叶惠方立下遗嘱,要求死后将遗体捐献,用于医学研究。

【启示】

1. 人文关怀与职业素养　作为护理工作者,我们要始终将人文关怀体现在护理工作中,不仅要了解病人的病症,也要了解病人的生活习惯,甚至家庭情况。关注病人的生命安全与健康、权利与需求、人格与尊严。把病人的利益放在第一位,坚持以病人为中心,关爱病人,维护病人的利益与幸福。正如叶惠方教授那样,用全心全意为人民服务来展示医务工作者的人格魅力。

2. 奉献精神与使命感　叶惠方教授亲自带学生,为学生讲课,帮助科室里医生提高业务水平。为了让解放军总医院的医生走出去,学习国外先进技术,叶惠方连续当了7期英文教员,让学员们既提升了英语水平,又提高了专业水平。有人算过,她免费教授英语的学生至少有5代人。叶惠方教授为医学事业的实践和传承奉献了所有。医务工作者的职业特殊性决定了医学是以奉献为基础的,而奉献是医务工作者应该具备的基本素质,选择了医学就选择了神圣,选择了奉献,护理工作者应倡导、继承和弘扬南丁格尔不畏艰险、甘于奉献、救死扶伤、勇于献身的人道主义精神。

3. 民族精神　几千年来,忠诚、爱国一直都是中华儿女深厚的思想情感与矢志不移的精神追求,也是中华传统文化的灵魂与核心。叶惠方在读到大学四年级时,日本侵略者强行接管了学校,学校出了一道"大东亚共荣圈"的考题,叶惠方和一些同学愤然退出考场,发出了"我们不做亡国奴"的抗议。从那时起,叶惠方就坚定了"只有共产党才能救中国"的信念。她积极为党做地下工作,送情报、做宣传、组织学生运动。叶惠方教授常常鼓励同学们说:"再困难,我们也要把书读

完,祖国总有一天会需要我们的。"叶惠方教授用一生的经历,忠实地记录着中国共产党带领中华民族从"站起来""富起来"到"强起来"的辉煌历史。作为新时代的医务工作者,需要继续秉承前辈的民族精神,不忘先烈振兴中华的初心,在新时代、新征程上阔步前行,为健康中国战略、为伟大复兴的中国梦奉献青春和力量。

(张　晶)

URSING

第六章

内分泌系统疾病病人护理实训

06章 数字内容

─── 学 习 目 标 ───

知识目标:

1. 掌握内分泌系统疾病病人的护理。

2. 熟悉内分泌系统疾病常用的操作技术。

3. 了解内分泌系统疾病护理相关进展。

能力目标:

1. 能根据病人的实际情况正确使用胰岛素笔和胰岛素泵。

2. 能指导病人熟练掌握胰岛素笔的使用方法。

3. 能正确处理甲状腺危象,提供有效的护理措施。

素质目标:

1. 能以病人为中心,根据病人的特点提供整体护理。

2. 能根据病人的特点提供个性化的心理护理。

第一节　糖尿病病人护理

--- 案 例 导 入 ---

　　病人,男性,55 岁。因多尿、多饮、多食、消瘦 1 个月入院。病人自述近 1 个月频繁口渴,每日饮水量 3~4L,尿量与饮水量大致相当。近 1 个月体重减轻约 5kg。病人日常活动少,饮食不规律,大便正常。

　　体格检查:T 36.5℃,P 88 次 /min,R 16 次 /min,BP 122/66mmHg;体重 70kg,身高 170cm。

　　辅助检查:血常规结果显示 WBC $8.2×10^9$/L,N 82%,Hb 125g/L,RBC $4.2×10^{12}$/L;血气分析结果显示 pH 7.32,$PaCO_2$ 33mmHg,PaO_2 86mmHg,HCO_3^- 27mmol/L,BE −3mmol/L。空腹血糖 22.3mmol/L,糖化血红蛋白 9.2%;尿常规检查示酮体(−)。

　　诊断:2 型糖尿病。

实训一

情　境　一

　　病人入院后遵医嘱予以预装胰岛素皮下注射,早餐前 10U,晚餐前 8U,餐前 30min 皮下注射。病人及家属缺乏糖尿病的疾病知识和自我管理知识,对需要使用胰岛素治疗有明显的抵触情绪,不接受患糖尿病的事实。

【护理评估】

　　1. **健康史**　病人既往健康,入院后仍有多尿、多饮。

　　2. **身体状况**　T 36.5℃,P 88 次 /min,R 16 次 /min,BP 122/66mmHg。病人的腹部、大腿外侧、上臂外侧、臀部等部位皮肤无红、肿、硬结及破损,皮下脂肪丰富。

　　3. **心理 - 社会状况**　病人已婚,病人及家属缺少糖尿病相关知识及皮下注射胰岛素相关知识,存在焦虑、抵触心理。

【主要护理诊断 / 问题】

　　1. **超重:高于机体需要量**　与胰岛素分泌不足或功能障碍有关。

　　2. **知识缺乏:**缺乏糖尿病及胰岛素使用相关知识。

　　3. **焦虑**　与疾病需要注射胰岛素有关。

　　4. **潜在并发症:**低血糖。

【护理目标】

　　1. 病人血糖得到有效控制。

　　2. 病人了解皮下注射胰岛素的重要性和必要性,并能积极配合。

　　3. 病人逐步掌握胰岛素笔的使用方法和注意事项。

　　4. 病人情绪稳定。

　　5. 病人未发生低血糖。

【护理措施】

1. **用药指导**　告知病人注射胰岛素的目的,给予病人餐前皮下注射胰岛素(实施详见胰岛素笔使用操作流程)。

2. **饮食指导**　帮助病人制定合理、个性化的饮食计划,并鼓励和督促病人执行。

(1) 制定总热量

1) 计算理想体重(简易公式法):理想体重(kg)= 身高(cm)−105。

2) 判断体型:体重指数(kg/m²) = 体重(kg)/ [身高(m)]²,体重指数≤18.5kg/m²,为体重过低;18.6~23.9kg/m²,为正常体重;24.0~27.9kg/m²,为超重;≥28kg/m²,为肥胖。

3) 计算总热量:正常体重的成年人,休息状态下每日每千克理想体重给予热量20~25kcal(1kcal=4 185.8J),轻体力劳动25~30kcal,中度体力劳动30~35kcal,重体力劳动40kcal。儿童、孕妇、哺乳期女性、营养不良和消瘦以及伴有消耗性疾病者应酌情增加,肥胖者酌情减少,使体重逐渐恢复至理想体重的 ±5%。

上述病人的职业为出租车司机,轻体力劳动;体重指数为 24.22kg/m²,超重;每日热量为1 625~1 950kcal。

(2) 食物组成:总的原则是控制总热量,合理、均衡地分配各种营养素。碳水化合物所提供的热量占饮食总热量的50%~65%,蛋白质的供能比为15%~20%,脂肪所提供的能量不超过总能量的35%,减少饱和脂肪酸、反式脂肪酸和胆固醇的摄入。

(3) 食物热量分配:确定每日食物总热量和碳水化合物、脂肪、蛋白质的组成后,按每克碳水化合物、蛋白质产热 4kcal,每克脂肪产热 9kcal,将热量换算为食品后制定食谱,每日三餐可按占总量比1/5、2/5、2/5 或 1/3、1/3、1/3 进行分配。

(4) 注意事项:①炒菜宜用植物油,多清蒸和水煮,少油炸、油煎;少食动物内脏、蟹黄、蛋黄、鱼子等含胆固醇高的食物。②每日食盐摄入量应小于 6g,限制摄入含盐量高的食物,如加工食品、调味酱等。③严格限制各种甜食:包括各种糖果、饼干、含糖饮料等。对于血糖控制较好者,可在两餐之间或睡前加水果,如苹果、梨、橙子等。④不推荐饮酒,不宜空腹饮酒,每周饮酒不超过 2 次,男性每次饮用酒精不超过 25g,女性每次饮用酒精不超过 15g(15g 酒精相当于 350mL 啤酒,150mL 葡萄酒或 45mL 蒸馏酒)。

3. **运动指导**　鼓励病人适当运动,指导病人选择适合的运动方式和运动量。

(1) 运动原则:有氧运动、量力而行、持之以恒。

(2) 运动方式:建议选择中等强度的有氧运动,如快走、慢跑、骑车、打太极拳、球类活动等,运动过程中注意自我监测心率,以最大心率(220− 实际年龄)的 50%~70% 为宜,或者心率数值不超过 170−年龄。

(3) 最佳运动时间:餐后 1h(从进食开始计时),成年糖尿病病人每周运动 3~7d,每次运动30~40min,运动前应有 5~10min 准备活动,运动后进行放松活动至少 5min。

4. **低血糖的护理**　指导病人识别并处理低血糖,告知病人低血糖的预防措施。

(1) 识别低血糖:告知病人如果出现以下症状,如出汗、饥饿、心慌、颤抖、面色苍白等,可能是发生了低血糖,应立即进食或含服糖块,并通知医生。

(2) 预防低血糖:①病人应用胰岛素和促胰岛素分泌剂时应从小剂量开始,逐渐增加剂量,并谨慎调整剂量。②病人定时、定量进餐,如果进餐量较少,应相应减少药物剂量。③病人运动量增加时,运动前应增加额外的碳水化合物摄入。④酒精能直接导致低血糖,病人应避免酗酒和空腹饮酒。⑤在后半夜及清晨发生低血糖的病人,晚餐应适当增加主食或含蛋白质较高的食物。

5. **心理护理**　讲解血糖达标的重要性,讲解糖尿病的疾病知识、胰岛素注射相关知识、血糖监测知识等,鼓励病人与病友交流,缓解焦虑、抵触心理,帮助其树立信心。

Note:

胰岛素笔使用操作流程

评估
(1) 核对病人信息,解释操作目的。
(2) 评估病人血糖情况。
(3) 评估注射部位处的皮肤颜色、温度、有无硬结、瘢痕及感染等。
(4) 评估病人是否能按时进餐。

准备
(1) 病人准备:病人取舒适体位。
(2) 环境准备:环境清洁、安静、安全。
(3) 护士准备:着装规范,洗手,戴口罩。
(4) 物品准备:速干手消毒液、治疗盘、弯盘、棉签、75%乙醇溶液、胰岛素笔、注射针头、胰岛素。

注射
(1) 选择注射部位。
(2) 消毒皮肤,待干。
(3) 充分混匀胰岛素。
(4) 安装针头:乙醇消毒笔芯前端,安装胰岛素针头,依次取掉外针帽和内针帽。
(5) 排气:针尖朝上,排尽空气,每次排气 1~2U,直至有液体溢出。
(6) 进针:旋转剂量调节按钮,遵医嘱调至所需单位数。在四肢或脂肪较少的腹部注射时,无论针头长短,都建议捏起皮肤注射(图 6-1-1)或者 45° 倾斜注射;对于儿童、青少年和过瘦的病人,针头尽可能选择短型;捏起皮肤、垂直或倾斜进针,避免注射至肌肉。
(7) 注射:注射时缓慢推注,注射完毕,针头需在皮下保留 6~10s,再拔出针头,再次核对(图 6-1-2)。

整理
(1) 旋下针头(图 6-1-3),丢入锐器盒内,注射后将笔帽盖紧。
(2) 向病人交代注意事项,协助其取舒适卧位。
(3) 整理用物,洗手,记录。

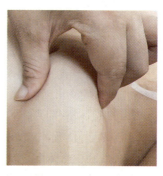

图 6-1-1　捏起皮肤

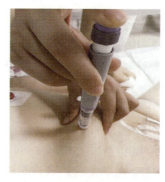

图 6-1-2　注射胰岛素

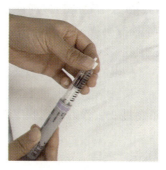

图 6-1-3　旋下针头

【护理评价】

1. 病人血糖得到有效控制。
2. 病人能够正确使用胰岛素笔,知晓胰岛素注射相关知识。
3. 病人情绪稳定。
4. 病人未发生低血糖。

【实训拓展】

1. 胰岛素常见的注射部位及不同注射部位对胰岛素的吸收速度

(1) 常见的注射部位:①腹部,耻骨联合以上约 1cm,最高肋缘以下约 1cm,脐周 2.5cm 以外的双侧;②双侧大腿前侧外上 1/3;③双侧臀部外上侧;④上臂外侧的中间 1/3。短效胰岛素最好选择腹部注射;希望减缓胰岛素吸收速度时,可选择臀部注射;儿童病人注射中长效胰岛素时,最好选择臀部或者大腿(图 6-1-4)。

Note:

（2）注射时推荐将腹部分为4个等分区域，将大腿或臀部分为2个等分区域，每周使用1个等分区域并始终按顺时针方向轮换注射，连续2次进针的间隔至少1cm（大约病人本人一个手指的宽度）。从注射开始，医务人员应至少每年评估1次病人的部位轮换方案是否正确。

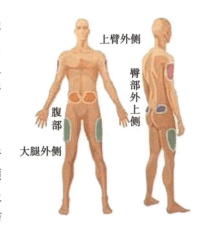

图 6-1-4　胰岛素注射部位

2. 注射胰岛素的常见问题及预防措施

（1）皮下脂肪增生：皮下脂肪增生是胰岛素注射中最常见的并发症。胰岛素使用时间的长短、注射部位是否轮换、更换针头的频率与皮下脂肪增生密切相关。一旦有皮下脂肪增生现象，应停止在此部位继续注射，以减少皮下脂肪增生产生的影响。皮下脂肪增生一般会在停止胰岛素注射后不久消退。皮下脂肪增生的检查需要病人保持平卧位（如无法做到可取站立位或坐位），以充分暴露注射部位。病人每年应至少接受1次注射部位检查；直至下一次医务人员检查前，病人都应避免在皮下脂肪增生部位注射胰岛素；当注射部位从脂肪增生处转移到正常组织时，应减少胰岛素注射量，一般减少原剂量的20%。

（2）脂肪萎缩：脂肪萎缩比较少见，原因尚不清楚。可能的原因是胰岛素结晶引发的机体对脂肪细胞产生局部免疫反应，因此患有自身免疫性疾病的年轻女性病人发生脂肪萎缩的风险更高。停止注射胰岛素后脂肪萎缩可逐渐消退，脂肪萎缩与针头重复使用或未进行注射部位轮换有关。一旦发生脂肪萎缩，应停止在该部位注射胰岛素，必要时需要改变胰岛素剂型。

（3）疼痛：与以下几个因素有关，针头长度、针头直径、注射环境（包括周围环境、针头外观、医务人员和家属的不安情绪）、捏皮过紧、重复使用针头、针尖触及肌肉或筋膜、胰岛素温度较低、酒精消毒皮肤未干以及在体毛根部注射等。因此，要避免或减少注射疼痛，应选择长度更短、直径更小、穿透力更小的针头；不重复使用针头；使用中的胰岛素应室温保存；避免在体毛根部注射；酒精消毒皮肤待干后注射；大剂量胰岛素应拆分注射或提高胰岛素浓度等。如病人偶感锐痛可能因针头触碰神经末梢，如持续疼痛应该检查注射方法是否得当。

（4）出血和淤血：偶发注射部位的出血或淤血并不影响胰岛素的吸收和治疗效果。当出血或淤血频繁发生时，需要评估注射技术是否正确，是否存在凝血功能障碍或使用抗凝药物。

3. 胰岛素笔的安装方法

（1）使用时，将笔帽拔出，把胰岛素笔的笔芯架旋开（图6-1-5）。

（2）如果活塞杆尚未被推回，用手指直接按压活塞杆顶部，直至活塞杆不能移动，此时会听到"咔嗒"一声。

（3）将胰岛素笔芯插入笔芯架，再轻轻将笔芯架卡到笔身上，直至听到"咔嗒"一声提示音（图6-1-6）。

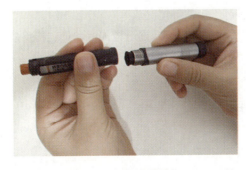

图 6-1-5　旋开笔架

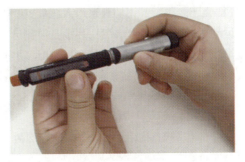

图 6-1-6　安装笔芯

Note：

实训二

情 境 二

病人住院5d后,突然出现肠梗阻,行急诊手术,在全身麻醉下行肠粘连松解术。术后,病人禁止喝水和进食,血糖15.6mmol/L,考虑到病人几天内血糖波动比较大,为了平稳控制血糖,预防低血糖的发生,医生决定让病人使用胰岛素泵控制血糖。

【护理评估】

1. **健康史** 病人肠粘连松解术后,需要根据其情况调整饮食,初期为禁食、水、后逐渐过渡到流食、半流食等,进食量不规律。而且病人肠梗阻后,可能会出现应激性高血糖等,血糖波动比较大。

2. **身体状况** 病人意识清醒,T 36.5℃,HR 92 次/min,R 20 次/min,BP 122/68mmHg。

3. **辅助检查** 血常规结果显示 WBC 9.2×10^9/L,N 70%,Hb 125g/L,RBC 4.2×10^{12}/L;空腹血糖15.6mmol/L,糖化血红蛋白 7.2%。

4. **心理 - 社会状况** 病人急诊手术后,血糖波动比较大,担心自己的身体状况,焦虑。

【主要护理诊断/问题】

1. **营养失调:低于机体需要量** 与禁食、水和胰岛素分泌不足或功能障碍有关。
2. **潜在并发症:低血糖。**
3. **知识缺乏:缺乏胰岛素泵使用和肠梗阻疾病相关知识。**
4. **焦虑** 与需要使用胰岛素泵和患肠梗阻疾病有关。

【护理目标】

1. 病人血糖得到有效控制。
2. 胰岛素泵使用方法正确。
3. 病人未发生低血糖。

【护理措施】

1. **用药指导** 告知病人胰岛素泵使用的目的和实施方法(实施详见胰岛素泵使用操作流程)。
2. **监测病情** 严密监测血糖的变化(监测血糖 4~7 次/d),有条件的病人可以使用动态实时血糖监测系统,严密监测血糖的变化。
3. **饮食指导** 根据肠道手术后饮食要求指导病人开始进食的时间、进食的种类和进食量,逐渐过渡到普食。进食后需要密切观察病人腹痛、腹胀、排气、排便等情况。
4. **运动指导** 早期卧床休息,逐渐过渡到床上活动、床边活动,逐渐增加运动量。待疾病完全恢复后,逐渐恢复到糖尿病病人的运动方式和运动量,要量力而行。
5. **心理护理** 了解胰岛素泵相关知识,鼓励病人,缓解其焦虑,帮助其树立信心。

胰岛素泵使用操作流程

评估	(1)核对病人信息,解释操作目的。 (2)评估病人血糖情况。 (3)评估注射部位皮肤颜色、温度,有无硬结、瘢痕及感染等情况。

准备

(1) 病人准备:病人取舒适体位。
(2) 环境准备:环境清洁、安静、安全。
(3) 护士准备:着装规范,洗手,戴口罩。
(4) 物品准备:速干手消毒液、治疗盘、弯盘、棉签、75% 乙醇溶液、胰岛素泵(图 6-1-7)、一次性胰岛素储药器(图 6-1-8)、输注导管(图 6-1-9)、透明贴膜。
(5) 药物准备:检查、核对胰岛素的名称、剂型、有效期,胰岛素的外观有无异常,胰岛素的温度是否接近室温(提前 30min 从冰箱内拿出)。

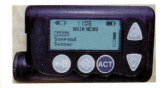

图 6-1-7　胰岛素泵

安装储药器和输注管路

(1) 胰岛素泵安装电池,开机。
(2) 设置胰岛素泵,包括日期、时间、胰岛素剂型、报警声音、基础率和大剂量阈值等参数。
(3) 遵医嘱设置基础率和餐前大剂量。
(4) 安装储药器:打开储药器,抽取胰岛素,排气后取下针头,旋下拉杆(部分品牌胰岛素泵需要)。打开储药仓盖,将储药器放入胰岛素泵中。
(5) 连接输注导管,充盈管路,排出管路内的气体,直至针尖有药液滴出。
(6) 选择注射部位,首选脐周处 4cm 以外的位置,避开腹中线和瘢痕,其他胰岛素注射部位也可以使用。
(7) 75% 乙醇溶液消毒皮肤 2 遍,消毒范围直径大于 5cm,自然待干。
(8) 注射和固定:输注导管的针头刺入皮下,固定注射针头底座,用透明贴膜覆盖加强固定,固定输注导管。
(9) 妥善放置胰岛素泵(图 6-1-10)

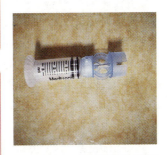

图 6-1-8　一次性胰岛素储药器

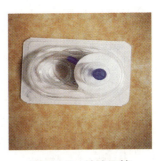

图 6-1-9　输注导管

整理

(1) 观察病人反应,穿刺部位皮肤情况。
(2) 向病人交代注意事项,协助其取舒适卧位。
(3) 整理用物,洗手,记录。

停用胰岛素泵

(1) 评估病人血糖情况,核对并确认医嘱。
(2) 拔除管路。
(3) 按压穿刺点,观察输注部位皮肤情况。
(4) 清洁胰岛素泵,设置基础率为零,归位。
(5) 整理用物,洗手,记录。

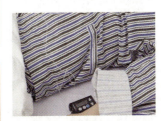

图 6-1-10　妥善放置胰岛素泵

【护理评价】

1. 病人血糖得到有效控制。
2. 病人知晓肠粘连松解术后相关知识。
3. 病人情绪稳定。
4. 病人未发生低血糖。

【实训拓展】

1. 胰岛素泵在糖尿病治疗中的优势

(1) 能够提高对糖尿病围术期血糖的控制,减少血糖波动。
(2) 可减少胰岛素吸收异常。

Note:

（3）可平稳控制血糖,减少血糖波动。

（4）减少低血糖发生的风险。

2. 短期胰岛素泵治疗的适应证

（1）1 型糖尿病病人和需要长期强化治疗控制血糖的 2 型糖尿病病人。

（2）需要短期胰岛素强化治疗的新诊断的或已诊断的 2 型糖尿病病人。

（3）2 型糖尿病病人伴应激状态。

（4）妊娠糖尿病病人或糖尿病合并妊娠及计划受孕的糖尿病病人。

（5）糖尿病病人围术期的血糖控制。

（6）2 型糖尿病须暂时应用大量糖皮质激素的病人。

3. 胰岛素泵治疗期间意外高血糖的处理　出现意外高血糖,需排除以下情况。

（1）胰岛素泵:①关机后未开机或停机状态未恢复;②报警未解除;③泵本身发生故障。

（2）电池电力不足或电池失效。

（3）输注系统:①更新输液管时未排气,导致无胰岛素输注;②输液管破裂或连接松动,导致胰岛素溢漏。

（4）储药器:①储药器内胰岛素已用完;②气泡阻塞储药器出口;③储药器前端破裂,胰岛素漏出,未能经输入导管进入人体。

（5）输液管前端:①输液管前端皮下胰岛素输注装置脱出,胰岛素未输入人体;②皮下胰岛素输注装置与输液管连接处松动或破裂造成胰岛素漏出。

（6）埋置部位:埋置部位感染、硬结、瘢痕、腰带位置及处在腰带摩擦处,胰岛素未能被有效吸收。

（7）胰岛素结晶堵塞输液管或胰岛素失效。

4. 胰岛素泵的日常护理

（1）注射部位应经常轮换:建议 3~5d 轮换一次,不宜超过 7d。如有硬结或疼痛要及时变更。

（2）胰岛素泵管需要每 2~3d 更换一次,每次更换输液管时必须注意:先清洗双手,再清洁、消毒皮肤,进行无菌操作并选择合适的注射部位。

（3）定期清洁胰岛素泵:应用软布清洁。

（4）胰岛素泵需避免静电、浸水、撞击和磁场:行磁共振成像检查前,要摘除胰岛素泵并将其放在检查室外面。

（5）定期回厂检测:根据要求,某些品牌胰岛素泵须定期回厂检测。

（张晓春）

第二节　甲状腺功能亢进病人护理

案例导入

病人,女性,32 岁。因怕热、多汗、多食、消瘦 5 年余,心悸、乏力 3d 入院。病人自述 5 年前开始自觉怕热、多汗,多食、易饥饿,每餐 200~250g,每日进食 4~5 餐。曾在当地就诊,经服用甲巯咪唑等药物治疗后好转,之后未能严格按医嘱规律服药及监测甲状腺功能,出现病情反复。3d 前病人受凉后出现鼻塞、流涕,伴乏力、心悸,偶有咳嗽,痰液量少。精神、食欲差,自服感冒药,效果不佳。否认高血压、冠心病、糖尿病史,否认传染病史,无药物过敏史。病人自患病以来经常失眠,易怒。

体格检查:T 37.1℃,P 102 次/min,R 21 次/min,BP 120/60mmHg;意识清醒,急性病容,眼球轻度突出。出诊甲状腺对称性肿大,质地较柔软、光滑,未触及结节及压痛。腹软,听诊肠鸣音亢进。皮肤色泽正常,弹性良好,湿润多汗。

Note:

辅助检查:血常规结果显示 WBC 10.1×10^9/L,中性粒细胞 78.24%;甲状腺功能显示血促甲状腺激素(TSH)<0.03mU/L,血三碘甲腺原氨酸(T_3)14.76nmol/L,血甲状腺素(T_4)>386.1nmol/L,游离三碘甲腺原氨酸(FT_3)14.75Pmol/L,血清游离甲状腺素(FT_4)34.36Pmol/L。甲状腺 B 超提示双侧甲状腺弥漫性肿大。

诊断:甲状腺功能亢进症;上呼吸道感染。

🔹 实训一

情 境 一

病人入院后给予对症支持治疗等。下午 4 时病人自觉身体潮热、乏力。测量生命体征:T 37.8℃,P 120 次/min,R 22 次/min,BP 126/70mmHg。给予病人物理降温,30min 后复测体温为 37.5℃。下午 6 时病人诉发热,T 38.6℃,P 122 次/min,R 24 次/min,BP 130/80mmHg。

【护理评估】

1. **健康史**　病人怕热、多汗、多食、消瘦 5 年余,近 3d 出现心悸、乏力。
2. **身体状况**　意识清醒,有鼻塞流涕,伴乏力、心悸,偶有咳嗽、痰液量少等上呼吸道感染症状。T 38.6℃,P 122 次/min,R 24 次/min,BP 130/80mmHg。睡眠状况不佳,经常失眠。
3. **心理-社会状况**　性格外向,易激动,经常为一些小事发脾气。

【主要护理诊断/问题】

1. **体温过高**　与细菌感染释放致热物质引起机体反应有关。
2. **舒适度减弱**　与甲状腺激素入血增多引起机体应激反应有关。

【护理目标】

1. 病人体温逐渐下降,直至恢复正常。
2. 病人心悸程度减轻,身体舒适度增加。

【护理措施】

1. **安静休息**　减少环境中的不良刺激,温、湿度适宜,利于病人安静休息。
2. **降低体温**　遵医嘱予柴胡注射液肌内注射(实施详见肌内注射操作流程)。严密监测生命体征,尤其是体温的变化。
3. **用药护理**　遵医嘱给予病人服用抗甲状腺药物,注意观察用药效果和有无出现肝功能损害、皮肤瘙痒等副作用。
4. **减轻病人的不适感**　重视病人的不适主诉,主动关心病人,增加病人对治疗的依从性和主观舒适度。
5. **心理支持**　支持病人释放心理压力,让病人及其亲属了解敏感、急躁、易怒等是甲状腺功能亢进症临床表现的一部分。
6. **健康教育**　帮助病人理解现阶段的疾病表现、治疗方案。鼓励病人多饮水,进食高热量、高蛋白质的食物,及时擦汗、更衣,避免再次受凉。

Note:

肌内注射操作流程

评估
(1) 核对病人信息。
(2) 评估病人的意识、病情、活动能力、心理状况、配合治疗程度。
(3) 评估病人用药史、过敏史。
(4) 评估注射部位皮肤情况,有无硬结。

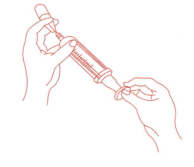

图 6-2-1 抽吸药液

准备
(1) 病人准备:病人取平卧位。
(2) 环境准备:环境清洁、安静,温、湿度适宜,光线充足。
(3) 护士准备:着装规范,洗手,戴口罩。
(4) 物品准备:注射单、根据医嘱准备药物、清洁治疗盘、无菌治疗巾、无菌注射器(带针头),皮肤消毒液,无菌棉签、弯盘、锐器盒、垃圾桶。
(5) 铺无菌治疗盘。

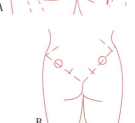

A

B

图 6-2-2 注射部位定位
A. 十字法;B. 连线法。

抽吸药液
(1) 核对医嘱。
(2) 检查药物名称、剂量、剂型正确、质量。
(3) 检查注射器有效期和包装密闭性。
(4) 抽取药液(图 6-2-1)、排气,置于无菌盘中。

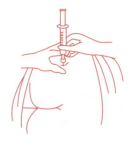

图 6-2-3 注射进针

注射前
(1) 向病人解释用药目的和用药途径,取得病人配合。
(2) 关闭门窗,床帘或屏风遮挡病人。
(3) 协助病人取合适体位,确定注射部位。(图 6-2-2)。
(4) 消毒注射部位皮肤 2 次,待干。左手拇指和示指绷紧局部皮肤,右手执笔式持注射器,中指固定针栓,与皮肤呈 90° 进针。刺入针梗的 1/2 或 2/3(图 6-2-3),左手放松皮肤。
(5) 固定针栓,回抽活塞确认无回血,缓慢均匀注药,观察病人反应。

注射后
(1) 注射完毕,迅速拔出针头(图 6-2-4),无菌棉签轻压进针点。
(2) 再次核对治疗执行单上病人信息和药物信息。

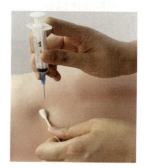

图 6-2-4 拔针

整理记录
(1) 处理用物。
(2) 洗手,记录肌内注射的时间并签名。

【护理评价】

1. 病人体温缓慢降低。晚上 10 点病人生命体征：T 37.8℃，P 92 次/min，R 20 次/min，BP 120/80mmHg。
2. 病人心悸等不适症状减轻，自觉身体舒适感增强。

【实训拓展】

1. **甲状腺功能亢进症（甲亢）病人发热的预防与处理**　甲亢病人怕热、易出汗，易发热的主要原因是病人体内的甲状腺激素分泌增多，促进新陈代谢，会感到怕热、多汗。服用甲亢药物，可引起白细胞减少，机体抵抗力下降，容易导致感染，出现发热的症状。因此，甲亢病人日常应保持充足睡眠，进食高热量、高蛋白食物，避免感冒，一旦出现发热应及时就诊，检查血常规，鉴别甲状腺危象，遵医嘱使用退热药物。

2. **严重水肿病人进行肌内注射的方法**　临床上一些特殊病人进行肌内注射时，应根据具体情况进行操作，以更好地保障病人的安全：对有严重水肿的病人，应选用长针头进行深部注射，进针长度为针梗的 3/4，注射前先用手将注射部位的皮肤按压，将水肿液推向一侧后再进针，注射后按压数分钟，以防药液和水肿液在拔针后反溢或外渗。

✚ 实训二

情　境　二

住院第 2 天晚上 8 点，病人因家庭问题与丈夫发生剧烈争吵，情绪激动，主诉心悸、胸闷。9 点病人出现烦躁不安、大汗、皮肤潮红。体格检查：T 39.1℃，P 156 次/min，R 30 次/min，BP 110/60mmHg。心电图示室上性心动过速。

【护理评估】

1. **健康史**　病人与丈夫发生剧烈争吵，情绪激动，出现心慌，胸闷。
2. **身体状况**　病人意识清醒，烦躁不安，大汗，皮肤潮红，心悸、胸闷。体格检查：T 39.1℃，P 156 次/min，R 30 次/min，BP 110/60mmHg。心电图示室上性心动过速。
3. **心理-社会状况**　病人与家人发生争执，情绪激动，感觉因疾病原因被家人嫌弃，有恐惧感。

【主要护理诊断/问题】

1. **心排血量减少**　与血中儿茶酚胺作用增强、心率过快有关。
2. **恐惧**　与害怕被家人嫌弃有关。

【护理目标】

1. 病人心率得到有效控制，心慌、心悸症状逐渐缓解。
2. 病人获得心理支持和家属理解，恐惧感减轻。

【护理措施】

1. **紧急救治**　立即给予半卧位，吸氧，心电监测。
2. **及时、准确用药**　迅速建立静脉通道，按医嘱予盐酸普萘洛尔注射液＋生理盐水缓慢静脉注射（实施详见静脉注射操作流程）。保证给药剂量、时间、用法的准确性，并注意观察用药后的反应和副作用。

Note:

3. **严密监测病情变化** 严密监测病人意识、瞳孔、体温及其他生命体征的变化,及时发现疾病的进展。

4. **关注病人心理状态** 陪伴和做好心理疏导,告知病人积极配合的重要性,增加病人的信任感,减轻病人的恐惧心理。

5. **注意病人安全** 病人躁动时注意安置好床栏,做好管道护理,防止出现意外。

静脉注射操作流程

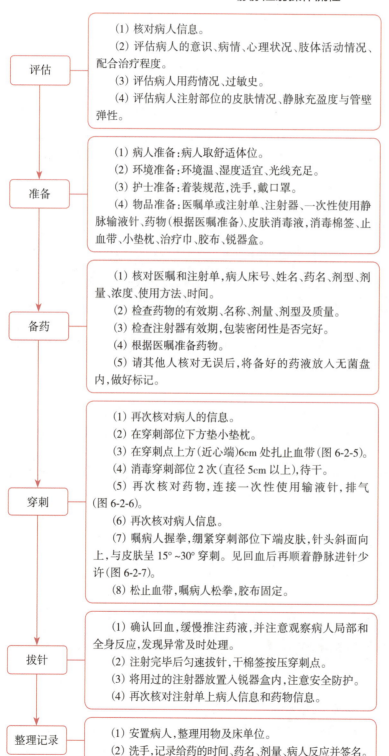

评估	(1) 核对病人信息。 (2) 评估病人的意识、病情、心理状况、肢体活动情况、配合治疗程度。 (3) 评估病人用药情况、过敏史。 (4) 评估病人注射部位的皮肤情况、静脉充盈度与管壁弹性。
准备	(1) 病人准备:病人取舒适体位。 (2) 环境准备:环境温、湿度适宜、光线充足。 (3) 护士准备:着装规范,洗手,戴口罩。 (4) 物品准备:医嘱单或注射单、注射器、一次性使用静脉输液针、药物(根据医嘱准备)、皮肤消毒液、消毒棉签、止血带、小垫枕、治疗巾、胶布、锐器盒。
备药	(1) 核对医嘱和注射单,病人床号、姓名、药名、剂型、剂量、浓度、使用方法、时间。 (2) 检查药物的有效期、名称、剂量、剂型及质量。 (3) 检查注射器有效期,包装密闭性是否完好。 (4) 根据医嘱准备药物。 (5) 请其他人核对无误后,将备好的药液放入无菌盘内,做好标记。
穿刺	(1) 再次核对病人的信息。 (2) 在穿刺部位下方垫小垫枕。 (3) 在穿刺点上方(近心端)6cm处扎止血带(图6-2-5)。 (4) 消毒穿刺部位2次(直径5cm以上),待干。 (5) 再次核对药物,连接一次性使用输液针,排气(图6-2-6)。 (6) 再次核对病人信息。 (7) 嘱病人握拳,绷紧穿刺部位下端皮肤,针头斜面向上,与皮肤呈15°~30°穿刺。见回血后再顺着静脉进针少许(图6-2-7)。 (8) 松止血带,嘱病人松拳,胶布固定。
拔针	(1) 确认回血,缓慢推注药液,并注意观察病人局部和全身反应,发现异常及时处理。 (2) 注射完毕后匀速拔针,干棉签按压穿刺点。 (3) 将用过的注射器放置入锐器盒内,注意安全防护。 (4) 再次核对注射单上病人信息和药物信息。
整理记录	(1) 安置病人,整理用物及床单位。 (2) 洗手,记录给药的时间、药名、剂量、病人反应并签名。

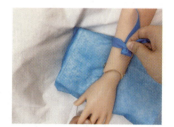

图 6-2-5 扎止血带

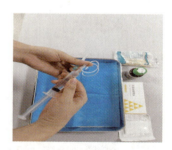

图 6-2-6 连接一次性使用输液针

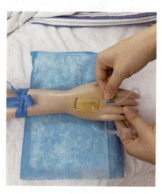

图 6-2-7 静脉穿刺

Note:

【护理评价】

1. 病人心悸缓解,心电监护提示窦性心律。
2. 病人生命体征趋于稳定,体温降至 37.8℃,HR 96 次/min,R 22 次/min。
3. 病人情绪稳定。
4. 病人安全,未发生意外。

【实训拓展】

1. **甲状腺危象病人出现快速性心律失常的药物处理**　甲状腺危象病人由于肾上腺素能神经兴奋,心率显著增快,易出现各种快速性心律失常,严重者甚至出现心力衰竭。因此重视病人的主诉,监测病人的心电情况可及时发现病人是否出现心律失常。常用药物有 β 受体阻滞剂,主要作用是通过拮抗交感神经兴奋和儿茶酚胺作用,降低心脏的收缩力,抑制血管平滑肌收缩,降低心肌耗氧量,抑制心脏起搏点电位的肾上腺素能神经兴奋,可有效改善病人的症状。

2. **甲状腺危象病人高热时降温禁用非甾体抗炎药的原因**　甲状腺危象前兆的病人会有体温的升高,体温在 38~39℃。而发生甲状腺危象病人的体温一般在 39℃以上。主要是因为病人血中甲状腺激素大量增多,使儿茶酚胺的作用增强,促进脂肪分解加速,导致急性代谢紊乱。甲状腺危象病人降温禁用非甾体抗炎药,如阿司匹林等,因其能够和甲状腺激素竞争性的结合血液中的甲状腺素结合球蛋白,导致血液中游离甲状腺素增多,从而加重病情。

(卢运红)

思政小课堂

生命科学史的里程碑——人工合成牛胰岛素

在人工合成牛胰岛素被发明之前,人们一般从动物体内直接提取胰岛素,这种方法成本昂贵,获取困难。为了让胰岛素广泛应用于糖尿病病人,1958 年 6 月中国科学院生物化学研究所的会议室里,王应睐、邹承鲁等九名科学家产生了一个伟大的设想,要人工合成牛胰岛素。这在当时的科学界是极为大胆和创新的想法。他们借鉴前人对胰岛素结构和肽链合成的方法,探索用化学方法合成胰岛素。1959 年科学家们实现了天然胰岛素的拆、合,重新合成的胰岛素和原来的具有相同的活性和物理、化学性质。1964 年科学家在合成了胰岛素的两条链后,用人工合成的 B 链同天然的 A 链相连接,实现了牛胰岛素的半合成。在 1965 年 9 月 17 日,科学家终于成功合成了人类历史上第一个人工全合成牛胰岛素。

7 年啊,是科学家辛勤的汗水和坚韧的精神,是他们的坚持不懈和严谨认真,才让人类在糖尿病抗争史上迈出了关键的一步!

【启示】

1. **严谨求学,勇攀高峰**　人工合成牛胰岛素的意义重大,它是世界上第一个人工合成的蛋白质,在中国乃至世界科技史上都有着重要的地位。中国科学家们的一次大胆尝试,开辟了人工合成蛋白质的新时代,是中国自然科学基础研究的重大成就,也向全世界展示了中国科学家探索生命真理的严谨和勇攀科学高峰的热情。作为护理工作者,我们的工作关系着病人的生命健康,要时刻保持严谨的态度,敬佑生命。面对临床护理工作中的难题,要有敢于探索的勇气和热情,积极为护理学科的发展贡献一份力量。

2. **艰苦奋斗,锲而不舍**　人工合成牛胰岛素的研究历时 7 年,当时新中国正处于经济困难时期,即使物资匮乏,我国政府仍鼎力支持,科学家们艰苦奋斗,苦心钻研,锲而不舍,克服重重困

Note:

难,最终成功完成人工合成牛胰岛素的合成,在国际科技竞争中为中国争得了一项世界第一。正是这种艰苦奋斗、锲而不舍的精神传承,我国科技才能不断进步,在当今激烈的国际竞争中占据一席之地。在新冠肺炎疫情防控中,护士作为抗疫一线的重要力量,在工作中充分体现了艰苦奋斗、锲而不舍的精神。在疫情最严峻的时期,一线护理人员不仅承担繁重的专科护理、基础护理和消毒隔离工作,而且面临着物资不足的问题。困难重重之时,国家高度重视医务人员的安全防护,来自全国各地的物资源源不断地送往一线,为奋战在一线的白衣战士提供坚强的后盾。护理人员也通过在抗疫工作中体现出来的艰苦奋斗、锲而不舍的精神,赢得了全社会的尊敬。

3. 精诚团结,戮力齐心　人工合成牛胰岛素的成功合成,离不开许多默默奉献的无名英雄,它是集体智慧的结晶,是团结合作的成果。一个人的力量是有限的,而团队的力量是无穷的。科学家们精诚团结、戮力齐心,充分发挥每个人的聪明才智,成就了人工合成牛胰岛素的伟大成功。新冠肺炎疫情防疫工作所取得的成果,离不开各个岗位上的全国人民的团结合作,从一线的医务工作者,建立雷神山、火神山医院的工程人员,到解放军战士、民间组织的志愿者,再到居家隔离的普通民众,都为疫情攻坚战作出了极大的努力,疫情得以控制,是全社会团结合作的结果。

(张晓春)

URSING

第七章

血液系统疾病病人护理实训

07章 数字内容

学 习 目 标

- 知识目标：

  1. 掌握血液系统常见疾病的护理。

  2. 熟悉血液系统常用操作技术。

  3. 了解血液系统疾病护理相关进展。

- 能力目标：

  1. 能根据病人的实际情况提供正确、有效的护理措施。

  2. 能根据不同的情境正确运用口腔护理、痰标本采集、穿脱隔离衣等操作技术。

- 素质目标：

  1. 能将人文关怀体现在技术操作的全过程和护理服务的每一个环节。

  2. 能根据不同病人的特点和不同的情境提供个性化的心理护理。

第一节 急性白血病病人护理

 案 例 导 入

　　病人,女性,62岁。因高热1周,颈部肿胀、疼痛5d入院。病人1个月前无明显诱因出现乏力,无发热、恶心、呕吐,未就诊。10d前无明显诱因,出现咳嗽、咽痛、流涕,口服"感冒药"后无好转,7d前出现高热,最高体温39.8℃,自服退热药和"头孢"未见好转。自觉颈部肿胀、疼痛5d,为求进一步诊治来我院就诊。

　　体格检查:T 39.5℃,P 118次/min,R 23次/min,BP 122/78mmHg;意识清醒,急性病容,可触及颈部淋巴结肿大,质硬,活动度差,有硬结,压痛明显,腹平软,左肋缘处扣及脾脏,轻度压痛。

　　辅助检查:血常规结果显示WBC $33.2×10^9$/L,Hb 125g/L,RBC $3.5×10^{12}$/L,PLT $74.0×10^9$/L。骨髓象显示原始淋巴细胞+幼稚淋巴细胞占93.5%,成熟淋巴细胞占6.5%,骨髓增生极度活跃,淋巴细胞恶性增生。

　　胸部CT片显示右肺下叶斑片影。

　　诊断:急性淋巴细胞白血病,细菌性肺炎。

实训一

情 境 一

　　住院2d后,病人体温波动在38.5~38.8℃,病人意识清醒,精神萎靡,进食少,饮水量少,皮肤黏膜弹性差,口唇干燥,口腔有异味,舌苔厚,右侧颊面口腔黏膜红肿,大小约1cm×0.5cm,未破溃,刷牙时有牙龈出血,食欲差,进食量与未发病时比明显减少,体重下降。目前治疗主要是抗感染、降温等,护理上需要口腔护理。病人及其女儿不了解疾病知识及治疗措施,家属担心病人的营养状况和预后。

【护理评估】

　　1. 健康史　病人既往健康,无慢性疾病。

　　2. 身体状况　病人存在发热,脉搏增快,进食、饮水量少,皮肤黏膜弹性差,口唇干燥,口腔有异味,舌苔厚,颊部黏膜有红肿等情况。

　　3. 心理-社会状况　病人有一个女儿,已成家,与父母分开居住。病人和家属不了解疾病知识和预后,担心疾病状况,病人总怕给女儿添麻烦。

【主要护理诊断/问题】

　　1. 体温过高　与肺内感染、肿瘤细胞代谢亢进有关。

　　2. 体液不足　与体温高、饮水量不足有关。

　　3. 有感染的危险　与消瘦、免疫功能受损有关。

　　4. 恐惧　与疾病知识缺乏和担心预后有关。

【护理目标】

　　1. 病人感染控制,体温恢复正常。

2. 病人恢复皮肤黏膜弹性。

3. 病人未发生继发感染。

4. 病人恐惧情绪缓解。

【护理措施】

1. **预防交叉感染** 对病人实施保护性隔离,住单间病房,接触病人及其床单位前、后要洗手,为保持其口腔清洁,实施口腔护理(实施详见口腔护理操作流程),每日 2~4 次。

2. **饮食护理** 予以高蛋白、高热量、易消化清淡饮食,鼓励病人多饮水,必要时静脉补充液体。

3. **健康教育** 向病人和家属讲解疾病知识和自我护理内容,缓解病人和家属的恐惧。

口腔护理操作流程

评估

(1) 核对病人信息。

(2) 评估病人的意识、病情、进食时间、合作程度;口唇、口腔黏膜、牙龈、舌苔有无异常;口腔有无异味;评估牙齿有无松动及有无活动性义齿(图 7-1-1)。

(3) 昏迷病人应评估意识障碍程度,吞咽、咳嗽功能,呼吸音、呼吸道有无痰液潴留或痰鸣音。

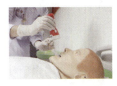

图 7-1-1 评估口腔

准备

(1) 病人准备:取高枕仰卧位,头偏向一侧。

(2) 环境准备:环境温度适宜,整洁,光线充足。

(3) 护士准备:着装规范,洗手,戴口罩。

(4) 物品准备:口腔护理包(弯盘、干棉球、压舌板、弯止血钳、镊子、治疗巾)(图 7-1-2)、漱口液(图 7-1-3)、棉签、液状石蜡、手电筒,必要时备开口器。

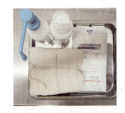

图 7-1-2 口腔护理包

放置用物

(1) 核对病人信息,解释口腔护理的目的及配合注意事项。

(2) 在病人颌下垫治疗巾,用物置于方便易取处。

(3) 打开无菌包,戴手套,弯盘置于病人口角旁(图 7-1-4)。

(4) 倒漱口液于治疗碗内,将棉球浸湿,拧干至不滴水(图 7-1-5),清点棉球数量。

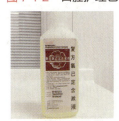

图 7-1-3 漱口液

实施

(1) 漱口:湿润口唇,协助病人用温开水漱口。

(2) 检查:嘱病人张口,一手用压舌板撑开面颊部,用手电筒检查口腔有无出血、溃疡等。如有活动性义齿则取出,浸没于冷开水中。

(3) 按顺序擦拭口腔(图 7-1-6):①嘱病人将上下齿咬合,用压舌板撑开面颊部,用弯止血钳夹住湿棉球擦洗牙齿左外侧面,按顺序由磨牙向门齿方向纵向擦洗。同法擦洗右外侧面。②嘱病人张口,依次擦洗牙齿左上舌面→左上咬合面→左下舌面→左下咬合面→弧形擦洗颊部。同法擦洗对侧。③最后擦洗舌面、硬腭部和舌下。

(4) 擦洗过程中观察病人反应。擦洗完毕,再次清点棉球数。

(5) 再次漱口,撤去弯盘。

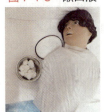

图 7-1-4 放置用物

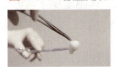

图 7-1-5 拧干棉球

观察记录

(1) 擦洗完毕,观察病人口腔黏膜有无破损。

(2) 整理床单位,垃圾分类处理,洗手。

(3) 记录口腔异味、溃疡等情况。

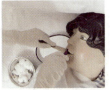

图 7-1-6 擦洗

【护理评价】

1. 病人感染得到控制,体温恢复正常。

2. 病人口腔卫生状况改善,无异味。

3. 病人未发生继发感染。

4. 病人及家属情绪稳定,积极配合治疗。

【实训拓展】

1. 口腔护理时漱口液的选择

(1) 常规情况下可使用生理盐水或清水漱口。复方氯己定含漱液、复方硼砂含漱液可用于口腔、牙龈炎症者。

(2) 口臭、口腔溃疡者可选用 1%~3% 过氧化氢溶液、2%~3% 硼酸溶液或 0.02% 呋喃西林溶液。

(3) 真菌感染者可选用 1%~4% 碳酸氢钠溶液,铜绿假单胞菌感染者可选用 0.1% 醋酸溶液。厌氧菌感染者可选用甲硝唑溶液。

2. **病人自己进行口腔清洁时的注意事项**　病人需要养成良好的口腔卫生习惯,保持口腔清洁。平时多饮水,餐前、餐后、睡前用漱口液漱口,指导病人用软毛牙刷,定期进行口腔自我检查,发现异常及时报告医务人员。

实训二

情　境　二

入院后,病人自述有咳嗽、咳痰,黄色黏稠痰液。为了解病人肺内感染情况,留取痰标本。生命体征:HR 126 次 /min,R 26 次 /min,BP 126/68mmHg。听诊双肺呼吸音粗,有散在的哮鸣音。

【护理评估】

1. **健康史**　病人患有急性淋巴细胞白血病,存在发热,咳嗽、咳黄痰。

2. **身体状况**　病人意识清醒,呼吸略快,无明显的呼吸困难。HR 126 次 /min,R 26 次 /min,BP 126/68mmHg。听诊双肺呼吸音粗,有散在的哮鸣音。

3. **心理-社会状况**　病人平时性格内向,不愿麻烦别人,女儿是主要照顾者,家属担心病人预后。

【主要护理诊断 / 问题】

1. **低效性呼吸型态**　与肺炎有关。

2. **体温过高**　与肿瘤细胞代谢亢进和肺炎有关。

3. **焦虑**　与病人和家属缺乏疾病知识和担心预后有关。

【护理目标】

1. 病人肺炎好转。

2. 病人体温降至正常。

3. 病人和家属了解疾病知识,积极配合治疗。

【护理措施】

1. **保持病室环境清洁**　病室注意通风换气,2~3 次 /d,减少探视,地面及物体表面用含氯消毒剂擦拭,2~3 次/d。有条件的医院,病人可以入住洁净层流病房。

2. 促进有效排痰　鼓励病人适量饮水,主动咳嗽,促进痰液排出。

3. 合理使用抗生素　尽早留取痰标本做痰培养 + 药敏试验(实施详见痰标本采集操作流程),根据药敏试验结果选择合适的抗生素。

4. 健康教育　讲解疾病知识,让病人和家属知晓疾病治疗方法,能主动配合治疗。正确配合留取和送检痰标本。

痰标本采集操作流程

评估	(1) 核对病人信息。 (2) 评估病人的年龄、病情、意识、心理状态及配合程度。 (3) 评估病人治疗情况,自行咳嗽、排痰的能力。
准备	(1) 病人准备:体位舒适,多为半坐卧位。 (2) 环境准备:环境清洁,通风良好。 (3) 护士准备:着装规范,洗手,一次性医用外科口罩,为肺结核等有传染性疾病的病人采集标本时需佩戴 N95 口罩,穿一次性隔离衣。 (4) 物品准备:治疗单、一次性痰盒(图 7-1-7)或无菌集痰器(图 7-1-8)、检验条形码、手套、水杯(内盛清水或漱口液)、纸巾、弯盘。
采集	(1) 再次合核对病人信息、标本容器及条形码。 (2) 记录标本采集时间。 (3) 晨起用清水漱口或用牙刷清洁口腔,有义齿者取下义齿,深呼吸,轻轻咳嗽数次后再用力咳出气管深处的痰液,吐入无菌集痰器内。 (4) 如果做痰液结核分枝杆菌培养检查则用漱口液漱口,然后用清水漱口,再将气管深处痰液咳出,吐入无菌集痰器内。 (5) 擦净口唇。
送检	及时送检标本。

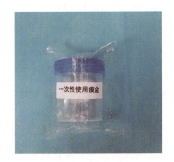

图 7-1-7　一次性痰盒

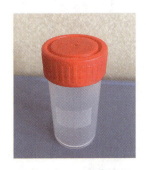

图 7-1-8　无菌集痰器

【护理评价】

1. 病人肺炎症状好转。
2. 病人体温降至正常。
3. 病人和家属掌握疾病知识,主动配合治疗。

(张晓春)

第二节　骨髓移植病人护理

案例导入

　　病人,女性,49 岁,因发热、乏力伴皮肤瘀点、瘀斑 2 周就诊。病人 2 周前无明显诱因出现发热,T 38.1~39.3℃,咳嗽,有痰不易咳出。曾服用阿奇霉素、板蓝根冲剂,疗效不佳,并出现头晕、乏力,双下肢皮肤瘀点、瘀斑。既往体健,3 个月前体检均无明显异常,月经规则,无毒物、放射线接触史,无烟酒嗜好,家族史无特殊。

　　体格检查:T 38.8℃,P 108 次/min,R 22 次/min,BP 120/75mmHg。贫血面容,全身皮肤可见少许瘀点、

瘀斑,口腔黏膜无溃疡,双侧扁桃体Ⅱ度肿大,咽稍充血,双侧颈部、锁骨上、腋下、腹股沟未触及肿大淋巴结,触诊胸骨中下段压痛,心脏听诊无特殊,双肺听诊未闻及干、湿啰音,肝肋下未触及,脾侧位可触及。

辅助检查:血常规:WBC $3.8×10^9$/L,Hb 78g/L,PLT $12×10^9$/L。白细胞分类:原始细胞12%,幼稚单核细胞5%,中性杆状核细胞11%,中性分叶核粒细胞20%,单核细胞4%,淋巴细胞48%。血型:O型,Rh+。凝血功能正常。

骨髓涂片:骨髓增生极度活跃,粒系占15%,红系占10%,粒、红比1.5∶1。粒系和红系增生受抑制,各阶段幼稚细胞比例减少,形态无明显异常。成熟粒细胞和红细胞形态大致正常。单核细胞比例明显增高,以原始单核细胞(42%)和幼稚单核细胞(20%)为主,成熟单核细胞占3%。淋巴细胞占13%。巨核细胞全片偶见。过氧化物酶(POX)染色阳性,苏丹黑B(SB)染色阳性,非特异性脂酶(NSE)染色阳性,氟化钠(NAF)抑制。

诊断:急性髓细胞性白血病(AML),M_5型。

🏥 实训一

情　境　一

病人由其丈夫搀扶入院,意识清醒,精神较差,消瘦,畏寒,口唇苍白,双下肢皮肤瘀点、瘀斑。入院时,T 38.8℃,P 108次/min,R 22次/min,BP 120/75mmHg;WBC $3.8×10^9$/L,Hb 68g/L,PLT $12×10^9$/L。经过3d抗生素治疗,体温有下降趋势,继续给予抗生素治疗,5d后体温正常。给予DA方案[柔红霉素60mg/(m²·d),第1~3天;阿糖胞苷100mg/(m²·d),第1~7天]化疗。病人有进行骨髓移植的意愿,但病人同胞姐姐的人类白细胞抗原(HLA)配型不相合。遵医嘱予以保护性隔离,保持手卫生,避免继发感染。

【护理评估】

1. **健康史**　病人因2周前感冒后出现发热,伴咳嗽,有痰不易咳出。曾服用阿奇霉素、板蓝根冲剂,疗效不佳,并出现头晕、乏力,双下肢皮肤瘀点、瘀斑。

2. **身体状况**　意识清醒,精神较差。T 38.8℃,P 108次/min,R 22次/min,BP 120/75mmHg,贫血面容,消瘦,全身皮肤可见少许瘀点、瘀斑,双侧扁桃体Ⅱ度肿大,咽部稍充血,胸骨中下段压痛。

3. **心理-社会状况**　病人精神状态较差,缺乏疾病相关知识,有恐惧情绪。

【主要护理诊断/问题】

1. **体温过高**　与感染、肿瘤细胞代谢亢进有关。
2. **有感染的危险**　与消瘦、免疫功能受损有关。
3. **恐惧**　与疾病知识缺乏和担心预后有关。

【护理目标】

1. 病人感染得到控制,体温下降。
2. 病人未发生继发感染。
3. 病人恐惧情绪缓解。

【护理措施】

1. **环境**　保持病房整洁、空气流通。病人戴口罩以便自我防护,有条件者入住无菌洁净层流室。

严格执行隔离制度,减少探视,防止呼吸道交叉感染。

2. 防止交叉感染　接触病人及其床单位前、后要按七步洗手法洗手(实施详见洗手操作流程)。

3. 遵医嘱用药　及时补液,记录 24h 出入量;积极控制感染,使体温下降。严格依规范使用化疗药物,掌握每种化疗药物的用法、用量和不良反应。化疗药物使用期间,加强巡视,掌握化疗药物外渗的紧急处理方法。

4. 皮肤护理　保持床单、被褥干燥、平整,沐浴时避免水温过高,使用无刺激的沐浴液,护理操作轻柔,避免人为损伤。

5. 健康教育　向病人和家属宣教疾病知识,多与病人沟通,给予心理支持,鼓励其树立起战胜疾病的信心,配合治疗、护理及康复。指导病人进食高热量、高蛋白、高维生素、质软、容易消化的饮食,避免坚硬、刺激性食物的摄入,少量多餐。

洗手操作流程

评估　洗手设施是否完好,检查用物是否合格,洗手液(速干手消毒液)是否在有效期内(图 7-2-1)。

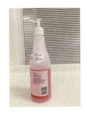

图 7-2-1　评估用物

准备
(1) 环境准备:环境宽敞、明亮。
(2) 护士准备:着装规范,无长指甲,未佩戴饰物,必要时卷袖过肘。
(3) 用物准备:流动水洗手设施、洗手液或快速手消毒液、干手纸或感应式干手机、垃圾桶。

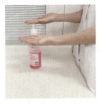

图 7-2-2　取液

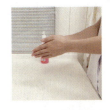

图 7-2-3　清洗掌心

实施
(1) 用手背取适量洗手液于另一手掌心,双手均匀涂抹整个手部(图 7-2-2)。
(2) 掌心相对,手指并拢,相互揉搓(图 7-2-3)。
(3) 手心对手背,沿指缝相互揉搓,左右手交替进行(图 7-2-4)。
(4) 掌心相对,双手交叉指缝,相互揉搓(图 7-2-5)。
(5) 弯曲手指,一手揉搓另一手关节面,充分旋转揉搓,左右手交替进行(图 7-2-6)。
(6) 一手握住另一手拇指旋转揉搓,交换进行(图 7-2-7)。
(7) 将五个手指尖并拢放在另一手掌心旋转揉搓,交换进行(图 7-2-8)。
(8) 一手四指并拢,揉搓另一只手腕(图 7-2-9)。
(9) 每一步骤至少进行 15s,充分清洗双手每一面及指缝等处。
(10) 干手纸擦干或感应式干手机吹 15~30s,取适量护手液护肤(备用)。

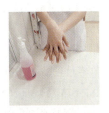

图 7-2-4　清洗手背

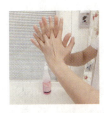

图 7-2-5　清洗指缝

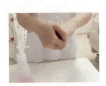

图 7-2-6　清洗关节面

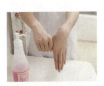

图 7-2-7　清洗拇指

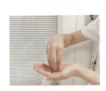

图 7-2-8　清洗指尖

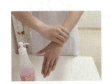

图 7-2-9　清洗手腕

整理　分类处理垃圾。

Note:

【护理评价】

1. 病人感染得到控制,体温降低。

2. 病人未发生其他感染。

3. 病人情绪稳定。

【实训拓展】

1. **手消毒剂的种类** 手消毒剂用于手部皮肤消毒,以减少手部皮肤细菌的消毒剂,如乙醇、异丙醇、氯己定、碘伏等。分为速干手消毒剂和免冲洗手消毒剂。

(1)速干手消毒剂:含有醇类和护肤成分的手消毒剂。包括水剂、凝胶和泡沫型。

(2)免冲洗手消毒剂:主要用于外科手消毒,消毒后不须用水冲洗的手消毒剂。包括水剂、凝胶和泡沫型。

2. **骨髓移植前需要做的准备工作**

(1)通过组织配型检查,寻找合适供者。首选人类白细胞抗原(HLA)配型相合的同胞,次选 HLA 配型相合的无血缘供者,以年轻、男性、巨细胞病毒阴性和 ABO 血型相合者为佳。

(2)供者同意捐献骨髓并签署知情同意书。

(3)抽取骨髓前 2 周对供者进行循环采血并保存,以便在术中回输,避免发生失血性休克。

(4)供者和受者 ABO 血型主要不合时(即供者有受者不具备的血型抗原,如供者为 A、B 或 AB,受者为 O;供者为 AB,受者为 A 或 B),在所采集骨髓中按一定比例(体积比为 4:1)加入 6% 羟乙基淀粉(分子量 450 000)溶液,分离出骨髓血中的红细胞,防止发生急性溶血。

🏥 实训二

情 境 二

病人用 DA 方案诱导缓解后,又用 DA 方案巩固 1 个疗程,中剂量阿糖胞苷巩固 2 个疗程,于末次化疗后 1 个月再次出现发热。由其家属陪同入院,情绪低落,精神萎靡。入院查 T 38.7℃,P 102 次/min,R 22 次/min,BP 125/80mmHg,贫血面容,消瘦。血常规:WBC 22.8×10^9/L,Hb 90g/L,PLT 10×10^9/L,幼稚细胞 10%。骨髓涂片:骨髓增生极度活跃,粒系和红系增生受抑制,各阶段幼稚细胞比例减少,形态无明显异常。成熟粒细胞和红细胞形态大致正常。单核细胞比例明显增高,以原始单核细胞(45%)和幼稚单核细胞(23%)为主,成熟单核细胞占 3%。巨核细胞全片偶见。POX 阳性,SB 阳性,NSE 阳性,NSE-NAF 抑制试验阳性。诊断:AML-M_{5b} 复发。在骨髓库寻找到一位 33 岁、男性、无血缘关系供者,其 HLA 配型与病人 9/10 相合,仅一 B 位点亚型不合,供者体检合格,愿意捐献骨髓,病人及家属同意接受异基因骨髓移植治疗。遵医嘱予保护性隔离,入住无菌层流室。

【护理评估】

1. **健康史** 病人用 DA 方案诱导缓解后,又用 DA 方案巩固 1 个疗程,中剂量阿糖胞苷巩固 2 个疗程,于末次化疗后 1 个月再次出现发热。

2. **身体状况** 意识清醒,精神差,贫血面容,消瘦,自动体位,查体合作,T 38.7℃,P 102 次/min,R 22 次/min,BP 125/80mmHg。

3. **心理 - 社会状况** 病人精神状态较差,情绪低落,缺乏骨髓移植相关知识,有恐惧情绪。

【主要护理诊断/问题】

1. **体温过高** 与感染、肿瘤细胞代谢亢进有关。

2. 有感染的危险　与正常粒细胞减少、免疫功能下降有关。

3. 焦虑　与急性白血病治疗效果差、死亡率高有关。

【护理目标】

1. 病人体温能得到有效控制。
2. 病人不发生其他感染。
3. 病人悲观情绪减轻或消除。

【护理措施】

1. 避免感染　按照保护性隔离要求，医务人员进入病室必须戴口罩、帽子，穿隔离衣（实施详见穿、脱隔离衣操作流程）和一次性脚套。

2. 病室准备　病人须居住在无菌层流室，按保护性隔离措施进行隔离。入室前必须进行严格消毒，室内一切用物须经清洁、消毒、灭菌处理。室内不同空间采样行空气细菌学监测，合格后方可入住。入室后，每日用含氯消毒剂擦洗病人床单位、墙面和地面。

3. 进入移植室前准备　入室前 3d 开始进食消毒饮食，庆大霉素或卡那霉素眼药水滴眼，0.2% 氯己定溶液或 0.05% 碘伏擦拭外耳道、鼻前庭。入室前 1d 行颈外静脉或锁骨下静脉置管备用，剪指（趾）甲、剃除全身毛发、清洁脐部。入室当天清洁灌肠，淋浴后用 1∶2 000 氯己定药浴 30~40min，进行病人皮肤皱褶处的细菌培养，更换无菌衣裤送入无菌室。

4. 病情观察及护理　遵医嘱给予病人抗生素控制感染，监测病人生命体征变化及精神状态。注意观察有无局部感染灶的存在，如咽部、肛周、皮肤穿刺处等，必要时做血、尿、粪以及分泌物的细菌学培养和药敏试验，以利于有效抗生素的选择。

5. 健康教育　详细给病人和家属介绍骨髓移植的相关知识、无菌层流室的基本环境和规章制度，讲解输入骨髓液的程序、移植的时间，使其处于接受治疗的最佳生理和心理状态。

穿、脱隔离衣操作流程

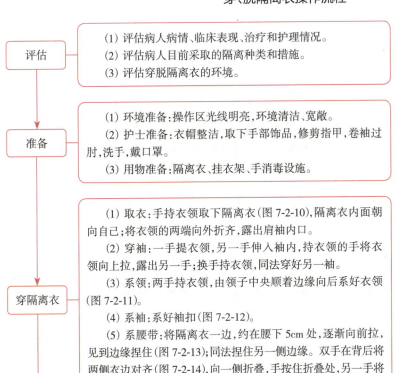

评估

(1) 评估病人病情、临床表现、治疗和护理情况。
(2) 评估病人目前采取的隔离种类和措施。
(3) 评估穿脱隔离衣的环境。

↓

准备

(1) 环境准备：操作区光线明亮，环境清洁、宽敞。
(2) 护士准备：衣帽整洁，取下手部饰品，修剪指甲，卷袖过肘，洗手，戴口罩。
(3) 用物准备：隔离衣、挂衣架、手消毒设施。

↓

穿隔离衣

(1) 取衣：手持衣领取下隔离衣（图 7-2-10），隔离衣内面朝向自己；将衣领的两端向外折齐，露出肩袖内口。
(2) 穿袖：一手提衣领，另一手伸入袖内，持衣领的手将衣领向上拉，露出另一手；换手持衣领，同法穿好另一袖。
(3) 系领：两手持衣领，由领子中央顺着边缘向后系好衣领（图 7-2-11）。
(4) 系袖：系好袖扣（图 7-2-12）。
(5) 系腰带：将隔离衣一边，约在腰下 5cm 处，逐渐向前拉，见到边缘捏住（图 7-2-13）；同法捏住另一侧边缘。双手在背后将两侧衣边对齐（图 7-2-14），向一侧折叠，手按住折叠处，另一手将腰带拉至背后折叠处，将腰带在背后交叉，回到前面打一活结。

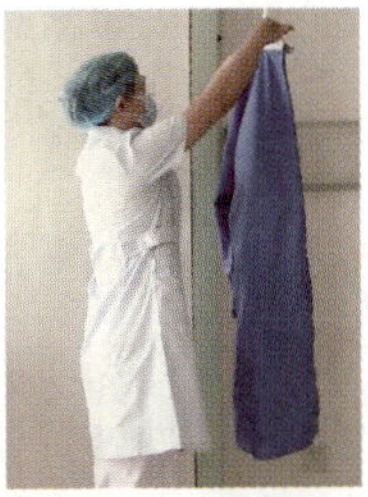

图 7-2-10　取衣

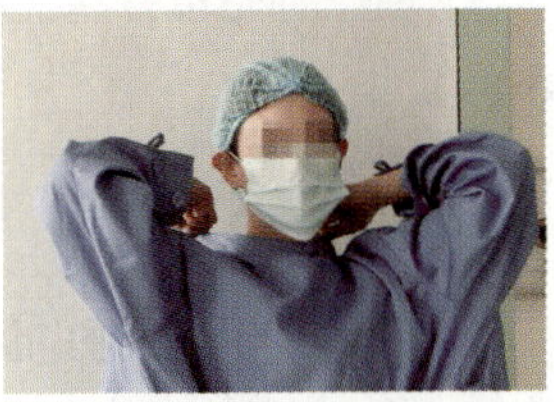

图 7-2-11　系领

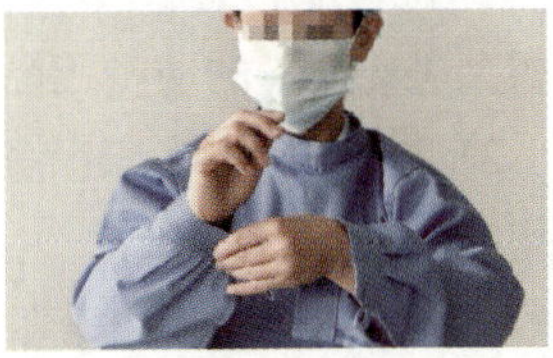

图 7-2-12　系袖

Note:

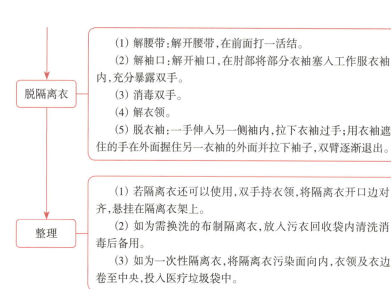

脱隔离衣
（1）解腰带：解开腰带，在前面打一活结。
（2）解袖口：解开袖口，在肘部将部分衣袖塞入工作服衣袖内，充分暴露双手。
（3）消毒双手。
（4）解衣领。
（5）脱衣袖：一手伸入另一侧袖内，拉下衣袖过手；用衣袖遮住的手在外面握住另一衣袖的外面并拉下袖子，双臂逐渐退出。

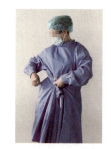

图 7-2-13 捏住一侧衣边

整理
（1）若隔离衣还可以使用，双手持衣领，将隔离衣开口边对齐，悬挂在隔离衣架上。
（2）如为需换洗的布制隔离衣，放入污衣回收袋内清洗消毒后备用。
（3）如为一次性隔离衣，将隔离衣污染面向内，衣领及衣边卷至中央，投入医疗垃圾袋中。

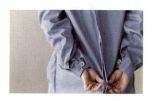

图 7-2-14 对齐两侧衣边

【护理评价】

1. 病人体温得到有效控制。
2. 病人未发生其他感染。
3. 病人情绪稳定，正确对待疾病，配合治疗。

【实训拓展】

1. 骨髓采集方法

（1）在手术室内，严格无菌操作下对供者进行供髓采集，根据病人需要可采 500~800mL 骨髓血。

（2）根据不同目的将获取的骨髓分离、过滤。通过 17、18 号针头两次过滤或通过不锈钢网过滤，装入血袋，并加肝素抗凝。

（3）当采集到 400mL 时，应开始回输事先采集的自身血，防止休克。采髓过程中输入自身血液，不断监测血压、呼吸、心率。采髓过程不宜过快，每采 500mL，时间应不少于 30min。

（4）采集后用液氮保存或 −80℃ 深低温保存。

2. 输注骨髓液的方法

（1）输注前遵医嘱使用抗过敏药物，使用无滤网的输血器输注，以防干细胞黏附。

（2）输注前每袋骨髓需倒挂 30min，使脂肪细胞充分上浮，输注中不得摇动。

（3）输注时先缓慢滴注 20min，注意观察有无变态反应，若无反应一般可调速到 70~80 滴 /min 快速输入。

（4）输注中严密观察有无发热、变态反应，尿量和尿色有无异常变化，监测生命体征，如有异常及时处理。

3. 隔离衣与防护服的区别

（1）功能不同

1）隔离衣：是用于医务人员在接触过程中避免受到血液、体液和其他感染性物质污染，或用于保护病人避免感染的防护用品。

2）防护服：是临床医务人员在接触甲类或按甲类传染病管理的传染病病人时所穿的医用防护用品。

（2）使用者指征不同

1）穿隔离衣：在接触经接触传播的感染性疾病病人如传染病病人、多重耐药菌感染病人等时；对病人实行保护性隔离时,如大面积烧伤病人、骨髓移植病人的诊疗、护理时;可能受到病人血液、体液、分泌物、排泄物喷溅时。

2)穿防护服:接触经空气传播或飞沫传播的传染病病人,可能受到病人血液、体液、分泌物、排泄物喷溅时。

(3)使用对象不同

1)防护服:是防止医务人员被感染,属于单向隔离,主要针对的医务人员。

2)隔离衣:是既防止医务人员被感染或污染又防止病人被感染,属于双向隔离。

(毛智慧)

思政小课堂

血液研究的探索者——吴祖泽院士

吴祖泽(1935年10月—),中国科学院院士,实验血液学家,博士生导师,我国实验血液学的主要创始人和学术带头人之一。

1970年的一天,吴祖泽看到一份关于造血干细胞辐射损伤机制分析的国外文献,他敏锐地意识到了造血干细胞在放射病发生与治疗中的重要位置,以及它在其他造血障碍疾病研究中的深远意义。为此,他于1973年远渡重洋、赶赴英国进修细胞动力学。进修结束,吴祖泽谢绝英方的一再挽留,毅然回国,而行装中多了一份30多万字的《造血细胞动力学概论》的书稿,这本书成为我国第一部系统介绍血细胞生成动力学与造血干细胞研究的专著。

吴祖泽在动物和人胎肝细胞性能与移植的实验研究中,完整地提出了胚胎发育中肝脏造血和造血干细胞的动态变化规律,为临床开展胎肝造血干细胞移植提供了理论依据与技术准备。他首先发现4~5月龄人胎中存在丰富的造血干细胞,且此类干细胞的增殖能力明显强于骨髓来源的干细胞。以此为理论依据,1980年吴祖泽与他人合作,成功地为一例遭受急性大剂量辐射损伤的事故病人作了胎肝移植,这是世界上首例胎肝移植治疗急性重度骨髓型放射病的成功病例。

【启示】

1. 坚持不懈,不忘初心　吴祖泽在远赴英国进修学习时,始终坚守初心,流年辗转间是他在英国实验室日夜不停地观摩与研究的身影和他在宿舍内的伏案疾书。他暗暗下定决心,一定要把学到的东西写成书带回祖国去!为了这份初心,他按归国日期倒排时间,给自己制订了每月必须完成一章的撰写计划。志之所趋,无远弗届,为达目标,他一次次地实验,夜以继日地钻研。进修结束,吴祖泽谢绝英方的一再挽留,毅然回国。吴祖泽说:"我就是想为祖国、为人民、为军队多做些事!"随后,一部30万字的《造血细胞动力学概论》在1978年底出版了。这部书是中国造血干细胞研究的启蒙之作,他一次又一次地突破人们对医学领域的开拓和认知。护理工作的可贵之处就在于:总是把病人的利益放在首位,年复一年、日复一日地急病人之所急,想病人之所想,帮病人之所需。人生旅途中难免会遭遇病魔的侵扰,面对这些不幸的人,护士总会勇敢地站出来用无尽的爱心呵护他们,这种情感就像一支蜡烛,用熠熠之光为黑暗带来光明,为痛苦赢得欢乐。护理工作是忙碌的、琐碎的,但又是神圣的和崇高的。我们要坚守护理初心,不负护理使命,哪怕我们面临诸多困难,也要以平和之心,做好自己分内的工作,真正肩负起护理者的责任,为病人带来温暖和希望。

2. 探索新知,刻苦钻研　1978年吴祖泽开始把目标瞄准国际上刚刚起步而国内尚属空白的胎肝细胞性能与移植实验研究。通过反复的研究,大量的实验及对比分析,吴祖泽确认胎儿肝脏中的造血干细胞在母体妊娠4~5个月时达到数量与功能的双重旺盛期,这一系列成果获得了国家自然科学奖。吴祖泽用自己的实际行动向我们诠释了科学家们刻苦钻研、求实创新的科学精

Note:

神。一次选择,便忠其一生;一生执着,便竭尽所有;一直奉献,便无悔人生。护理学作为一级学科,承担着教学、科研和服务社会的任务,需要我们长期保持探索精神,在工作上培养问题意识,提高科学素养;需要我们学习更多理论知识,掌握更多经验方法,才能真正做到以最先进的理念、最贴心的关怀、最精准的服务,帮助病人摆脱疾病痛苦,做好生命健康的守护者。

(毛智慧)

URSING

第八章

运动系统疾病病人护理实训

08章 数字内容

───── 学 习 目 标 ─────

- **知识目标：**
  1. 掌握运动系统常见疾病的护理。
  2. 熟悉运动系统疾病常用的护理操作技术。
  3. 了解运动系统疾病护理相关进展。

- **能力目标：**
  1. 能根据病人的病情提供正确有效的护理措施。
  2. 能根据不同的情境正确运用牵引护理、肌力练习、轴线翻身等操作技术。
  3. 能对病人及其家属进行有效沟通和正确的健康指导。

- **素质目标：**
  1. 能将人文关怀体现在技术操作的全过程和护理服务的每一个环节。
  2. 能根据不同病人的特点和不同的情境提供个性化的心理护理。

第一节　股骨颈骨折病人护理

案例导入

　　病人,男性,79岁。因摔伤致左髋部疼痛伴活动受限1d入院。病人1d前不慎摔倒,左髋部着地,当即出现左髋关节疼痛,伴左下肢活动受限,无法直立行走,遂由急救中心120送医院就诊。行左髋关节X线检查,提示左侧股骨颈骨折。病人既往身体较差,有高血压病史30余年,长期服用硝苯地平缓释片,近期血压控制良好。无糖尿病、脑血管疾病、精神疾病、传染疾病史,否认手术史,无药物过敏史。戒烟35年,无饮酒史。

　　体格检查:T 36.3℃,P 71次/min,R 19次/min,BP 138/65mmHg。意识清醒,精神差,查体合作,急性痛苦面容。左下肢轻度外旋畸形,左侧髋关节皮肤无破溃;触诊左腹股沟中点压痛(+),皮温正常,无明显感觉减退,左侧大腿滚动试验(+),叩诊左下肢轴向叩击痛(+),左髋活动检查不配合;左下肢较右下肢短缩约1.0cm,左下肢外旋约45°;左下肢远端感觉及末梢血运尚可。

　　辅助检查:左髋关节X线正位片,提示左侧股骨颈骨皮质连续性中断。

　　诊断:股骨颈骨折(左侧);原发性高血压。

实训一

情　境　一

　　病人在家属陪同下由平车送入病区,护士热情接待病人,安置病人入住病房。病人诉患肢疼痛,移动时疼痛尤为明显,并有焦虑情绪,担心预后及是否对行走功能有影响。护士安抚病人,给予入院护理。

【护理评估】

　　1. **健康史**　病人1d前不慎摔倒致左股骨颈骨折,左髋关节疼痛,伴左下肢活动受限。既往身体较差,有高血压病史30余年,饮食、睡眠尚可,营养状况一般,戒烟35年,无饮酒史。

　　2. **身体状况**　T 36.5℃,P 71次/min,R 19次/min,BP 138/65mmHg。病人意识清醒,精神一般,急性痛苦面容,诉患肢疼痛,左下肢轻度外旋畸形,左髋部肿胀,周围皮肤无破溃。轻度疼痛(NRS 3分),有部分生活自理能力(Barthel指数评分50分),压力性损伤风险为低度危险(Braden危险因素评估16分),坠床/跌倒风险为高度危险[成人跌倒风险评估量(Morse评分)60分],深静脉血栓风险为高度危险(Autar评分16分)。

　　3. **心理-社会状况**　病人初中文化程度,退休工人,老伴儿健在,育有二儿一女,目前女儿陪护。情绪焦虑,担心预后及是否对行走功能有影响。

【主要护理诊断/问题】

　　1. **急性疼痛**　与骨折及软组织损伤、局部肿胀有关。

　　2. **焦虑**　与意外受伤,担心预后有关。

　　3. **有成人跌倒的危险**　与高龄、患肢受伤有关。

　　4. **潜在并发症**:压力性损伤、深静脉血栓形成。

Note:

【护理目标】

1. 病人疼痛感减轻,舒适度增加。
2. 病人焦虑程度减轻。
3. 病人住院期间未发生跌倒或坠床。
4. 病人住院期间未发生压力性损伤、深静脉血栓。

【护理措施】

1. **入院介绍**　热情接待病人和家属,向病人和家属介绍相关医务人员、病区环境、病友、医院各项管理规定等。

2. **护理评估**　病人入院2h内完成首次护理评估,包括生命体征测量(实施详见生命体征测量操作流程)、疼痛评估、生活自理能力评估、压力性损伤风险评估、坠床/跌倒风险评估、深静脉血栓风险评估。

3. **休息**　嘱病人卧床休息,协助病人保持患肢外展中立位。

4. **饮食**　通知营养室为病人准备膳食,给予低盐、高蛋白、高钙、高维生素饮食。

5. **缓解疼痛**　定时进行疼痛评估,根据评估结果采取缓解疼痛的措施。轻度疼痛一般采用心理暗示、分散注意力等非药物镇痛方法;中度以上疼痛可遵医嘱使用镇痛类药物。

6. **心理护理**　安抚病人和家属焦虑情绪,尽量满足其健康需求。

7. **健康教育**　做好跌倒、坠床安全防护知识教育,指导病人自我缓解疼痛和进行必要的床上活动。

生命体征测量操作流程

评估	(1) 核对病人信息。 (2) 评估病人的年龄、病情、意识、肢体活动情况、心理状态及合作程度。 (3) 评估病人30min内有无剧烈活动、进食冷、热饮、情绪波动等。
准备	(1) 病人准备:取舒适体位。 (2) 环境准备:环境整洁、安静,光线充足,温、湿度适宜。 (3) 护士准备:着装规范,洗手,戴口罩。 (4) 用物准备:治疗盘,体温计,血压计,听诊器,秒表,笔,记录本,弯盘,消毒液纱布,清洁纱布,棉签(必要时)。

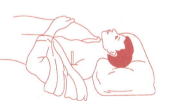

图 8-1-1　腋温测量法

测量	(1) 测体温(以腋温为例):擦干腋窝汗液,将体温计水银端放于腋窝中、紧贴皮肤,屈臂过胸,夹紧(图8-1-1)。10min后取出体温计,消毒液纱布擦拭,检视读数。 (2) 测脉搏:将示指、中指、环指的指端按压在桡动脉搏动处,压力适中,以能清楚测得脉搏为宜(图8-1-2),计数30s,所得数值乘以2,即为脉率,如有异常测量1min。 (3) 测呼吸:保持诊脉姿势,观察病人胸部或腹部的起伏,计数30s,所得数值乘以2,即为呼吸频率,如有异常测量1min。 (4) 测血压(以卧位测量上肢为例):血压计"0"点与肱动脉、心脏在同一水平;卷袖露出手臂,肘部伸直,手掌向上。打开开关→将袖带缠在上臂处(下缘距肘窝约2cm,松紧以能插入一指为宜)→听诊器置于肱动脉搏动处,一手固定→关闭气门,注气(至肱动脉搏动消失后再升高20~30mmHg)→放气(速度为4mmHg/s)→听搏动音→看刻度→放余气,解袖带→关闭开关(右倾45°)→关盒盖(图8-1-3)。

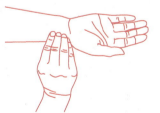

图 8-1-2　桡动脉测量法

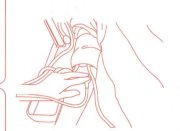

整理记录	(1) 协助病人取舒适卧位,整理床单位。 (2) 分类处置用物。 (3) 洗手,记录。

图 8-1-3　血压测量法

Note:

【护理评价】

1. 病人疼痛减轻,NRS 为 1 分。

2. 病人情绪稳定,主动配合治疗。

3. 病人安全舒适,未发生跌倒或坠床、压力性损伤、深静脉血栓等不良事件。

【实训拓展】

1. **水银式体温计和血压计将被淘汰并禁止使用的原因**　水银体温计和血压计具有价格低廉、测量灵敏度高、稳定性好等优点,曾被广泛应用于医疗机构和家庭中。然而,水银体温计(汞含量 1g)、血压计(汞含量 60g)极易发生汞外泄,造成环境污染,汞的挥发可能导致人体发生急性汞中毒。

2020 年 10 月国家药监局综合司发布国家药监局综合司关于履行《关于汞的水俣公约》有关事项的通知,自 2026 年 1 月 1 日起,全面禁止生产含汞体温计和含汞血压计产品。水银体温计、血压计在未来的几年内将被淘汰并禁止使用,目前各医疗机构已经开始在使用电子体温计、血压计以及心电监护设备替代水银体温计和血压计。

2. **无创血压测量的金标准——科罗特科夫音**　是由俄国医生科罗特科夫(Korotkoff)于 1905 年发明的一种通过听诊测量收缩压和舒张压的血压测量技术。

科罗特科夫将血压测量中的声音变化分为 5 期。

第 1 期:袖带压力下降中,首次听到的轻而清晰的敲击声,此时汞柱所指刻度为收缩压读数。

第 2 期:随着压力的下降,声音变大,成为柔和吹风样杂音。

第 3 期:声音变得更响,出现较清脆的抨击声。

第 4 期:声音突然变小,短促而低沉。

第 5 期:声音消失,此时汞柱所指刻度为舒张压读数。

🏥 实训二

情　境　二

病人入院当天,医生床边检查:左下肢轻度外旋畸形,活动受限;左下肢外旋约 45°,较右下肢短缩约 1.0cm,左下肢远端感觉及末梢血运尚可。医生考虑病人年龄、身体状况及病情,建议行皮牵引,责任护士遵医嘱予以执行。

【护理评估】

1. **健康史**　病人 79 岁,身高 176cm,体重 75kg。1d 前不慎摔倒致左侧股骨颈骨折,有高血压病史,血压控制良好。

2. **身体状况**　T 36.3℃,P 76 次 /min,R 18 次 /min,BP 136/60mmHg。左下肢轻度外旋畸形,活动受限;左下肢外旋约 45°,左下肢较右下肢短缩约 1.0cm;皮肤无破损,左下肢远端感觉及末梢血运尚可。

3. **心理 - 社会状况**　女儿是病人主要照顾者,照顾周到;病人情绪稳定,治疗依从性良好。

【主要护理诊断 / 问题】

躯体移动障碍　与股骨颈骨折、牵引有关。

【护理目标】

1. 病人在护士协助下可以更换卧位。

2. 病人患肢可以维持有效牵引。

【护理措施】

1. **复位牵引** 遵医嘱予以患肢皮牵引(实施详见皮牵引操作流程),促进病人患肢功能恢复。

2. **牵引后护理。**

(1) 保持患肢功能位,患肢外展 30°~40°,足部中立位。

(2) 维持持续、有效的牵引。观察牵引装置是否正常,滑轮和牵引架是否松脱,牵引方向与肢体长轴是否保持直线,牵引锤是否离开地面等。

(3) 观察牵引部位皮肤及患肢末梢血液循环情况,如皮肤颜色、温度及肿胀程度,患肢有无麻木感、疼痛、足背动脉搏动减弱等。

3. **健康教育** 指导病人进行床上活动和股四头肌功能锻炼、踝泵运动。

皮牵引操作流程

评估
(1) 核对病人信息。
(2) 评估病人的病情、意识、年龄、体重、心理状态、合作程度。
(3) 评估患肢有无肿胀、皮肤有无破损,患肢感觉有无麻木,皮肤温度、足背动脉搏动情况等。

准备
(1) 病人准备:了解牵引目的及配合要点,取仰卧位。
(2) 环境准备:环境整洁,安静,温、湿度适宜。床制动闸固定,屏风或隔帘遮挡(必要时)。
(3) 护士准备:着装规范,洗手,戴口罩。
(4) 用物准备:牵引套、牵引架、牵引绳、牵引锤(一般重量<5kg)、毛巾、速干手消毒剂、生活垃圾桶、医疗垃圾桶的治疗车(图 8-1-4)。

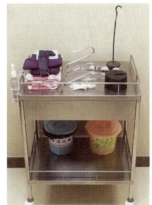

图 8-1-4 用物准备

牵引
牵引(海绵带牵引)(图 8-1-5)
(1) 护士协助病人取仰卧位。
(2) 1 人站于床尾,双手牵拉固定病人患肢呈外展中立位并抬离床面。
(3) 另 1 人将牵引套平铺于患肢下,用大毛巾包裹需牵引的肢体,扣好牵引套尼龙搭扣。
(4) 牵引套松紧以能伸进 1~2 指为宜,上缘位于大腿中上 1/3 处,下缘至踝关节上 3 横指,暴露膝关节。
(5) 固定牵引架于床尾板上,将牵引绳穿过滑轮并调整滑轮角度,使牵引悬空,将牵引绳一端与牵引套固定,另一端系于牵引锤上,使牵引方向与被牵引肢体长轴成一直线。告知病人准备放置牵引锤。
(6) 放置牵引锤,牵引锤需离开地面,以保持牵引有效。

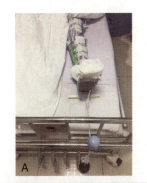

观察
(1) 观察患肢末梢的血液循环,局部有无肿胀、麻木、疼痛,足背动脉搏动有无减弱等情况。
(2) 观察牵引是否有效。
(3) 观察牵引皮肤有无压力性损伤。
(4) 每日测量被牵引的肢体长度,避免过度牵引。

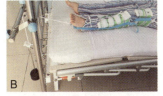

图 8-1-5 下肢海绵带牵引
A. 正面图;B. 侧面图

整理、记录
(1) 协助病人取舒适体位,整理床单位。
(2) 分类处理用物。
(3) 记录牵引开始时间。

Note:

【护理评价】

1. 病人定时更换卧位,皮肤为发生压力性损伤。

2. 病人患肢牵引有效,骨折部位愈合良好。

【实训拓展】

1. **老年人的跌倒风险管理**　老年人是跌倒风险较高的人群,跌倒的危险因素包括个体和环境两方面。对于老年人跌倒风险管理,实践推荐如下:

(1) 识别老年人跌倒危险因素时,应综合考虑内在和外在因素。

(2) 跌倒的危险因素与社区环境密切相关。跌倒风险评估时,不仅需要对个体进行详细评估,还要考虑社区环境相关的风险因素。

(3) 跌倒是可以通过修正风险因素进行预防的,因此,有效的跌倒风险筛查和评估应纳入老年人照护计划中。

2. **股骨颈骨折病人行牵引术常见的并发症及预防措施**　股骨颈骨折多发生于中、老年人,牵引术是其主要治疗手段。病人因长时间卧床及活动受限可能会发生运动系统、心血管系统、呼吸系统、皮肤等方面的并发症,而这些并发症是可以预防的(表 8-1-1)。

表 8-1-1　皮牵引常见并发症和预防措施

常见并发症	主要预防措施
压力性损伤	及时、动态地评估压力性损伤风险程度 保持皮肤清洁、干燥,避免不良刺激 定时更换卧位,保护骨隆突处,避免局部受压 进行关节和肌肉的功能活动,促进血液循环 改善机体营养状况 建立翻身卡,严格交接班
肌肉萎缩 关节僵硬、足下垂	患肢股四头肌进行等长收缩练习、踝泵运动 保持各关节处于功能位,足部穿 T 型鞋,预防患肢外旋 双上肢及健侧肢体进行肌力训练和关节活动度练习
深静脉血栓形成	定时进行静脉血栓栓塞(VTE)评分,评估 VTE 风险程度 下肢进行肌力训练和踝泵运动,促进血液循环
坠积性肺炎	定期更换卧位,叩击背部,振动排痰 进行肺功能训练,包括深吸气、呼气和有效的咳嗽、咳痰训练
便秘	多饮水,多食富含高纤维素的食物 鼓励病人进行床上活动,环形按摩腹部,促进肠蠕动

🏥 **实训三**

情　境　三

病人左下肢行皮牵引后,牵引有效,肢体无肿胀、麻木、疼痛感,足背动脉搏动明显。病人活动受限,为防止患肢发生深静脉血栓、关节僵硬及肌肉萎缩,需尽早进行康复,训练。

【护理评估】

1. **健康史**　病人左侧股骨颈骨折,患肢已行皮牵引。有高血压病史,目前血压控制良好。

2. **身体状况**　病人左下肢皮牵引有效,肢体无肿胀、麻木、疼痛感,足背动脉搏动明显。

3. **心理 - 社会状况**　病人和家属能主动配合牵引治疗,希望了解被牵引肢体功能锻炼的方法及注意事项。

【主要护理诊断 / 问题】

1. **知识缺乏**:缺乏骨折牵引术后功能锻炼的相关知识。
2. **潜在并发症**:深静脉血栓形成、关节僵硬及肌肉萎缩。

【护理目标】

1. 病人每日能够独立完成股四头肌收缩练习和踝泵运动训练。
2. 病人住院期间未发生深静脉血栓、压力性损伤、关节僵硬、肌肉萎缩等并发症。

【护理措施】

1. **保持有效牵引**　使之具有复位或固定的作用。

2. **康复训练**　指导病人牵引当天开始股四头肌等长收缩练习(实施详见股四头肌等长收缩训练操作流程)和踝泵运动,以锻炼肌力和促进血液循环。

3. **病情观察**　定期观察皮肤受压和患肢末梢血液循环情况,每 2~4h 放松牵引套一次,向心性按摩患肢数分钟,20~30min 后再予以牵引固定,以利于血液循环。

4. **健康教育**　向病人和家属介绍牵引术后功能锻炼的重要性,锻炼方法及其注意事项。

股四头肌等长收缩训练操作流程

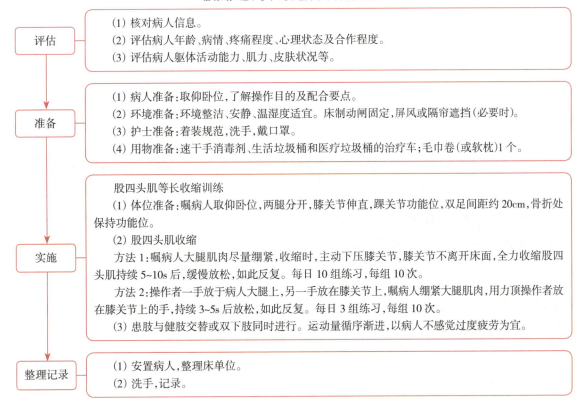

【护理评价】

1. 病人患肢肌力良好,各关节处于功能位,未发生深静脉血栓、关节僵硬等并发症。
2. 病人患肢牵引有效,左下肢功能恢复达到治疗预期。

Note:

【实训拓展】

1. 疼痛评估工具有效性的实践推荐

(1) 疼痛管理应基于病人自陈式的疼痛评估。

(2) 单维度和多维度的疼痛评估工具都能够评估疼痛的严重程度。

(3) 临床常用的疼痛评估工具:从评估的简便性和依从性考虑,推荐使用数字分级评分法(NRS,图8-1-6)。而视觉模拟评分法(visual analogue scale,VAS,图8-1-7)的可靠性高;面部表情疼痛评分法(face pain scale,FPS,图8-1-8)适用于有沟通困难的老人和儿童;语言评价法(verbal description scale,VDS,表8-1-2)适用于门诊、急诊情况下对疼痛病人的评估,通过疼痛分级方法可以直接判断病人疼痛程度。

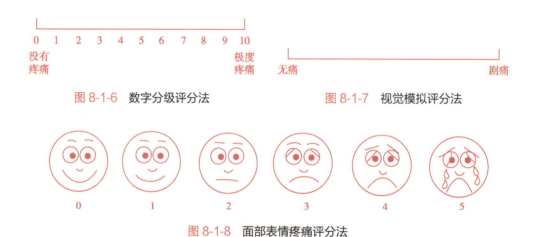

图 8-1-6 数字分级评分法　　　　图 8-1-7 视觉模拟评分法

图 8-1-8 面部表情疼痛评分法

表 8-1-2 语言评价法

分级	疼痛程度
0级	无疼痛
I级(轻度)	有疼痛但可忍受,生活正常,睡眠无干扰
II级(中度)	疼痛明显,不能忍受,要求服用镇痛药物,睡眠受干扰
III级(重度)	疼痛剧烈,不能忍受,需要镇痛药物,睡眠受严重干扰可伴自主神经功能紊乱或被动体位

2. 髋关节置换术后康复方案

(1) 术前康复教育:指导病人行臀中肌肌力训练;床上排便训练;肺功能训练,包括深呼吸和咳嗽训练,双上肢做伸展扩胸运动;介绍术后康复方案,应避免的动作和体位;指导使用术后辅助装置,包括单拐、拐杖、助行器等。

(2) 术后1周内的康复方案:应根据手术方式及个体情况为病人设计康复方案。手术当天,病人相对制动。取仰卧位,下肢间放置梯形枕,保持外展位;术肢下方置软垫,髋、膝微屈;穿丁字鞋以防下肢外旋;深呼吸练习。术后第1天,病人开始床旁运动训练,先在床边站立,后使用上肢辅助器练习步行。

(3) 具体锻炼的方法

1) 呼吸练习:进行深吸气、深呼气和有效的咳嗽、咳痰训练。双上肢做伸展扩胸运动,进行肺功能训练。每个动作重复10次,每日2~3次。

2) 踝泵运动:患肢踝关节进行主动背屈和跖屈,使下肢肌肉等长收缩,挤压深部血管,促进血液循环,预防下肢深静脉血栓形成。每小时15次,每个动作保持5~10s后放松,每组10~15次。

3) 肌力训练:进行股四头肌、腘绳肌、臀大肌、臀中肌的等长收缩练习;行双上肢及健侧下肢的肌

Note:

肉力量训练。

4）关节活动度训练：①髋关节伸直练习。屈曲对侧髋、膝关节，术侧髋关节做主动伸直动作，充分伸展屈髋肌及关节囊前部。②髋关节屈曲练习。屈膝关节，向臀部滑动足跟练习，髋关节屈曲 <70°。③髋关节外展练习。仰卧位，患侧髋关节轻度外展 20°~30°，髋关节无旋转，每次维持 5~15min。

5）负重训练：①骨水泥固定型假体。术后第 1 天病人即借助助行器或双拐离床负重，练习床边站立、部分负重行走和上下楼梯。由部分负重过渡到完全负重步行，逐日增加行走距离，每日 3 次，1 周后改用健侧拐杖或手杖。②非骨水泥固定型假体。术后第 1 天病人即用助行器或双拐离床，但是不负重。

6）步行训练：术后 24h，在康复治疗师的指导下持助行器下地行走。术后第 1 天每次步行距离可由 5~10m 开始，循序渐进，逐渐增加训练时间。

7）卧坐位训练：先将健侧腿屈曲，臀部向上抬起移动，将健侧下肢移动至床沿，用双肘支撑坐起，屈健侧腿并伸患侧腿，将患肢移至小腿能自然垂于床边。坐起时膝关节要低于髋关节，上身不要前倾。

8）坐站位训练：健侧腿点地，患侧上肢挂拐，下肢触地，利用健侧腿和双手的支撑力挺髋站立。

（李玉红）

第二节　颈椎损伤病人护理

案例导入

　　病人，男性，58 岁。因摔伤致颈肩痛伴双上肢无力 7h 由外院转入。病人 7h 前摔伤后出现颈肩痛，伴双上肢痛觉过敏及无力，左侧为重，遂就诊于当地县医院，颈椎 CT 检查结果显示 $C_{6~7}$ 椎间盘突出，为进一步诊治入院。病人平素体健，无高血压、冠心病等慢性疾病史；无食物、药物过敏史；无饮酒、吸烟史。

　　体格检查：T 37.0℃，P 79 次 /min，R 19 次 /min，BP 138/64mmHg；病人意识清醒，精神尚可。颈椎自主活动度明显受限，触诊颈椎压痛及椎旁组织压痛（+）；双上肢及双手浅感觉均减退，左侧肱二头肌及肱三头肌肌力均减退，约为Ⅵ级，对侧正常；双手握力均减退，约为Ⅰ级；双侧肱二、三头肌腱反射对称引出，双侧桡骨膜反射均减弱；双下肢股四头肌、足背肌肌力正常，双侧膝反射和跟腱反射对称引出。外院颈部 CT 检查示 $C_{6~7}$ 椎间盘突出。

　　诊断：颈部脊髓损伤。

实训一

情　境　一

　　病人颈部脊髓损伤，予以颈托固定。平卧 2h 后，病人感肩胛及骶尾部不适须行翻身，因病人有颈椎损伤，搬运及翻身时须采用轴线翻身法，以免加重脊髓损伤及发生其他并发症。

【护理评估】

1. **健康史**　病人从高处跌落致颈部脊髓损伤，双上肢痛觉过敏及无力，以左侧为重。平素体健，无慢性疾病史，无饮酒、吸烟史。

Note:

2. **身体状况**　T 37.0℃,P 79 次/min,R 19 次/min,BP 138/64mmHg。病人颈部脊髓损伤,意识清醒,上肢肌力和浅感觉均有不同程度减退,颈椎压痛及椎旁组织压痛(+),NRS 2 分(轻度疼痛)。

3. **心理-社会状况**　病人因意外受伤,担心伤情对将来生活有影响而焦虑。

4. **辅助检查**　颈部 CT 检查示 $C_{6\sim7}$ 椎间盘突出。

【主要护理诊断/问题】

1. **舒适度减弱**　与颈部脊髓损伤后活动受限有关。

2. **潜在并发症:**颈椎脊髓再损伤。

3. **焦虑**　与意外受伤及担心预后有关。

4. **急性疼痛**　与外伤所致组织损伤有关。

【护理目标】

1. 病人在护士协助下变换卧位,自感体位舒适度增加。

2. 病人未发生颈椎脊髓再损伤。

3. 病人焦虑程度减轻,配合治疗及护理。

4. 病人诉疼痛感减轻。

【护理措施】

1. **促进舒适**　协助病人定时更换卧位,避免局部组织长时间受压。正确实施轴线翻身法(实施详见轴线翻身操作流程),防止翻身不当而引起颈椎脊髓再损伤。

2. **缓解疼痛**　注意评估病人疼痛程度,指导病人转移注意力和适当放松,必要时遵医嘱予以止痛药物。

3. **心理护理**　安慰病人,耐心讲解疾病的相关知识及配合治疗的重要性,帮助病人树立疾病康复的信心。

4. **健康教育**　向病人及其家属介绍脊髓损伤的相关知识及翻身的注意事项,强调颈部固定的重要性;指导病人进行适当的床上活动及功能锻炼。

轴线翻身操作流程

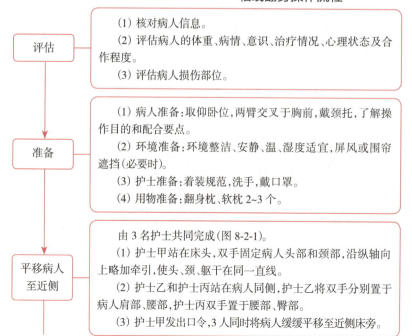

评估
(1) 核对病人信息。
(2) 评估病人的体重、病情、意识、治疗情况、心理状态及合作程度。
(3) 评估病人损伤部位。

准备
(1) 病人准备:取仰卧位,两臂交叉于胸前,戴颈托,了解操作目的和配合要点。
(2) 环境准备:环境整洁、安静、温、湿度适宜,屏风或围帘遮挡(必要时)。
(3) 护士准备:着装规范,洗手,戴口罩。
(4) 用物准备:翻身枕、软枕 2~3 个。

平移病人至近侧
由 3 名护士共同完成(图 8-2-1)。
(1) 护士甲站在床头,双手固定病人头部和颈部,沿纵轴向上略加牵引,使头、颈、躯干在同一直线。
(2) 护士乙和护士丙站在病人同侧,护士乙将双手分别置于病人肩部、腰部,护士丙双手置于腰部、臀部。
(3) 护士甲发出口令,3 人同时将病人缓缓平移至近侧床旁。

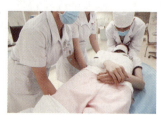

图 8-2-1　三人轴线翻身法

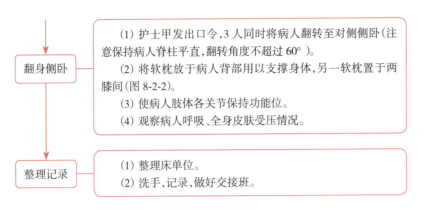
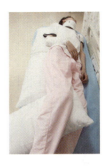

翻身侧卧 ——
　　(1) 护士甲发出口令,3人同时将病人翻转至对侧侧卧(注意保持病人脊柱平直,翻转角度不超过60°)。
　　(2) 将软枕放于病人背部用以支撑身体,另一软枕置于两膝间(图8-2-2)。
　　(3) 使病人肢体各关节保持功能位。
　　(4) 观察病人呼吸、全身皮肤受压情况。

整理记录 ——
　　(1) 整理床单位。
　　(2) 洗手,记录,做好交接班。

图 8-2-2　侧卧

【护理评价】

1. 病人定时更换卧位,减轻了受压部位的不适,未发生压力性损伤。
2. 病人未发生颈椎脊髓再损伤。
3. 病人对疾病治疗的信心增强,主动配合治疗。
4. 病人诉疼痛减轻,舒适度增加。

【实训拓展】

1. **轴线翻身技术适用情形及可能发生的并发症**　轴线翻身适用于颅骨牵引、脊柱损伤、脊柱手术、髋关节术后病人的卧位更换,翻身不当可能会引起继发性脊髓神经损伤、植骨块脱落等并发症。

2. **废用综合征临床表现及预防**　废用综合征是指病人因长期卧床不活动或活动量不足及各种刺激减少,全身或局部的生理功能衰减,出现肌肉萎缩、骨质疏松、关节僵硬、挛缩、深静脉血栓形成、肺部功能下降等临床症状。其主要预防措施为尽早活动和功能锻炼,包括床上翻身和移动,肌肉等长、等张收缩训练,全范围关节活动练习,肢体关节处于功能位,日常生活活动能力训练等。

实训二

情　境　二

　　住院第5天,病人上午在全身麻醉下行颈前路椎间盘切除+椎管减压+植骨融合内固定术,术后安返病房,全身麻醉已醒,术区无渗血,置负压引流管1根,引流通畅,引出极少量血性液体。遵医嘱予以心电监护,补液,颈部制动等措施。嘱病人定时变换卧位,以预防压力性损伤;积极行双下肢功能锻炼,预防深静脉血栓形成。

【护理评估】

1. **健康史**　病人颈部脊髓损伤,在全身麻醉下行颈前路椎间盘切除+椎管减压+植骨融合内固定术,手术顺利。

2. **身体状况**　病人意识清醒,生命体征平稳,心电监护显示 T 36.8℃,P 69 次/min,R 20 次/min,BP 133/63mmHg。手术切口处敷料干燥,负压引流管在位,引流通畅,引流出血性液体约10mL。双下肢自主活动良好,肌力及皮肤浅感觉尚可,末梢血液循环良好。

3. **心理-社会状况**　病人情绪稳定,有妻子陪护。

【主要护理诊断/问题】

1. **有皮肤完整性受损的危险**　与活动受限致局部皮肤长期受压有关。

Note:

2. 潜在并发症:深静脉血栓形成。

【护理目标】

1. 病人住院期间未发生压力性损伤。
2. 病人住院期间未发生深静脉血栓。

【护理措施】

1. **体位** 颈部固定,制动。
2. **压力性损伤的预防** 定时变换卧位,局部减压,增进局部血液循环,保持皮肤清洁,给予营养支持等。(实施详见压力性损伤的预防与护理操作流程)
3. **功能锻炼** 鼓励病人进行下肢肌肉收缩训练和踝泵运动,促进血液循环,预防深静脉血栓形成。
4. **观察病情** 密切观察病人生命体征变化,切口处有无渗血,引流管是否在位、通畅,引流液性质,皮肤受压及肢体活动情况。
5. **健康教育** 向病人和家属介绍佩戴颈托的意义、方法和注意事项;进行压力性损伤预防的相关知识教育;强调早期活动和功能锻炼的重要性,指导病人掌握正确功能锻炼的方法。

压力性损伤的预防与护理操作流程

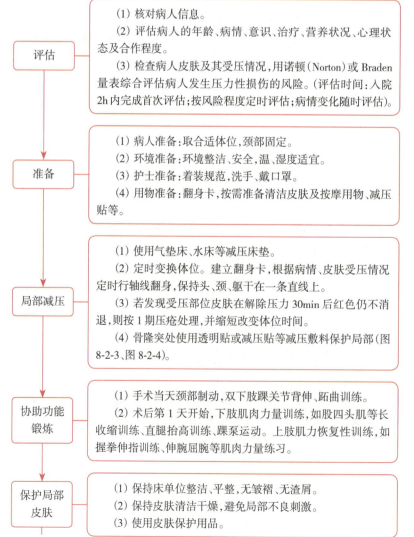

评估
(1) 核对病人信息。
(2) 评估病人的年龄、病情、意识、治疗、营养状况、心理状态及合作程度。
(3) 检查病人皮肤及其受压情况,用诺顿(Norton)或 Braden 量表综合评估病人发生压力性损伤的风险。(评估时间:入院 2h 内完成首次评估;按风险程度定时评估;病情变化随时评估)。

准备
(1) 病人准备:取合适体位,颈部固定。
(2) 环境准备:环境整洁、安全,温、湿度适宜。
(3) 护士准备:着装规范,洗手、戴口罩。
(4) 用物准备:翻身卡,按需准备清洁皮肤及按摩用物、减压贴等。

局部减压
(1) 使用气垫床、水床等减压床垫。
(2) 定时变换体位。建立翻身卡,根据病情、皮肤受压情况定时行轴线翻身,保持头、颈、躯干在一条直线上。
(3) 若发现受压部位皮肤在解除压力 30min 后红色仍不消退,则按 1 期压疮处理,并缩短改变体位时间。
(4) 骨隆突处使用透明贴或减压贴等减压敷料保护局部(图 8-2-3、图 8-2-4)。

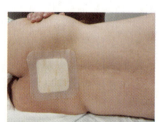

图 8-2-3　减压敷料保护骶尾部皮肤

协助功能锻炼
(1) 手术当天颈部制动,双下肢踝关节背伸、跖曲训练。
(2) 术后第 1 天开始,下肢肌肉力量训练,如股四头肌等长收缩训练、直腿抬高训练、踝泵运动。上肢肌力恢复性训练,如握拳伸指训练、伸腕屈腕等肌肉力量练习。

保护局部皮肤
(1) 保持床单位整洁、平整,无皱褶、无渣屑。
(2) 保持皮肤清洁干燥,避免局部不良刺激。
(3) 使用皮肤保护用品。

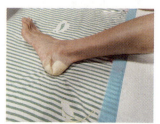

图 8-2-4　减压敷料保护足跟部皮肤

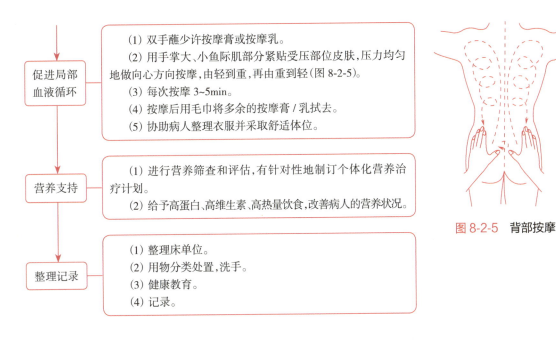

促进局部血液循环	(1) 双手蘸少许按摩膏或按摩乳。 (2) 用手掌大、小鱼际肌部分紧贴受压部位皮肤,压力均匀地做向心方向按摩,由轻到重,再由重到轻(图8-2-5)。 (3) 每次按摩 3~5min。 (4) 按摩后用毛巾将多余的按摩膏/乳拭去。 (5) 协助病人整理衣服并采取舒适体位。
营养支持	(1) 进行营养筛查和评估,有针对性地制订个体化营养治疗计划。 (2) 给予高蛋白、高维生素、高热量饮食,改善病人的营养状况。
整理记录	(1) 整理床单位。 (2) 用物分类处置,洗手。 (3) 健康教育。 (4) 记录。

图 8-2-5 背部按摩

【护理评价】

1. 病人皮肤功能正常,未发生压力性损伤。
2. 病人下肢功能锻炼良好,未发生深静脉血栓。

【实训拓展】

1. **黏膜上的压力性损伤** 压力性损伤是长期卧床病人或躯体移动障碍病人易出现的皮肤并发症。压力性损伤的发生不仅局限于体表皮肤,也可能发生在黏膜上、黏膜内或黏膜下,黏膜(呼吸道、胃肠道和泌尿生殖系统黏膜)压力性损伤主要与医疗器械有关。因此,医务人员不应只关注体表皮肤,也应重视医疗器械引起的黏膜压力性损伤。

2. **治疗压力性损伤伤口敷料的选择** 2019 版《压疮/压力性损伤的预防和治疗:临床实践指南》建议根据压力性损伤的分期和渗出液的量选择治疗性的伤口敷料。

(1) 对非感染的 2 期压力性损伤:推荐使用水胶体敷料、水凝胶敷料或聚合物敷料。

(2) 伴有少量渗出液的 3 期或 4 期压力性损伤:推荐使用水凝胶敷料。

(3) 伴有中度渗出液的 3 期或 4 期压力性损伤:推荐使用藻酸钙敷料。

(4) 伴有中/重度渗出液的 2 期或更高分期的压力性损伤:推荐使用泡沫敷料。

(5) 伴有高渗出液的压力性损伤:推荐使用高吸收性的敷料。

(6) 在不能使用高级伤口敷料时,仍应遵循湿性愈合原则,推荐使用湿润的纱布保持伤口湿润环境,透明薄膜敷料固定伤口敷料。

(李玉红)

思政小课堂

临床案例之腰椎术后病人深静脉血栓形成的反思

张女士,54 岁,1 个月前因腰椎间盘突出症在某医院行腰椎手术,手术成功,顺利出院。回家之后,张女士一直卧床休养,几日后便发现双下肢肿胀、疼痛等不适。于是,家人每日用热水为病人浸泡双腿以消肿,但症状未见减轻,反而加重,下肢的肿胀向上蔓延至大腿,疼痛愈加明显。经当地医院血管彩超检查显示双下肢髂总静脉血栓。为进一步诊治,病人由女儿陪伴入院行双下

Note:

肢血管造影＋取栓术，术中医生发现病人的下腔静脉已经完全栓塞，无法取栓，只能行保守治疗。这一结果，对病人及其家属打击很大。病人情绪低落，整日沉默不语；女儿自责、懊悔，称自己是"医盲"，母亲双腿已经发生了血栓却不知情，竟每日按摩肢体、热水浸泡，促使血栓愈加严重，差点儿危及母亲的性命。

【启示】

病人手术后有深静脉血栓形成的风险，尤其是脊柱、下肢手术的病人，因活动受限，卧床时间较长，静脉血液回流缓慢，以及创伤导致的血液高凝状态等，易导致下肢深静脉血栓形成。一旦血栓脱落，随血液游走，可能会阻塞肺血管，导致肺栓塞，危及生命。该案例中，张女士腰椎手术很成功，但因她及其家人对术后并发症——深静脉血栓形成缺乏认知，没有从思想上高度重视，没有主动预防深静脉血栓的发生；而当血栓发生了，却错误使用热敷、按摩等不当的处理方式，致使下肢血栓向上蔓延至下腔静脉，造成不可挽回的后果。

在为张女士感到痛惜的同时，作为护理人员，应该反思在医疗卫生保健工作中的角色、职责，以及如何去体现护理的专业价值和护士的职业精神。护理学已成为一级学科，有着完善的专业理论知识体系和较强的实践基础，在疾病护理、病情观察、健康教育等方面护理工作充分体现了专业的独立性。作为护士，不仅要具备扎实的专业理论知识和娴熟的护理技术，还应该具有爱心、细心、耐心和同理心，能想病人之所想，急病人之所急，为病人提供细致的生活护理，提高病人的舒适度，最大限度地满足病人的健康需求，耐心解答病人的疑惑认真负责地对病人进行健康指导。在工作中既要体现护理专业的价值，又要体现护理人的职业精神，不负"健康所系，性命相托"的誓言和神圣的职业使命。

(李玉红)

NURSING

第九章

神经系统疾病病人护理实训

09章 数字内容

— 学 习 目 标 —

知识目标：

1. 掌握神经系统常见疾病的护理。

2. 熟悉神经系统常用操作技术。

3. 了解神经系统疾病护理的相关进展。

能力目标：

1. 能根据病人的实际情况提供正确有效的护理措施。

2. 能根据不同的情境正确运用鼻饲、约束带使用、颅内压监测等操作技术。

素质目标：

1. 能将人文关怀体现在技术操作的全过程和护理服务的每一个环节。

2. 能根据病人的特点和不同的情境提供个性化的心理护理。

第一节　脑梗死病人护理

 案例导入

病人,男性,60岁。因右侧肢体无力、感觉减退、伴言语不利16h入院。病人16h前自觉右上肢麻木、无力,右手抓握费力,20min后出现言语不利,尚可正常交流。1h后家人将其送至急诊,体格检查:BP 236/135mmHg,神清,言语含糊,右侧肢体瘫痪、麻木,症状逐渐加重。予以卡托普利12.5mg口服,向病人及家属交代溶栓治疗益处及风险,家属表示拒绝。病人既往有高血压20余年,口服降压药不详,血压控制在170~180/100mmHg。糖尿病5年余,口服二甲双胍(剂量不详),未监测血糖。饮酒30余年,平均每日3~4两(1两=50g)白酒。吸烟30余年,每日10支左右。其母亲死于脑梗死。

体格检查:T 36.4℃,P 83次/min,R 20次/min,BP 190/110mmHg,SpO_2 98%;听诊双肺可闻及干、湿啰音;意识清醒,言语含糊,混合性失语,右上肢肌力0~1级,右下肢肌力2~3级,右侧肢体肌张力减低;右侧肢体针刺觉减退。右侧巴宾斯基征(Babinski sign)、查多克征(Chaddock sign)(+),脑膜刺激征(-)。

辅助检查:尿常规:尿蛋白质(PRO)0.3g/L,尿葡萄糖(GLU)55mmol/L,尿酮体(KET)1.5mmol/L;大便隐血试验(+);血生化:总胆红素(TBIL)30.5μmol/L,直接胆红素(DBIL)7.7μmol/L,血糖(Glu)10.6mmol/L;血清三酰甘油(TG)5.80mmol/L,低密度脂蛋白胆固醇(LDL-C)4.57mmol/L;糖化血红蛋白8.5%;D-二聚体(D-Dimer)0.99mg/L。

头部CT示双侧放射冠、侧脑室旁、基底节区斑点状稍低密度影;胸部CT示右肺中叶、左肺下叶胸膜下少许磨玻璃影,间质性改变可能,双侧胸膜稍增厚。

诊断:急性脑梗死(左侧大脑中动脉供血区);高血压(3级);2型糖尿病。

实训一

情　境　一

入院第2天,晨间巡视,病人意识清醒,言语含糊,BP 180/110mmHg,右侧肢体上肢肌力1级、下肢肌力2级,右侧肢体针刺觉减退。病人卧床,由家人喂食,大、小便在床上使用便器,被服、枕套可见食物、尿液污渍。病人情绪低落,担心与母亲一样会瘫痪致死。

【护理评估】

1. **健康史**　病人意识清醒,言语含糊,右侧肢体瘫痪,不能自主完成进食、穿衣、如厕、翻身等日常活动。既往有高血压20余年,糖尿病5年余。吸烟、饮酒30余年,有脑梗死家族史。

2. **身体状况**　T 36.4℃,P 88次/min,R 20次/min,BP 180/110mmHg;意识清醒,言语含糊;右侧肢体上肢肌力1级、下肢肌力2级;右侧肢体针刺觉减退。

3. **心理-社会状况**　病人情绪低落,担心与母亲一样会瘫痪致死。

【主要护理诊断/问题】

1. **进食、沐浴、穿着、如厕自理缺陷**　与肢体瘫痪有关。
2. **有皮肤完整性受损的危险**　与肢体偏瘫、痛觉减退有关。

3. **恐惧** 与突然患病且此病为其母亲死因有关。

【护理目标】

1. 病人进食、沐浴、穿着、如厕需要得到满足。
2. 病人皮肤完整、未发生破损。
3. 病人恐惧情绪减轻。

【护理措施】

1. **病情观察** 密切观察病人的意识、瞳孔、言语功能、肌力、感觉功能、自理程度、皮肤完整性、心理状态,评估病人的进食、卫生、排泄习惯。

2. **进食护理** 根据病人的进食习惯、食欲、吞咽功能,确定其饮食方案,保证足够热量、蛋白质和维生素的摄取,可少食多餐,多喝水,多吃蔬菜、水果。协助病人进食时,将床头抬高 30°~40°,喂饭速度要慢,每一口食量不要太多,鼓励病人使用健侧手进食;做好口腔护理,保持口腔清洁、无异味。

3. **皮肤护理** 保持皮肤清洁、干燥,每日为病人全身擦洗一次,出汗要及时擦干。保持床单位平整、清洁,发现潮湿、污渍要及时更换(实施详见卧床病人更换床单操作流程)。

4. **预防压疮** 定时翻身,按摩骨隆突处,可在骨隆突处放置软垫,有条件者可使用气垫床。翻身时避免拖、拉、拽等动作损伤皮肤。

5. **排泄护理** 及时提供便器,排便后要及时擦洗会阴部。取、放便器时注意抬高臀部,避免较长时间使用便器。

6. **心理护理** 耐心与病人交流,安慰其安心养病,介绍疾病相关知识,鼓励病人以树立战胜疾病的信心。

卧床病人更换床单操作流程

评估
> (1) 核对病人姓名、床号、腕带信息(图 9-1-1)。
> (2) 评估病人的意识、病情、自理能力、心理状况、配合治疗程度。

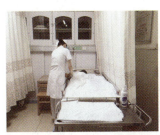
图 9-1-1 核对病人信息

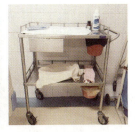
图 9-1-2 用物准备

准备
> (1) 病人准备:病人卧位舒适。
> (2) 环境准备:室温适宜,同病室内无病人进行治疗或进餐等。
> (3) 护士准备:洗手,戴口罩。
> (4) 用物准备(图 9-1-2):大单、中单、被套、枕套、床刷及床刷套。

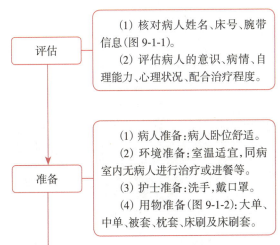

换床单

（1）移开床旁桌离床 20cm，床旁椅 15cm（图 9-1-3）、拉隔帘遮挡。

（2）协助病人大、小便（图 9-1-4），妥善固定病人身上的管道。

（3）放下近侧床栏，拉上对侧床栏。

（4）松开床尾盖被，将枕头移向对侧，协助病人侧卧至对侧，背向护士。

（5）从床头至床尾将各层污单从床垫下拉出，床单污染面向内翻卷塞入病人身下（图 9-1-5、图 9-1-6）。

（6）用床刷清扫近侧床褥（图 9-1-7），铺近侧大单、中单（图 9-1-8、图 9-1-9），近侧部分大单和中单塞于床垫下，对侧部分内折后卷至床中线处，塞于病人身下。

（7）将枕头移向近侧，协助病人侧卧于已铺好床单的一侧，拉上近侧床栏。

（8）同法铺对侧大单、中单。

（9）协助病人平卧，将枕头移向床中间。

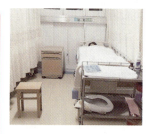 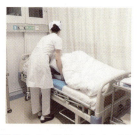

图 9-1-3　移桌、椅　　图 9-1-4　协助病人大、小便

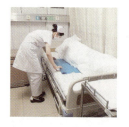 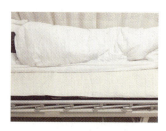

图 9-1-5　松开近侧污单　　图 9-1-6　卷近侧污单

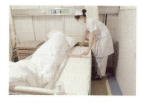 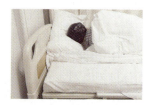

图 9-1-7　清扫床褥　　图 9-1-8　铺近侧大单

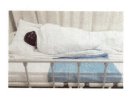

图 9-1-9　铺近侧中单

换被 / 枕套

（1）将清洁被套平铺于盖被上。

（2）自污被套内取出棉胎，放在清洁被套上，按照卷被筒法更换被套（图 9-1-10）。

（3）将棉胎展平，系好被套尾端开口处系带。

（4）撤出污被套。

（5）折被筒，床尾余下部分塞于床垫下（图 9-1-11）。

（6）轻抬起病人头部，拿出枕头，更换枕套（图 9-1-12）。

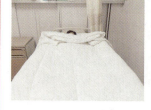 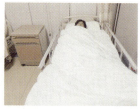

图 9-1-10　换被套　　图 9-1-11　折被筒

整理

（1）移回床旁桌、床旁椅。

（2）观察病人病情变化，根据病人病情，摇高床头或膝下支架，酌情开窗通风。

（3）整理用物，洗手。

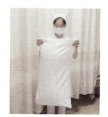

图 9-1-12　更换枕套

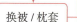

Note:

【护理评价】

1. 病人进食、沐浴、穿着、如厕需要得到满足。

2. 病人皮肤完整、未发生破损。

3. 病人诉恐惧情绪明显减轻。

【实训拓展】

1. 肌力的分级标准　肌力程度一般分为6级。0级：完全瘫痪、肌力完全丧失。1级：可见肌肉轻微收缩，但无肢体运动。2级：可水平移动，但不能抬高。3级：肢体能抬离床面，但不能对抗阻力。4级：能做对抗阻力的运动，但肌力减弱。5级：肌力正常。

2. 神经系统疾病病人溶栓治疗的指征、禁忌证以及溶栓治疗后的护理要点　溶栓治疗的适应证有短暂性脑缺血发作、脑血栓形成及脑栓塞；禁忌证包括出血性疾病、消化性溃疡的活动期、严重肝、肾疾病、高血压、产后、高龄、活动性肺结核等。

溶栓治疗后的护理要点包括用药中、用药后严密观察神经系统症状有无改变；密切观察有无出血倾向：皮肤黏膜、牙龈、大小便颜色、呕吐物颜色、有无头痛及意识障碍；定期检查凝血功能；暂缓留置胃管、尿管、中心静脉插管等操作，尽量避免针灸、腰椎穿刺、外科手术；使用软牙刷刷牙、避免外伤、有创操作后加强按压。

3. 该病人可能发生的并发症以及预防的措施　可能发生坠积性肺炎、泌尿系统感染、便秘、下肢深静脉血栓、压力性损伤等并发症。

(1) 预防坠积性肺炎：保持病室空气新鲜，定时开窗通风，避免对流通风；保持口腔清洁，每日行口腔护理或每餐后协助病人漱口；进食时应抬高床头，小口咀嚼、慢慢吞咽，避免引起呛咳、误吸；协助病人勤翻身，每次翻身予以拍背；指导病人有效咳痰法，及时咳出痰液。

(2) 预防泌尿系统感染：保持床单位、衣裤清洁干燥；每日用流动水清洗会阴；指导病人多喝水，每日饮水量为2L左右，通过排尿冲洗膀胱和尿道。

(3) 预防便秘：指导病人多饮水、多食粗纤维的蔬菜和水果，如韭菜、芹菜、香蕉等；指导病人做腹部按摩，沿升结肠→横结肠→降结肠→乙状结肠的顺序，顺时针方向推动；养成定时排便的习惯；必要时使用缓泻剂或甘油灌肠剂，保持大便通畅。

(4) 预防下肢深静脉血栓：观察肢体有无肿胀、颜色改变、疼痛等异常；给予肢体按摩、做被动运动训练，必要时可使用气压装置和抗血栓弹力袜预防深静脉血栓。

(5) 预防压力性损伤：保持皮肤清洁，每日全身擦洗一次；保持床单位干净、平整，有潮湿、污渍及时更换；勤翻身，每2~3h翻身一次，按摩骨隆突处，可使用气垫床；翻身或取、放便盆时避免拖、拉、拽等动作损伤皮肤；加强营养，保证高热量、高蛋白、高维生素食物摄入，以此预防压力性损伤的发生。

⊕ 实训二

情　境　二

病人咳嗽无力，憋喘、痰多等症状加重。入院第3天下午，痰多不能自行咳出，吸痰效果不佳，憋喘症状明显，SaO_2 78%，PaO_2 42mmHg。行气管切开，经气管切开处套管内吸出大量黏痰。病人憋喘症状明显好转，SpO_2 90%。次日上午巡视病人，痛苦表情，烦躁，气管切开伤口敷料可见少量渗血和分泌物污渍。

【护理评估】

1. **健康史** 病人入院时双肺可闻及干、湿啰音,胸部 CT 示右肺中叶、左肺下叶胸膜下少许磨玻璃影,双侧胸膜稍增厚。于入院第 3 天下午因痰多不能自行咳出,吸痰效果不佳,憋喘症状明显,而行气管切开,经气管切开处套管内吸出大量黏痰。

2. **身体状况** 病人意识清醒,精神萎靡,呼吸急促,听诊双肺呼吸音粗,有湿啰音。T 37.8℃,HR 126 次 /min,R 26 次 /min,BP 170/100mmHg,PaO_2 90%。右侧肢体上肢肌力 1 级、下肢肌力 2 级;右侧肢体针刺觉减退。气管切开伤口处敷料可见少量渗血和分泌物污渍。

3. **心理 - 社会状况** 病人情绪烦躁,痛苦表情。

【主要护理诊断 / 问题】

1. **清理呼吸道无效** 与瘫痪卧床、呼吸道感染有关。
2. **有伤口感染的危险** 与气管切开、反复吸痰有关。

【护理目标】

1. 及时清理呼吸道,病人痰液量减少,感染得到控制。
2. 病人气管切开伤口处未发生感染。

【护理措施】

1. **病情观察** 密切观察病人生命体征、血氧饱和度变化,痰液颜色、量、性状,气管切开伤口处有无渗液、渗血、皮下气肿,若伤口出现渗液、渗血需及时换药。

2. **保护套管** 保持颈部伸展位,保证气管切开套管在气管内的居中位置,防止套管移位、闭塞或脱出。妥善固定气管套管,固定带在颈部的松紧度以能容纳 1 指为宜,防止套管脱出。

3. **预防感染** 气管切开伤口处每日换药一次,使用一次性无菌纱布垫于皮肤和套管之间,避免切口皮肤出血或感染。如分泌物增多或被痰液污染时,应及时更换,保持纱布垫清洁干燥(详见气管切开伤口换药操作流程)。

4. **促进排痰** 加强翻身拍背,采取雾化吸入,保持呼吸道湿润,促进痰液排出。

5. **吸痰原则** 吸痰动作要轻柔、迅速,一次吸痰时间不超过 15s;注意无菌操作,一根导管只用一次;吸痰时先吸气管内分泌物,再吸鼻、口腔内的分泌物。

6. **预防导管阻塞** 应注意将气囊扎牢,将线头引出气管切开伤口处,并经常牵扯检查是否牢固,并及时清除痂。

7. **心理护理** 经常陪伴、安慰病人,介绍成功案例,鼓励其积极配合。

气管切开伤口换药操作流程

评估
(1) 核对病人姓名、床号、腕带信息。
(2) 评估病人的气管切开伤口有无出血、皮下气肿、感染等情况。
(3) 评估气管切开套管固定带松紧度及清洁度。
(4) 评估病人痰液颜色、量。

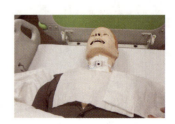

图 9-1-13 垫无菌巾

准备

(1) 病人准备：取平卧位，暴露颈部皮肤，注意保暖。
(2) 护士准备：洗手，戴口罩。
(3) 环境准备：环境清洁，无人员走动。
(4) 用物准备：换药包、棉球、纱布、生理盐水、碘伏、一次性手套。

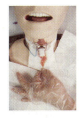 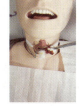

图 9-1-14　取下原污染敷料　　图 9-1-15　消毒两翼

换药

(1) 换药前充分吸痰，评估气道是否通畅，防止换药时痰液外溢造成污染。
(2) 垫无菌巾于颈、肩下（图 9-1-13），打开换药包。
(3) 取下病人气管切开处原污染敷料（图 9-1-14）。
(4) 观察伤口周围皮肤有无红肿、破溃等。
(5) 使用生理盐水棉球清洁气管切开伤口处皮肤，半径 >5cm，包括周围创面及两翼伤口缝线处（图 9-1-15），前后进行 2 次。由伤口中心向外周环形消毒气管切开伤口周围皮肤。
(6) 取无菌纱布垫于套管下方（图 9-1-16）。
(7) 撤出无菌巾。

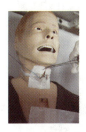

图 9-1-16　无菌纱布垫于套管下方

整理

(1) 协助取舒适体位，整理床单位。
(2) 分类处理用物。
(3) 洗手，并记录。

【护理评价】

1. 病人痰液得到及时清理，痰液减少，感染得到控制。
2. 病人气管切开伤口未发生感染。

【实训拓展】

1. 病人发生气管切开导管意外脱管的应急处理措施

(1) 立即用无菌止血钳撑开伤口或者用纱布覆盖伤口，并立即通知医生。
(2) 当病人气管切开时间超过 1 周，窦道形成时，更换套管重新置入。
(3) 如切开时间在一周以内，需立即配合医生重新置管。
(4) 严密观察生命体征及意识，瞳孔，及时抽血查动脉血气分析，如有异常及时报告医生进行处理。
(5) 做好护理记录。
(6) 做好家属及病人心理护理。

2. 新型气管切开伤口换药敷料的种类　目前可以使用的新型敷料有水胶体敷料、自黏性软聚硅酮泡沫敷料等。

Note:

3. 对气管切开病人的切口实施保护性护理的措施

（1）采用一次性无菌泡沫敷料及灭菌后的纱布，规格为 7cm×7cm，剪成 E 形。

（2）使用等渗盐水棉球清洁气管切开套管切口，半径 >5cm，含周围创面，前后进行 2 次。

（3）3~7d 换药 1 次，如渗液或渗血已接近吸收敷料的 2/3 时，须及时更换。

（4）操作流程：使用等渗盐水棉球清洁气管切开套管切口→消毒待干→将泡沫敷料由左至右（或由右至左）固定于气管切开套管系带板与皮肤之间切口处，抚平敷贴→再用无纺纱布覆盖在泡沫敷料上。3~7d 消毒气管切开伤口及更换泡沫敷料 1 次。每日只须进行气管切开套管外口清洗及更换无纺纱布。当痰液喷溅在无纺布上时，用纸巾擦去表面污物，泡沫敷料仍保持清洁干燥。

⊕ 实训三

情 境 三

病人入院第 6 天，意识清醒，精神萎靡，言语含糊。生命体征平稳，T 36.8℃，HR 90 次/min，R 21 次/min，BP 160/90mmHg，PaO_2 96%，听诊呼吸音清，痰量明显减少。右侧肢体上肢肌力 1 级、下肢肌力 2 级。医嘱要求将瘫痪肢体按功能位摆放。病人询问右侧瘫痪肢体能否康复。

【护理评估】

1. **健康史** 病人病情稳定，生命体征趋于平稳，右侧肢体偏瘫。

2. **身体状况** 意识清醒，精神萎靡，言语含糊，生命体征平稳，右侧肢体上肢肌力 1 级、下肢肌力 2 级。

3. **心理-社会状况** 病人情绪平稳，开始关注康复问题。

【主要护理诊断/问题】

1. **躯体移动障碍** 与右侧肢体偏瘫有关。

2. **有废用综合征的危险** 与右侧肢体偏瘫有关。

【护理目标】

1. 病人瘫痪侧肢体不发生痉挛，运动功能有恢复趋势。

2. 病人未发生发生废用综合征。

【护理措施】

1. **病情观察** 密切观察病人的意识、肌力和生命体征变化。

2. **姿势摆放** 定时翻身，每次翻身后将肢体摆放于良肢位状态（详见良肢位摆放操作流程）。

3. **康复指导** 指导病人做被动运动、主动运动，结合进食、卫生、如厕需求，训练配合能力，逐步恢复自理能力。

4. **心理护理** 鼓励病人积极参与康复训练，完成力所能及的生活需求。

5. **健康教育** 向病人介绍康复训练方法，嘱病人配合专业人员的指导进行康复训练。

良肢位摆放操作流程

| 评估 | (1) 核对病人姓名、床号、腕带信息。
(2) 评估病人的意识、呼吸、咳痰情况、肌力、心理状况、配合程度。 |

| 准备 | (1) 病人准备:病人排完大、小便。
(2) 环境准备:室温适宜,床单位干净平整。
(3) 护士准备:洗手,戴口罩。
(4) 用物准备:软枕多个。 |

| 仰卧位 | (1) 病人头部垫枕,头稍偏向健侧,面部朝向患侧,枕头高度要适当,不宜过高。
(2) 患侧上肢置于软枕上,使肩关节伸展,上臂旋后外展20°~40°,肘关节伸直,腕关节背伸,手指伸展,掌心向上。
(3) 患侧髋下、臀部、大腿外侧垫软枕,使患侧骨盆向前突,患腿稍向内旋,防止髋关节屈曲、外旋。
(4) 下肢腘窝处垫一小软枕或毛巾卷,使膝关节保持稍屈曲状,踝关节背屈,足尖向上,防止足下垂(图9-1-17)。 |

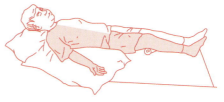

图 9-1-17　仰卧位

| 健侧卧位 | 患侧在上,健侧在下。
(1) 病人头部垫枕。
(2) 患侧上肢伸展放置于软枕上,肩关节向前屈曲90°~100°,前臂旋前,肘和腕关节保持自然伸展,掌心向下自然伸展。
(3) 患侧下肢髋、膝关节轻度屈曲,置于软枕上,足部垫软枕,避免踝关节内翻悬在软枕边缘。
(4) 健侧上肢自然摆放,下肢髋关节伸展,膝关节轻度屈曲。
(5) 背部挤放一个枕头,躯干略前倾,呈放松状态(图9-1-18)。 |

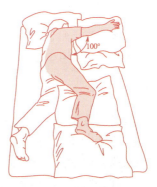

图 9-1-18　健侧卧位

| 患侧卧位 | 患侧在下,健侧在上。
(1) 病人头部垫枕。
(2) 患侧上肢外展、前伸、旋后,患肩向前伸展、上肢与躯干呈90°,肘关节伸展、腕关节背伸伸直、手掌向上,手指伸展。
(3) 患侧下肢伸展,髋、膝关节轻度屈曲。
(4) 健侧上肢放在身上或软枕上,下肢髋、膝关节屈曲90°,在健侧腿下方垫一个软枕,防止压迫患侧下肢。
(5) 背部挤放一个枕头,躯干可略后仰,依靠其上,取放松体位(图9-1-19)。 |

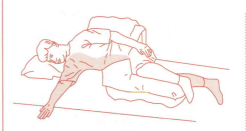

图 9-1-19　患侧卧位

Note:

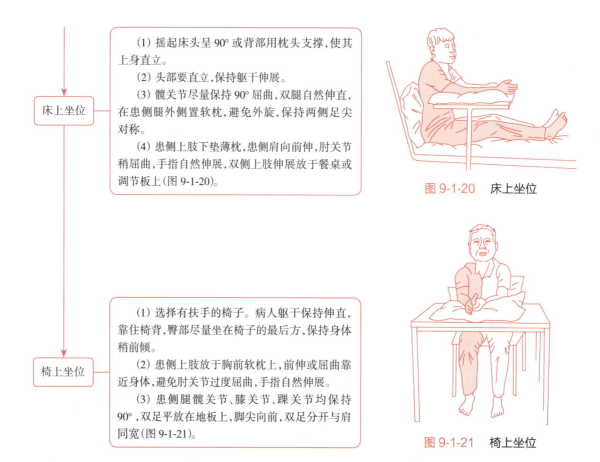

床上坐位

(1) 摇起床头呈 90° 或背部用枕头支撑,使其上身直立。

(2) 头部要直立,保持躯干伸展。

(3) 髋关节尽量保持 90° 屈曲,双腿自然伸直,在患侧腿外侧置软枕,避免外旋,保持两侧足尖对称。

(4) 患侧上肢下垫薄枕,患侧肩向前伸,肘关节稍屈曲,手指自然伸展,双侧上肢伸展放于餐桌或调节板上(图 9-1-20)。

图 9-1-20　床上坐位

椅上坐位

(1) 选择有扶手的椅子。病人躯干保持伸直,靠住椅背,臀部尽量坐在椅子的最后方,保持身体稍前倾。

(2) 患侧上肢放于胸前软枕上,前伸或屈曲靠近身体,避免肘关节过度屈曲,手指自然伸展。

(3) 患侧腿髋关节、膝关节、踝关节均保持 90°,双足平放在地板上,脚尖向前,双足分开与肩同宽(图 9-1-21)。

图 9-1-21　椅上坐位

【护理评价】

1. 病人瘫痪肢体关节未发生挛缩、肢体无痉挛,右侧肢体肌力 2 级。

2. 病人未发生废用综合征。

【实训拓展】

1. **良肢位的概念、摆放良肢位的目的**　良肢位是为了保持肢体的良好功能而摆放的一种体位或姿势,是从治疗护理的角度出发而设计的一种临时性体位。良肢位是早期抗痉挛的重要措施之一,这种良肢位(又称抗痉挛体位)能够使偏瘫后的关节相对稳固,可以有效预防上肢屈肌、下肢伸肌的典型痉挛,同时也是预防以后出现异常运动模式的方法之一。

2. **摆放良肢位的注意事项**

(1) 任何一种体位都是临时性的,不应超过 2h,以防发生压疮。

(2) 放平床头,如抬高床头或半坐卧位,此体位受紧张性迷路反射影响使下肢伸肌张力升高。

(3) 卧床期间,尽可能从患侧接触病人。

3. **对病人实施被动运动防止废用综合征的方法**　根据病人目前的肌力情况,可先对病人进行肌肉的等长练习,待肌力进一步恢复再逐渐过渡到等张练习。以膝关节为例:将其完全伸直,做股四头肌的收缩、松弛运动,收缩 10s,松弛 10s,收缩 10 次为 1 组,每次功能锻炼重复 10 组。

4. **训练偏瘫病人逐步恢复生活自理能力的方法**

(1) 根据病人的病情、肢体的运动能力和生活自理能力需要与病人及家属共同商讨、确定训练方案,由经过培训的护士进行一对一的训练,每日 2 次,每次 20~30min。

(2) 向病人及家属讲解早期进行生活自理能力训练的重要性和预期效果,鼓励病人积极参与,并树立康复的信心和恒心,同时取得家属的支持和合作。

（3）准备活动：利用健侧肢体对患侧肢体进行主动活动，包括活动腕关节、屈肘、举臂、屈膝等活动；练习在床上左右移动、自行翻身；练习自行坐起及坐位时的平衡训练。

（4）生活自理能力的训练

1）洗漱：指导病人取半坐位，将脸盆放在两腿之间的床面上，用健侧手操作进行洗脸、洗手、刷牙。拧毛巾时将毛巾绕在病侧前臂上，用健侧手将其拧干。

2）进食：取半坐位将饭桌横于胸前，健侧手持勺，患侧手平放于桌上，扶住饭盆，并负责抓握馒头等送至口边。

3）穿、脱衣衫：先穿患侧再穿健侧，先脱患侧的一半，再脱健侧的整个衣袖，最后退出患侧的衣袖。

4）床上使用便器：将便器放于健侧手一侧的床边，健侧腿屈膝，用健侧足和肩支起臀部，将便器放于臀下，用健侧足伸到患侧足下边，勾动患侧腿左右移动身躯，使腰、臀部舒适地卧于便器上。取出便器时先向患侧翻身，健册手将便器外移，放于床边。

（王　巍）

第二节　颅脑损伤病人护理

案 例 导 入

病人，男性，40 岁。因被摩托车撞倒，头部受伤 30min，由急救车送入急诊治疗。

体格检查：T 36.7℃，P 90 次 /min，R 25 次 /min，BP 133/88mmHg；嗜睡，格拉斯哥昏迷评分（GCS）为 10 分，疼痛刺激睁眼，言语含糊；头部右侧枕部有 4cm×3cm 包块；双侧眼球活动到位，双侧瞳孔等大、等圆，直径 2.5mm，对光反射（+）；右侧外耳道有少量血性液体流出，触诊乳突区无压痛，听力正常；四肢肌张力正常，四肢肌力 3 级，双侧霍夫曼征（Hoffmann sign）（−），双侧巴宾斯基征（−）。颈强直，布鲁津斯基征（Brudzinski sign）（+），克尼格征（Kernig sign）（+）。

辅助检查：WBC $10.5×10^9$/L，RBC $4.9×10^{12}$/L，HB 119g/L，K^+ 4.2mmol/L。头部 CT 提示右侧额部硬脑膜下血肿，量约 45mL，中线结构轻度左偏，蛛网膜下腔出血，右侧枕骨、额骨骨折。

诊断：硬脑膜下血肿；右枕骨骨折；额骨骨折。

➕ 实训一

情 境 一

病人经急诊初步治疗后收治入院。病人存在意识障碍，护士为其开通静脉通路、留置胃管、尿管等。生命体征：T 37.1℃，P 98 次 /min，R 22 次 /min，BP 145/80mmHg，SpO_2 96%。头部 CT 结果显示右侧额部硬脑膜下血肿，量约 45mL、中线结构轻度左偏。医嘱全身麻醉下行开颅血肿清除术。护士通知手术室接病人进行手术。病人妻子很焦虑，担忧手术风险。

【护理评估】

1. **健康史**　病人因车祸致头部受伤，右侧外耳道有少量血性液体流出。

2. **身体状况**　T 37.1℃，P 98 次 /min，R 22 次 /min，BP 145/80mmHg，SpO_2 96%。意识障碍。右侧枕部有 4cm×3cm 包块。颈强直（+），布鲁津斯基征（+），克尼格征（+）。右侧额部硬脑膜下血肿，量约 45mL，中线结构轻度左偏，蛛网膜下腔出血，右侧枕骨，额骨骨折。

3. **心理 - 社会状况**　丈夫意外受伤,妻子很焦虑,担忧手术风险。

【主要护理诊断 / 问题】

1. **急性意识障碍**　与颅脑损伤有关。
2. **潜在并发症:有脑疝的危险。**
3. **焦虑**　与妻子担忧手术风险有关。

【护理目标】

1. 病人意识障碍减轻。
2. 病人未发生潜在并发症。
3. 病人妻子焦虑情绪减轻。

【护理措施】

1. **病情观察**　评估意识障碍的程度、持续时间和演变过程,监测瞳孔和格拉斯哥昏迷评分(GCS)的变化。严密观察病人是否有颅内压增高的临床表现,如恶心、呕吐、头痛等症状,一旦发现,立即给予脱水剂等降低颅内压的治疗。

2. **体位**　病人平卧,床头抬高 15°~30°。

3. **心理护理**　安慰病人家属,并向其解释手术治疗的方法和目的,消除其焦虑情绪。

4. **健康教育**　介绍开颅血肿清除术的相关知识,以及家属如何配合。

5. **平车转运**　护士通知手术室接病人进行手术,平车转运病人至手术室(实施详见平车转运操作流程)。

平车转运操作流程
(以手术转运为例)

评估
(1) 核对病人信息,核对手术名称。
(2) 向病人及家属解释转运的必要性和潜在风险,取得理解和配合(必要时签署相关同意书)。
(3) 评估病人病情、意识、体重、肢体活动情况、配合程度。
(4) 检查平车各部件功能是否完好。

准备
(1) 病人准备:术前准备完毕,取舒适体位。
(2) 环境准备:环境安静、整洁。
(3) 护士准备:着装规范,洗手。
(4) 用物准备:平车(有约束带)、床单、棉被、枕头、2L 的氧气瓶、便捷式血氧饱和度探头(图 9-2-1)。

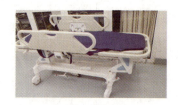

图 9-2-1　用物准备

移至平车

(1) 将胃管固定于病人衣物上,尿管固定于病人大腿旁。

(2) 将鼻导管与氧气瓶连接,调节氧气流量,给予便捷式血氧饱和度探头监测生命体征,病人生命体征平稳。

(3) 根据病人病情及体重选择三人搬运法。

(4) 推平车至病人床旁,将大轮靠近床尾,使平车与床成钝角,将制动闸关闭使平车制动。

(5) 病人上肢交叉放于胸前,三位护士站于床同侧。护士甲双手托住病人头、颈、肩及胸部,护士乙双手托住病人腰、背、臀部,护士丙双手托住病人膝部及双足。三人同时抬起病人,并同时向平车移动,将病人放置于平车中央(图 9-2-2)。

(6) 协助病人取舒适卧位,盖好棉被。

(7) 为病人系好安全带,拉起护栏。

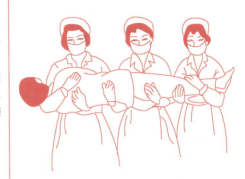

图 9-2-2　三人搬运法

转运交接

(1) 松开制动,推车护送病人至手术室。

(2) 与手术室护士交接。

(3) 填写转运交接卡,并双方确认签名。

【护理评价】

1. 病人意识障碍程度未加重,GCS 10 分。

2. 病人未发生并发症。

3. 病人妻子焦虑缓解,积极配合治疗。

【实训拓展】

1. 颅内压增高的早期表现

(1) 头痛:颅内压增高最常见的症状之一,头痛性质以胀痛和撕裂痛多见。

(2) 呕吐:常在头痛剧烈时出现,呈喷射性,可伴有恶心。呕吐后头痛可有所缓解。

(3) 视神经盘水肿:视神经盘充血,边缘模糊不清,中央凹陷消失,视盘隆起,静脉怒张、迂曲,早期多不影响视力。

(4) 意识障碍及生命体征变化:急性颅内压增高常有明显的进行性意识障碍,早期表现为嗜睡、淡漠。慢性颅内压增高早期表现为意识淡漠、反应迟钝和呆滞。生命体征变化为血压升高、脉搏徐缓、呼吸不规则等。

(5) 其他症状和体征:颅内压增高还可引起一侧或双侧动眼神经麻痹;婴幼儿可有头颅增大、头皮和额、眶部浅静脉扩张、颅缝增宽或分离、前囟饱满、隆起,头颅叩诊时呈破罐音。

2. 新型冠状病毒肺炎危重症病人院内转运流程

(1) 转运前应提前与接收部门取得联系并告知病人的出发时间、到达时间、在接收部门停留时间以及所需要的特殊设备,根据运转通道设计转运路线。

(2) 准备氧气瓶、心电监护仪、密闭式吸痰装置、电动负压吸引等必须设备,无人工气道病人佩戴医用外科口罩,避免携带不必要物品。

(3) 陪同转运人员(设专人)按二级防护要求穿戴防护服、一次性隔离衣、一次性圆帽、医用防护口罩、护目镜或防护面屏、乳胶手套等必要防护用品。

（4）按照设定好的转运路线转运病人,转运过程中密切监测病人生命体征,确保所有转运人员熟知转运路线及突发事件的处理流程。

（5）接收部门安排专人进行对接,接收人员应执行三级防护。

（6）转运结束:①转运人员携带转运物品原路返回。②接受部门接收后应继续密切监测病人生命体征直至平稳。③对转运物品进行终末消毒。

🏥 实训二

情 境 二

病人术后留置脑室引流管、深静脉导管、导尿管。术后第 2 天病人出现寒战,呼吸急促,生命体征:T 39℃,P 120 次/min,R 35 次/min,BP 138/70mmHg,SpO$_2$ 95%,每小时尿量 40mL。格拉斯哥昏迷评分(GCS)为 13 分,意识清醒,双侧瞳孔等大、等圆,直径 2.5mm,对光反射灵敏,四肢肌力 3 级。根据医嘱给予亚低温治疗仪进行降温。

【护理评估】

1. **健康史** 病人术后第 2 天出现高热、寒战,呼吸急促。
2. **身体状况** 意识清醒。T 39℃,P 120 次/min,R 35 次/min,BP 138/70mmHg,SpO$_2$ 95%,每小时尿量 40mL。格拉斯哥昏迷评分(GCS)13 分,双侧瞳孔等大、等圆,直径 2.5mm,对光反射灵敏,四肢肌力 3 级。
3. **心理 - 社会状况** 病人因高热担忧病情加重而感到恐惧。

【主要护理诊断/问题】

1. **体温过高** 与颅脑手术有关。
2. **有体液不足的危险** 与高热有关。
3. **有皮肤完整性受损的危险** 与亚低温治疗有关。
4. **恐惧** 与担忧病情有关。

【护理目标】

1. 病人体温恢复正常。
2. 病人体液维持平衡。
3. 病人皮肤未发生损伤。
4. 病人恐惧减轻或消除。

【护理措施】

1. **物理降温** 使用亚低温治疗仪(实施详见亚低温治疗仪的使用操作流程)进行物理降温。
2. **病情监测** 降温过程中密切监测病人生命体征、意识状态、瞳孔及尿量的变化,观察有无颅内压增高的表现。低温可引起病人心率减慢、血压下降、严重者可出现各种心律失常,甚至心电图改变。需使用心电监护仪监测病人心率、心律、血压、血氧饱和度等变化,及时发现和处理并发症。
3. **补充体液** 根据医嘱维持适当液体量,维持水、电解质平衡。准确记录出入量,控制输液速度。
4. **皮肤护理** 1~2h 更换体位 1 次,穿着棉质、宽松、透气的衣服,保持床单位干燥、平整。观察

Note:

病人肢体温度、颜色以及末梢循环情况,以免发生冻伤。

5. 心理护理 向病人解释高热的原因,采用亚低温治疗仪进行降温的目的,消除病人恐惧情绪。

6. 健康教育 指导病人进食易消化、高热量、高蛋白饮食,介绍亚低温治疗仪的作用及方法。

亚低温治疗仪的使用操作流程
(以高热降温为例)

| 评估 | (1) 核对病人信息。
(2) 评估病人的病情、肢端情况。 |

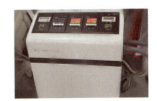

图 9-2-3 亚低温治疗仪

| 准备 | (1) 病人准备:协助病人换上病员服,给予舒适体位。根据医嘱使用一定量的冬眠药物。
(2) 环境准备:环境清洁、安静,室温适宜。
(3) 护士准备:着装规范,洗手,戴口罩,戴手套。
(4) 物品准备:亚低温治疗仪(图 9-2-3)、治疗巾,灭菌注射用水、肛套、液状石蜡。 |

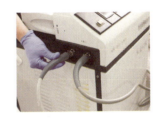

图 9-2-4 连接冰毯

| 检测亚低温治疗仪的工作状态 | (1) 亚低温治疗仪的冰毯(图 9-2-4)、冰帽、温度传感线按相应的接口接好。
(2) 打开电源开关(图 9-2-5),确定液晶显示板上水位线在合适的范围。如若不足,则加入纯净水至适当的水位。
(3) 确定水温表和体温表显示实测温度,液晶显示屏显示参数正常。 |

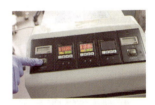

图 9-2-5 打开电源开关

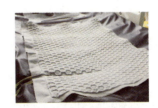

图 9-2-6 铺冰毯

| 铺冰毯、戴冰帽 | (1) 将冰毯和冰帽平铺在病床上,冰毯上铺双层大单(图 9-2-6、图 9-2-7)。
(2) 垫毛巾于病人枕头下,给病人戴上冰帽(图 9-2-8)。 |

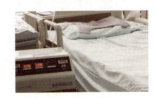

图 9-2-7 准备好冰帽

Note:

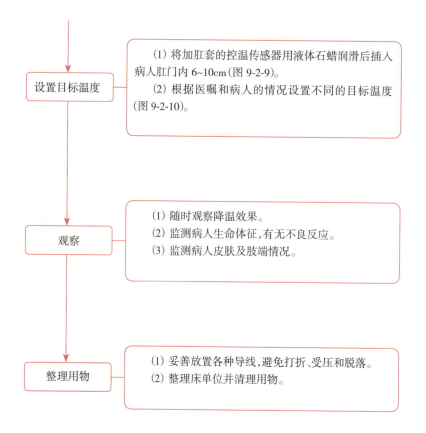

设置目标温度 → (1) 将加肛套的控温传感器用液体石蜡润滑后插入病人肛门内 6~10cm (图 9-2-9)。
(2) 根据医嘱和病人的情况设置不同的目标温度（图 9-2-10）。

观察 → (1) 随时观察降温效果。
(2) 监测病人生命体征，有无不良反应。
(3) 监测病人皮肤及肢端情况。

整理用物 → (1) 妥善放置各种导线，避免打折、受压和脱落。
(2) 整理床单位并清理用物。

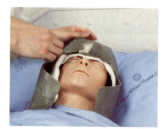

图 9-2-8 给病人戴冰帽

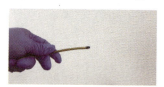

图 9-2-9 温度传感器探头

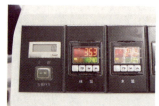

图 9-2-10 设置目标温度

【护理评价】

1. 病人体温 36.9℃，已恢复至正常。
2. 病人液体摄入量和排出量平衡，24h 尿量 1 500mL，皮肤弹性良好，无脱水表现。
3. 病人皮肤完整。
4. 病人情绪稳定，配合治疗。

【实训拓展】

1. **高热病人的饮食护理** 以清淡饮食为宜，给予细、软、易消化、高热量、高维生素、高蛋白、低脂肪饮食。鼓励病人多饮水，补足水和电解质，以防止大量出汗后引起虚脱，多吃新鲜水果和蔬菜。

2. **亚低温治疗的常见并发症及护理**

（1）呼吸系统并发症：主要是肺部感染，因亚低温治疗降低了机体的体温，影响了体内各系统功能的正常发挥，易引起肺部感染的发生。护理措施为保持室内空气和环境洁净，加强翻身和叩背，一般每 30min 一次，可用 0.45% 氯化钠溶液气道湿化和雾化吸入，减少肺部感染。

（2）循环系统并发症：主要是心律失常，因低温可使病人的心率减慢、血压降低，严重时可出现心律失常，如心房颤动、心室颤动。护理措施为床旁心电监护仪持续监测血压、脉搏、呼吸、血氧饱和度等变化，亚低温治疗仪使用期间给予持续 24h 动态心电监测，并做好记录。

（3）冻伤及压疮：因亚低温治疗仪使用时由于皮肤和肌肉血管呈收缩状态，外周循环较差；病人机体免疫力低下；部分病人不能自行翻身和活动四肢，故容易发生冻疮、压疮。护理措施为降温毯应平铺于床面上，勿皱折，上面平铺一层中单，即可有效防止冻疮，也不影响降温效果，降温毯被冷凝水渗湿时给予及时更换。注意观察接触降温毯的皮肤温度、颜色，肢体末梢血液循环情况，及时调整降温毯水温，避免因降温毯局部温度过低导致冻伤。加强翻身、按摩受压部位皮肤，以改善受压部位的血液循环，并保持皮肤清洁干燥，床单位平整、舒适。

Note:

◆ 实训三

情　境　三

病人术后躁动不安,为防止脑室引流管、深静脉导管、导尿管意外拔管,护士遵医嘱使用约束带,家属知情并同意,但仍担心使用约束带对病人造成损伤。生命体征:T 37℃,P 102 次 /min,R 25 次 /min,BP 142/88mmHg,SpO₂ 97%。格拉斯哥昏迷评分(GCS)为 12 分,双侧瞳孔等大、等圆,直径 2.5mm,对光反射灵敏,四肢肌力 3 级。

【护理评估】

1. **健康史**　病人术后躁动不安。
2. **身体状况**　T 37℃,P 102 次 /min,R 25 次 /min,BP 142/88mmHg,SpO₂ 97%。格拉斯哥昏迷评分(GCS)为 12 分,双侧瞳孔等大、等圆,直径 2.5mm,对光反射灵敏,四肢肌力 3 级。
3. **心理 - 社会状况**　家属担心使用约束带对病人造成损伤。

【主要护理诊断 / 问题】

1. **有受伤的危险**　与躁动有关。
2. **潜在并发症**:有感染的风险。
3. **焦虑**　与家属担心使用约束带对病人造成损伤有关。

【护理目标】

1. 病人未发生非计划性拔管。
2. 病人未发生并发症。
3. 病人及其家属焦虑情绪得以消除。

【护理措施】

1. **保持病室环境安静**　减少探视,各项治疗集中操作,以减少对病人的刺激。
2. **防止非计划性拔管**　进行保护性约束(实施详见约束带的使用操作流程)。
3. **导管护理**　严格无菌操作,保持穿刺部位敷料干燥,穿刺点敷料和引流袋每日更换,如有污染则随时更换;更换引流袋时夹闭引流管,防止逆行感染。
4. **心理护理**　告知家属约束时会充分评估约束部位的关节及肢体活动情况,会采用多层面部衬垫,定期松解、活动肢体,并按摩受压部位等,消除家属焦虑担忧情绪。
5. **健康教育**　告知家属导管留置的目的,以及使用约束带的相关知识。

约束带的使用操作流程

评估	(1) 核对病人信息。 (2) 评估病人病情、意识、活动能力及心理情况(图 9-2-11)。 (3) 评估约束部位皮肤情况(图 9-2-12)。 (4) 评估约束知情同意书签署情况。

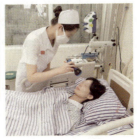

图 9-2-11　评估病人

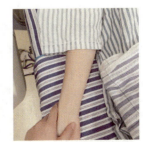

图 9-2-12　评估约束部位

Note:

准备
（1）病人准备：病人平卧，床栏保护。
（2）环境准备：环境整洁、安全、宽敞。
（3）护士准备：护士着装规范，洗手。
（4）用物准备：约束带、保护垫（棉垫）、约束知情同意书（图9-2-13）。

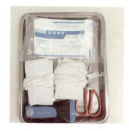

图 9-2-13　用物准备

约束
（1）用保护垫包裹腕部或踝部（图9-2-14）。
（2）将约束带套于保护垫之外，调节松紧度，以能插入1~2指为宜（图9-2-15）。
（3）固定约束带（图9-2-16）。
（4）检查病人被约束肢体的活动程度、范围，以及约束带的松紧度。
（5）调整约束带并向家属交代注意事项。

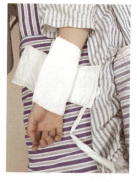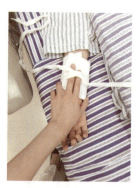

图 9-2-14　包裹约束部位　　图 9-2-15　调节松紧度

观察
（1）观察约束带的约束效果。
（2）观察约束部位皮肤完整性及血液循环情况（图9-2-17）。
（3）观察病人生命体征。

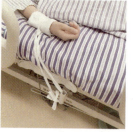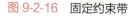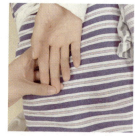

图 9-2-16　固定约束带　　图 9-2-17　观察约束部位血液循环情况

记录
（1）记录使用约束带的原因、方法、部位及时间。
（2）记录病人全身和约束部位的皮肤情况。
（3）记录约束带引起相关并发症的处理措施及效果。

【护理评价】

1. 病人未发生非计划性拔管。
2. 病人未发生并发症。
3. 病人家属了解约束带使用的目的、方法及护理，焦虑情绪得到消除。

【实训拓展】

1. 脑室引流管的护理要点

（1）引流管安置：无菌操作下连接引流袋，妥善固定，使引流管开口高于外耳道，以维持正常颅内压。搬动病人、吸痰时，应夹闭引流管，防止脑脊液反流引起的颅内感染。

（2）控制引流速度和量：术后早期应抬高引流袋，缓慢引流，每日引流量以不超过300mL为宜，使颅内压平稳降低。

（3）观察、记录引流液情况：正常脑脊液无色透明、无沉淀。术后1~2d为血性，后逐渐转清。若脑脊液中有大量血液或颜色逐渐加深，提示脑室持续出血，应及时报告医生进行处理；若脑脊液浑浊，呈毛玻璃状或絮状物，提示有颅内感染，应及时引流脑脊液并送检。

（4）防止感染：严格无菌操作，保持穿刺部位敷料干燥，穿刺点敷料和引流袋每日更换，如有污染

Note：

则随时更换;更换引流袋时夹闭引流管,防止逆行感染。

（5）保持引流通畅:防止引流管受压、扭曲、折叠或阻塞,尤其在搬运病人或翻身时,防止引流管牵拉、滑脱。

（6）及时拔管:持续引流时间通常不超过 2 周,时间过长易发生颅内感染。

2. 使用约束带并发症的预防及处理

（1）皮肤擦伤

预防措施:约束前做好病人解释工作,取得病人配合,避免其挣扎;在约束部位垫软棉布;注意约束的松紧度,尽量减少被约束肢体的活动度。

处理措施:对于皮肤擦伤部位,用 0.5% 聚维酮碘溶液外涂,保持局部皮肤清洁、干燥,交代病人勿抓、挠。若发生溃烂、破损,需换药处理。

（2）关节脱位或骨折

预防措施:评估病人合作程度,对情绪激动、反抗强烈者可暂缓执行约束,掌握正确的约束方法,避免用力过猛;及时评估约束部位的关节及肢体活动情况。

处理措施:出现关节脱位或骨折,立即报告医生;交代病人及家属受伤部位制动;配合医生完成相关检查,请相关科室会诊处理。

（3）肢体血液回流障碍

预防措施:约束时用多层软棉布衬垫;约束后加强巡视病人约束的松紧情况;需长时间约束者,定期松解,活动肢体。

处理措施:发现肢体血液回流障碍时,立即松解约束,活动肢体,以促进血液回流;用 50% 硫酸镁溶液湿热敷肿胀部位;局部按摩、理疗等;发生局部组织坏死时请外科医生协助处理;密切观察,记录病变部位皮肤情况;评价治疗与护理效果,为进一步治疗提供依据。

（4）疼痛

预防措施:避免长时间约束病人;避免约束过紧。

处理措施:评估疼痛时是否存在关节脱位或骨折等严重并发症,如有关节脱位或骨折,则立即解除约束,请相关科室会诊处理。

（陈翠萍）

第三节　颅内动脉瘤病人护理

 案例导入

病人,男性,68 岁。因突发意识障碍 6h 入院。6h 前无明显诱因突然出现意识不清,无恶心、呕吐等不适,遂送至急诊抢救室。体格检查:格拉斯哥昏迷评分 11 分,可自主睁眼,查体不配合,双侧瞳孔等大、等圆,直径 3mm,对光反射存在,检查肌力不配合,左侧巴宾斯基征（+）,右侧巴宾斯基征（-）。头部 CT 提示左侧顶叶出血,估算出血量约 50mL,脑动脉 CT 血管造影（头颅 CTA）提示动脉瘤破裂出血可能。神经外科急会诊,为行手术治疗收入院。家属否认病人高血压、冠心病等慢性病史。无吸烟、饮酒等不良嗜好。否认家族中有类似疾病史。

体格检查:T 37.2℃,P 80 次 /min,R 16 次 /min,BP 123/53mmHg,SpO$_2$ 100%;意识障碍,言语不清,查体不配合,运动、感觉功能未查;GCS 评分 11 分;双侧瞳孔直径约 4mm,对光反射正常;病理反射左侧巴宾斯基征（+）,右侧巴宾斯基征（-）;脑膜刺激征（-）。

辅助检查:血常规结果显示 WBC 13.63×10^9/L,中性粒细胞百分比 84.7%;血生化结果显示 ALB 30g/L;血浆凝血酶原时间（PT）14.3s,D- 二聚体 15.96mg/L;头部 CT 示左顶叶出血,估算出血量约 50mL;头颅 CTA 提示动脉瘤破裂出血可能。

诊断：左顶叶出血；左顶叶硬脑膜下血肿；蛛网膜下腔出血；颅内动脉瘤破裂？

➕ 实训一

情 境 一

病人突发意识不清 6h，症状进行性加重，头部 CT 明确显示左侧顶叶出血（量约 50mL），头颅 CTA 提示动脉瘤破裂出血可能。急诊手术，行开颅去骨瓣减压 + 动脉瘤夹闭 + 左顶叶血肿清除术。病人术后带脑室引流管回到病房，麻醉未醒，双侧瞳孔等大、等圆，直径 3.0mm，对光反射灵敏；听诊双肺呼吸音粗，未闻及明显干、湿啰音；心率 70~80 次/min，平均动脉压（MAP）75~80mmHg。

【护理评估】

1. **健康史** 病人突发意识障碍，头部 CT 明确左侧顶叶出血，头颅 CTA 提示动脉瘤破裂出血可能，急诊行开颅去骨瓣减压 + 动脉瘤夹闭 + 左顶叶血肿清除术。病人术后带脑室引流管回到病房。既往糖尿病病史。

2. **身体状况** 麻醉未醒，双侧瞳孔等大、等圆，直径 3.0mm，对光反射灵敏；听诊双肺呼吸音粗，未闻及明显干、湿啰音；心率 70~80 次/min，平均动脉压（MAP）75~80mmHg；留置左侧脑室引流管，引流通畅。

3. **心理 - 社会状况** 病人术后麻醉未醒。

【主要护理诊断/问题】

1. **潜在并发症** 脑疝、脑脊液漏、颅内感染。
2. **有感染的危险** 与开颅手术、留置引流管有关。
3. **清理呼吸道无效** 与开颅手术后、镇静治疗、长时间卧床有关。

【护理目标】

1. 病人不发生脑疝、脑脊液漏、颅内感染等并发症。
2. 病人脑室外引流通畅，伤口清洁，不发生感染。
3. 病人未发生呼吸道感染。

【护理措施】

1. **病情观察** 密切观察病人意识、瞳孔、生命体征、肢体活动等情况，尤其是体温、呼吸、血氧饱和度情况。

2. **固定引流管** 妥善固定脑室外引流管，防止移位、脱落，术后麻醉未清醒时酌情使用约束技术，避免意外拔除管道。使用约束技术时注意做好病人家属解释工作。

3. **保持引流通畅** 遵医嘱固定引流管在要求的高度，保持脑室外引流管通畅，防止引流管堵塞、扭曲、脱出；严密观察引流液颜色、量、性状，24h 引流量不超过 500mL，根据病情调节引流管的高度（详见脑室引流护理流程）。

4. **预防颅内感染** 更换引流袋和敷料时严格执行无菌操作；更换引流瓶或倾倒脑脊液时，留取标本做细菌培养和抗生素敏感试验；如由于病人躁动不安等原因导致引流管脱落，应立即用无菌敷料覆盖伤口，马上通知医生进行相应处理。

5. **脱水治疗**　遵医嘱静脉滴注甘露醇等脱水药,严格记录24h出入量,观察皮肤黏膜和尿量改变;严密监测电解质的变化,根据血生化结果补充钾、钠等电解质。

6. **镇静治疗**　对躁动病人给予镇静治疗,镇静时必须密切观察病人的呼吸情况。

7. **加强基础护理**　保持病室环境清洁、室内安静;做好病人口腔护理、皮肤护理;保持病人处于舒适体位,尽量减少各种刺激;保持床单位干燥、平整;每2h翻身、叩背一次,预防压力性损伤;及时清除口腔、呼吸道分泌物,保持呼吸道通畅;保持尿管引流通畅,注意保持大便通畅。

8. **预防呼吸道感染**　保持呼吸道通畅,预防呕吐物吸入气道,及时清除呼吸道分泌物;昏迷且排痰困难者,应配合医生及早行气管切开术。

脑室引流护理操作流程

评估

(1) 核对病人姓名、床号、腕带信息。
(2) 评估病人的生命体征、病情,治疗情况,心理状态及合作程度。

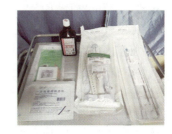

图9-3-1　用物准备

准备

(1) 病人准备:协助病人取平卧位,头稍后仰。
(2) 环境准备:环境清洁、安静,光线充足。
(3) 护士准备:洗手、戴口罩。
(4) 用物准备:脑室引流装置、一次性三通,引流袋、碘伏消毒液、无菌手套,5mL注射器、1%利多卡因、吸引器(图9-3-1)。

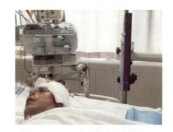

图9-3-2　调节脑室引流袋高度

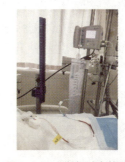

图9-3-3　脑室引流装置

实施

(1) 监测、记录病人生命体征及颅内压增高的改善效果。
(2) 协助医生做好引流袋高度的标识(图9-3-2)。
(3) 保持引流装置(图9-3-3)高于侧脑室平面10~15cm,侧卧时以正中矢状面为基线,平卧时以耳屏为基线。
(4) 保持引流管通畅,更换体位时夹闭引流管(图9-3-4)。
(5) 观察、记录引流液的性质、颜色和量,随病情调节引流装置高度,避免引流速度过快或过慢,每日脑脊液引出量不超过500mL。
(6) 拔管前试夹管
　1) 拔管前1d,试行夹闭引流管24h。
　2) 密切观察病人生命体征及意识瞳孔变化,如病人出现头痛、呕吐等颅内压升高症状应立即中断夹闭引流管,并及时通知医生。
　3) 记录拔管时间和病人反应。

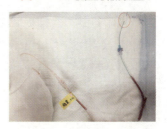

图9-3-4　夹闭脑室引流管

【护理评价】

1. 病人没有发生脑疝、脑脊液漏、颅内感染并发症。
2. 病人脑室外引流通畅,伤口未发生感染。

3. 病人未发生呼吸道感染。

【实训拓展】

1. 脑室引流的并发症及预防措施

(1) 颅内感染：是脑室引流术的常见并发症。主要原因有术前皮肤准备或术野消毒不严密；手术操作过程不规范；留置引流管时间过长，细菌等病原微生物沿管道逆行侵入；病人营养不良、免疫功能低下。

预防和处理：严格进行皮肤消毒；按照规范的手术规程操作，选择合适的引流管，采用电钻钻颅、经皮下隧道置管；鼓励病人进食高蛋白、高热量、高维生素、易消化饮食，改善营养和机体免疫力；加强基础护理，保持病室环境清洁、做好口腔和皮肤护理；严格执行无菌操作，更换引流瓶或倾倒脑脊液时，留取标本做细菌培养和抗生素敏感试验。

(2) 脑室内出血：主要原因有穿刺或放置引流管时，损伤脉络丛或脑血管壁；脑脊液引流过快，使扩大的脑室骤然引流出大量的脑脊液后塌陷，导致脑室壁的血管和脉络丛渗血，发生硬膜下或硬膜外血肿；引流过度，使脑室腔负压过大引起出血。

预防和处理：穿刺或放置引流管时避免用力过度，颅内动脉瘤者不可盲目行脑室外引流；脑室引流速度不可过快，梗阻性脑积水病人的引流速度通常控制在 15mL/h 的水平，24h 引流量为 350~450mL，不宜超过 500mL。

2. 脑室外引流不畅的原因及处理

(1) 因脑室压力低于 1.0~1.5kPa 所致的引流不畅，可通过降低引流管高度或摇高床头的方法进行鉴别。若引流液无色透明，CT 检查脑室内无积血、积液，可尝试夹闭引流管，为拔管做准备。

(2) 引流管过于深入脑室、盘曲打折，或管口吸附于脑室壁，可对照 CT 检查，把引流管缓慢向外抽出至有脑脊液流出的位置，重新缝合固定。

(3) 引流管被小凝血块、脑组织堵塞，严格消毒管口，用无菌注射器轻轻向外抽吸。但不可用生理盐水冲洗。必要时更换引流管。

3. **病人需进行术前脑室引流的情况**　当病人病程进展较快，肿瘤压迫周围脑组织、出现严重脑积水，导致颅内压进行性升高，病人出现头痛、呕吐症状时，为迅速缓解颅内压增高的症状，避免因肿瘤压迫、小脑扁桃体疝引发的心跳、呼吸骤停，降低手术风险；改善病人术前营养状态和睡眠质量，增加对手术麻醉和治疗的耐受性，于术前 1~2d 实施侧脑室外引流术，以有效降低颅内压力。

实训二

情　境　二

病人术后第二天躁动明显，予镇静治疗。脑室引流量 350mL；格拉斯哥昏迷评分 11 分；双侧瞳孔等大、等圆，直径 3.0mm，对光反射灵敏；T 38℃，R 15 次 /min，SpO₂ 98%，听诊双肺呼吸音粗，未闻及明显干、湿啰音。复查头部 CT 示颅内血肿清除，引流管放置在脑室腔内，脑水肿较前无明显变化。医嘱继续脱水降颅内压治疗。

【护理评估】

1. **健康史**　术后第 2 天，躁动明显，评估病人格拉斯哥昏迷评分及双侧瞳孔变化，复查头部 CT，继续脱水治疗。

2. **身体状况**　病人格拉斯哥昏迷评分 11 分，双侧瞳孔等大、等圆，直径 3.0mm，对光反射灵敏。T 38℃，R 15 次 /min，SpO₂ 98%，听诊双肺呼吸音粗，未闻及明显干、湿啰音。

Note:

3. **辅助检查**　头部 CT 示颅内血肿清除,引流管放置在脑室腔内,脑水肿较前无明显变化。

4. **心理 - 社会状况**　镇静状态。

【主要护理诊断 / 问题】

1. 潜在的并发症:颅内压增高、脑疝。
2. 有体液失衡的危险　与应用脱水剂有关。

【护理目标】

1. 病人颅内压增高的症状减轻,未发生脑疝。
2. 病人体液、电解质维持在正常生理水平。

【护理措施】

1. **病情观察**　密切观察病人生命体征、意识、瞳孔及肢体活动的变化;严密观察并准确记录引流液量、颜色及性质;观察颅内压的数据变化,定时校正零点。

2. **固定监护装置**　妥善固定脑室引流管和压力传感器,适当限制病人头部活动,勿使引流管弯曲、折叠、受压或传感器探头脱出。对躁动病人适当加以约束或给予镇静药,防止脱管或非计划性拔管,保证安全。

3. **维持正常颅内压**　保持脑室引流管通畅,引流瓶应放置在高于侧脑室 15~20cm 水平位置(实施详见颅内压监测操作流程)。颅内压(ICP)>20mmHg 时报告医生,排除外界干扰因素;ICP<5mmHg 时,注意观察是否引流过度,可在医生允许下抬高引流管的高度,防止脑疝发生。

4. **预防颅内感染**　保持监护系统引流装置的密闭性,严格执行无菌操作技术,各管路接头用无菌纱布包裹;颅内压监护一般 5~7d,如超过 7d,则应更换部位重新安装。

5. **减少各种刺激**　保持病室安静、调暗灯光,减少人员走动,动作轻柔;及时清除口腔、呼吸道分泌物,避免剧烈咳嗽,保持呼吸道通畅;保持尿管引流通畅,保持大便通畅。

6. **脱水治疗**　遵医嘱及时给予 20% 甘露醇快速静脉滴注,严格记录 24h 出入量,观察皮肤黏膜和尿量改变;严密监测电解质的变化,根据血生化结果补充钾、钠等电解质。

颅内压监测操作流程

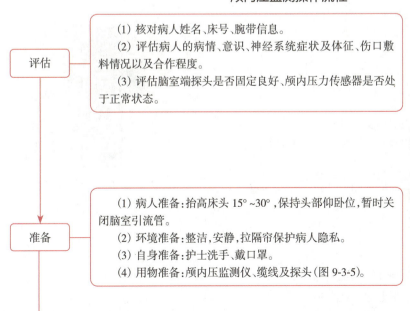

评估

(1) 核对病人姓名、床号、腕带信息。
(2) 评估病人的病情、意识、神经系统症状及体征、伤口敷料情况以及合作程度。
(3) 评估脑室端探头是否固定良好、颅内压力传感器是否处于正常状态。

准备

(1) 病人准备:抬高床头 15°~30°,保持头部仰卧位,暂时关闭脑室引流管。
(2) 环境准备:整洁,安静,拉隔帘保护病人隐私。
(3) 自身准备:护士洗手、戴口罩。
(4) 用物准备:颅内压监测仪、缆线及探头(图 9-3-5)。

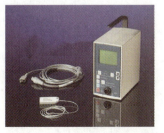

图 9-3-5　颅内压监测仪、缆线及探头

测压

（1）将电源线与颅内压监测仪连接，打开主机后面的总电源开关。

（2）将缆线一端（仪器端）与颅内压监测仪主机面板上的接口连接。连接时将缆线上的白色中间线与主机接口处的标记对齐（图9-3-6）。

（3）打开主机面板上的开关键（图9-3-7），并等待屏幕出现提示信息。

（4）将缆线的另一端（病人端）与探头相连接（图9-3-8）。

（5）按住颅内压监测仪主机上面的"清零"按钮进行清零（图9-3-9）。

（6）调整参考值（图9-3-10）。

（7）按"确认"按钮，即可显示颅内压数值。

（8）打开病人脑室引流管。

（9）整理线路，防止打折、受压。

（10）消毒双手，记录数值。

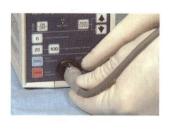

图9-3-6　将缆线一端（仪器端）与颅内压监测仪主机面板上的接口连接

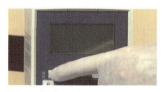

图9-3-7　打开主机面板上的开关键

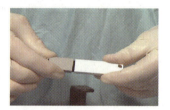

图9-3-8　将缆线的另一端（病人端）与探头相连接

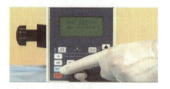

图9-3-9　按住颅内压监测仪主机上面的"清零"按钮进行清零

结束测压

（1）按颅内压检测仪"结束键"。

（2）将压力传感器的探头与颅内压监测仪分开。

（3）擦拭消毒颅内压监测仪、缆线，备用。

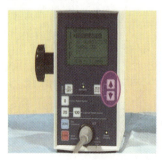

图9-3-10　调整参考值

【护理评价】

1. 病人颅内压增高的症状减轻，未发生脑疝。

2. 病人体液、电解质维持在正常生理水平。

Note：

【实训拓展】

1. 颅内压监测的方式

（1）有创颅内压监测

1）植入法：通过头皮切口与颅骨钻孔，将微型传感器置入颅内。

2）导管法：一般按侧脑室引流穿刺法，在侧脑室内放置一条引流管，借引出的脑脊液或生理盐水充填导管，通过导管内液体对颅内压传导，并与传感器连接而测压。

（2）无创颅内压监测

1）闪光视觉诱发电位（FVEP）：颅内压升高时，神经电信号传导受阻，FVEP波峰潜伏期延长，延长时间与颅内压成正比。

2）经颅多普勒超声检查法：通过监测脑底大动脉血流速度间接反映颅内压。

3）眼压测定法：当颅内压力影响到海绵窦的静脉回流时，房水的回流会受到影响，进而影响到眼压，因此提示眼压可反映颅内压。

4）其他：如基于电信号分析的颅内压无创监测、视网膜静脉压检测法、鼓膜检测法等。无创颅内压监测方法的准确性及可靠性仍有待循证医学的研究以及设备和技术改进。

2. 有创颅内压监测探头植入部位以及各自的优、缺点　　有创颅内压监测探头植入部位有硬膜下、脑实质内、脑室内3种。

（1）脑室内检测的优点是可靠、准确，是ICP监测的金标准。允许脑脊液引流，可监测脑脊液特性，波形质量好；缺点是感染、出血风险大，技术要求高。

（2）脑实质监测的优点是可快速插入，准确、可靠，无法进入脑室时可以使用，波形质量好；缺点是反应局部压力而不是整体颅内压，光纤易断。

（3）硬脑膜下监测的优点是感染、出血风险低，安装快捷；缺点是间接测压，可靠、准确性不如植入式好，波形质量差。

3. 引起颅内压增高的原因　　引起颅内压增高的原因分为五大类。①颅内占位性病变挤占了颅内空间，如颅内血肿、脑肿瘤、脑脓肿等。②脑组织体积增大，如脑水肿。③脑脊液循环和/或吸收障碍所致梗阻性脑积水和交通性脑积水。④脑血流过度灌注或静脉回流受阻，见于脑肿胀、静脉窦血栓等。⑤先天性畸形使颅腔的容积变小，如狭颅症、颅底凹陷症等。

✚ 实训三

情　境　三

　　术后第3天，T 36.5℃，P 84次/min，R 18次/min，BP 160/100mmHg；病人诉头痛症状明显减轻，颅内引流管、ICP探头均拔出。实验室检查：血浆白蛋白33g/L，血钾浓度3.24mmol/L，血钠浓度125mmol/L。病人意识有时模糊，偶有呛咳；医嘱：继续绝对卧床，开始进流质饮食。

【护理评估】

1. 健康史　　病人术后第3天，颅内引流管、ICP探头均拔出。医嘱继续绝对卧床，开始进食流质饮食。

2. 身体状况　　病人诉头痛症状明显减轻。意识有时模糊，偶有呛咳。T 36.5℃，P 84次/min，R 18次/min，BP 160/100mmHg。

3. 心理-社会状况　　病人经历大手术，病情平稳，因还需绝对卧床4周，且对疾病预后担心，表现出烦躁、焦虑情绪。

Note：

4. **实验室检查**　血浆白蛋白为 33g/L,血钾浓度为 3.24mmol/L,血钠浓度为 125mmol/L。

【主要护理诊断/问题】

1. **有误吸的危险**　与术后绝对卧床有关。
2. **营养失调:低于机体需要量**　与经历大手术、需逐步恢复进食功能有关。
3. **焦虑**　与病人经历大手术、还需绝对卧床 4 周、对疾病预后担心有关。

【护理目标】

1. 病人不发生误吸。
2. 病人营养得到保证。
3. 病人焦虑情绪有所缓解。

【护理措施】

1. **健康教育**　向病人和家属解释绝对卧床的必要性,卧床进食易引起呛咳、吸入性肺炎,以及吸入性肺炎的危害和留置胃管的必要性、方法与注意事项,取得病人的理解和配合。

2. **留置胃管**　遵医嘱给予流质饮食(实施详见鼻饲操作流程)。

3. **饮食护理**　以高蛋白、高维生素、无刺激性流质饮食为主,如牛奶、豆奶、鱼汤、蔬菜汤等。注意鼻饲的速度,喂食量每次不超过 200mL,每次喂食前需确定鼻饲管位置。

4. **密切观察**　观察鼻饲时病人的反应,及时发现胃管脱出,避免发生呛咳;每次鼻饲前抽吸胃内容物,观察颜色、性状,及时发现消化不良、消化道出血等状况;定期抽血检查血常规、血生化,及时了解病人营养状况。

5. **心理护理**　向病人解释疾病发展规律,告知注意事项,尤其是不良情绪带来的影响,嘱其静心休养,配合治疗,以减轻病人的烦躁、焦虑。

鼻饲操作流程

评估
（1）核对病人姓名、床号、腕带信息。
（2）评估病人的病情、吞咽困难的程度、意识、治疗情况、心理状态及合作程度。
（3）评估病人鼻腔是否通畅、口腔有无残留物。

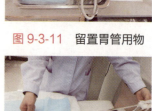

图 9-3-11　留置胃管用物

准备
（1）病人准备:取舒适体位。
（2）环境准备:环境整洁,光线充足,拉隔帘保护病人隐私。
（3）护士准备:洗手、戴口罩。
（4）用物准备:治疗巾、弯盘、液状石蜡、棉签、手套、胃管、听诊器、手电筒、50mL 注射器、治疗碗(盛适量温开水)、胶布、流质饮食、纱布、别针、橡皮筋(图 9-3-11)。

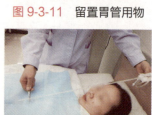

图 9-3-12　测量胃管长度

鼻饲
（1）测量胃管长度(图 9-3-12),插胃管。
（2）确认胃管位置(图 9-3-13),固定胃管。
（3）做好胃管标识。
（4）鼻饲流质饮食前、后用 10~20mL 温开水冲洗胃管。
（5）鼻饲流质,记录鼻饲时间、种类、量、病人反应,并签名。
（6）观察鼻饲后病人有无不适感及并发症。

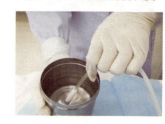

图 9-3-13　确认胃管位置

Note:

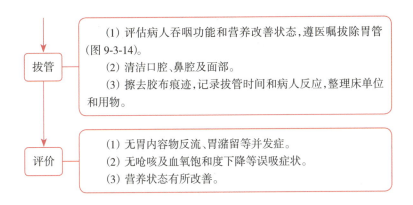

拔管	(1) 评估病人吞咽功能和营养改善状态,遵医嘱拔除胃管(图9-3-14)。 (2) 清洁口腔、鼻腔及面部。 (3) 擦去胶布痕迹,记录拔管时间和病人反应,整理床单位和用物。
评价	(1) 无胃内容物反流、胃潴留等并发症。 (2) 无呛咳及血氧饱和度下降等误吸症状。 (3) 营养状态有所改善。

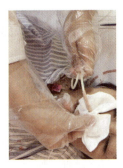

图 9-3-14　拔胃管

【护理评价】

1. 病人未发生误吸。
2. 病人营养状况良好。
3. 病人诉焦虑情绪有所缓解。

【实训拓展】

1. 临床常用的预防误吸的方法

(1) 为鼻饲病人留置胃管时尽可能选择小管径胃管。鼻饲病人咽部受到胃管长期刺激引起咽喉部黏膜和肌肉不同程度的损伤并发生功能障碍,容易引起反流、误吸。而且胃管直径越大,对食管下端肌肉的收缩作用影响越大,误吸风险也相应增加。鼻饲前,应确定胃管位置与胃潴留容量;鼻饲时食物温度不宜过低、鼻饲速度不宜过快,避免胃痉挛、胃内压力升高过快刺激迷走神经及交感神经末梢,产生恶心、呕吐,导致胃内容物反流、呕吐、误吸等情况;若胃潴留量≥200mL 时,暂停 2~8h 喂食;合理安排护理操作,鼻饲后 1h 内不进行翻身、叩背、吸痰、口腔护理等护理操作以免引起反流误吸;在条件允许情况下,采用间歇鼻饲以减少胃肠道不良反应。

(2) 自行进食病人选择清醒状态下进食,保持环境安静,嘱病人勿看电视或与人谈话,以免精力分散而引起呛咳;床头摇高 40°~60°,或协助病人取舒适坐位,头稍前屈;依据吞咽功能选择糊状或液体食物。

2. 临床常用评估吞咽功能的方法

(1) 空吞咽测试:嘱病人取端坐体位或舒适放松卧位,检查者示指指腹横置于病人甲状软骨上缘,嘱病人尽力、反复做吞咽动作。当喉结随吞咽动作上举、越过示指后复位,即判定完成一次吞咽反射。记录病人 30s 内完成的吞咽次数。如病人做空吞咽时喉结不随吞咽上下移动,说明吞咽功能完全丧失,则不能进行饮水试验。

(2) 饮水试验:嘱病人取端坐体位,喝 30mL 温开水,观察所需时间及有无出现呛咳情况:1 级(优),能于 5s 之内顺利地 1 次将水喝完;2 级(良),分 2 次以上,能不呛咳地将水喝完;3 级(中),能 1 次将水喝完,但有呛咳;4 级(可),分 2 次以上将水喝完,但有呛咳;5 级(差),频繁呛咳,不能全部咽下。

3. 神经外科病人误吸发生的高危风险因素
意识状态差(GCS 评分小于 12 分);年龄大于 70 岁或小于 7 岁;吞咽功能 3 级及以上;带气管插管或气管切开行机械通气;鼻饲病人胃潴留量超过100mL;呕吐;进食后伴随咳嗽、声音嘶哑、哮鸣音、流涎、口中有残存的食物,恶心、发绀等。

4. 发生误吸后的处理措施
食物被误吸后可在气道内停留,甚至进入支气管树状解剖结构,导致机械堵塞,易发生呼吸衰竭导致死亡。因此,鼻饲时应注意观察,一旦出现呛咳、呼吸困难应立即停止进食,并采取以下处理措施:

(1) 检查并清除口腔、气道异物:检查口腔,发现异物后用纱块包绕手指取出,如有义齿应及时取出,以免损伤口腔。不能取出异物时予以病人侧卧、拍背,或使用海姆利希手法,从背后环抱病人,双

Note:

手一手握拳,另一手握紧握拳的手,放于病人的剑突下并向膈肌方向猛力冲击上腹部,造成膈肌突然上升,形成气管内较强气流,协助病人咳出阻塞气道的异物。

(2) 及时吸出口、鼻咽部分泌物,保持呼吸道畅通。

(3) 备齐抢救用物和药物:护士在抢救的同时应立即通知其他医生或护士,尽快备齐抢救用物,必要时行纤维支气管镜下异物取出术。

(4) 高流量输氧。

(5) 密切观察病人意识、瞳孔、生命体征的变化,尤其是呼吸、血氧饱和度情况。

(6) 做好病情记录和对症治疗:常规进行血氧饱和度监测和床边心电监护,准确记录抢救前、后的生命体征和临床检测指标。积极进行原发病治疗和相应的心肺复苏、抗休克、抗感染等对症治疗。

(王 巍)

思政小课堂

"最美奋斗者"——王忠诚院士

王忠诚(1925 年 12 月—2012 年 9 月),神经外科专家,中国神经外科事业的开拓者和创始人之一。1950 年毕业于北京大学医学院,1994 年当选中国工程院院士,2008 年荣获"国家最高科学技术奖",2019 年入选"最美奋斗者"名单,曾获世界神经外科联合会颁发的荣誉奖章。他参与创建了北京市神经外科研究所,并使之成为亚洲最大的神经外科基地;撰写了我国第一部《脑血管造影术》专著,组织开展神经流行病学调查工作;率先在国内开展显微神经外科手术,攻克了神经外科手术的一些世界性医学难题,提出四大神经外科理论;带领团队研制出国产导管、球囊栓塞等动脉瘤栓塞材料。先后发表学术论文 290 余篇,出版专著 20 余部;荣获 66 项科研成果奖。

1985 年有一位 17 岁的病人脑部长了一个直径约 9cm 的巨大动脉瘤。手术刚开始,病人的呼吸、血压就"没了",瘤体破裂!颅内动脉瘤是埋在人脑中的"不定时炸弹",破裂出血就相当于引爆这颗"炸弹"。按当时的医疗水平,遇到这种情况会放弃手术。可王忠诚教授果断决定:"立即开颅!"颅骨打开,鲜血喷涌而出,常规方法无法止住这样的大出血。王忠诚教授将两个手指伸进颅脑,凭着经验和手感,准确探寻到破裂处,堵住了出血点。5h 后,颅内动脉瘤被摘除了,病人恢复了呼吸,血压也逐步正常。"我当时就想着,只要有一丝机会,也要试试看。"王忠诚教授事后回忆。成功切除直径 9cm 的巨大颅内动脉瘤,至今仍是世界上为数不多的成功案例。

【启示】

王忠诚院士说:"我最大的心愿,就是发展神经外科事业,为病人多做一点事情。"这位中国医学泰斗一直勇于战胜困难践行他的诺言。探索大脑未知的领域,勇气、能力、创新、仁心缺一不可。为了病人,他果断开颅,凭着丰富的手术经验摘除瘤体,成功抢救了病人生命;敢于在医学界视为手术禁区的脑干"动刀子",率先提出"脑干和脊髓具有可塑性"的观点;敢于在缺少防护的情况下,数次暴露在放射线中做实验,用 7 年时间积累了 2 500 份脑血管造影资料,出版了我国第一部《脑血管造影术》专著。

作为护理工作者,虽然我们的工作没有那么高的风险,但是我们也要像王忠诚院士那样,时刻想着为病人多做一点事情,要努力学习,打好基础,掌握为病人减轻病痛的知识和技能;要细致观察病人、耐心聆听病人主诉,及时发现病情变化,为抢救生命争分夺秒;要用爱心、耐心、责任心对待病人、帮助病人,让病人感受到安全和温暖。护理专业的学生在学习专业知识的同时,要不断养成"敬佑生命、救死扶伤、甘于奉献、大爱无疆"的职业精神,争做合格的"健康中国"守护人。

(王 巍)

第二篇

特殊人群护理综合实训

URSING

第十章

孕产妇护理实训

10章 数字内容

学习目标

- 知识目标：
  1. 掌握妊娠期妇女的日常保健护理；妊娠糖尿病病人的护理；正常分娩产妇的护理。
  2. 熟悉妊娠期和围生期常用操作技术。
  3. 了解妊娠期和围生期护理相关进展。
- 能力目标：
  1. 能根据孕、产妇的实际情况提供正确、有效的护理措施。
  2. 能根据临床情境正确实施产前检查、胎心监测、血糖测量、接产、会阴护理等操作技术。
- 素质目标：
  1. 能将人文关怀体现在孕、产技术操作的全过程和护理服务的每一个环节。
  2. 能根据不同孕、产妇的特点和临床情境提供个性化的心理护理。

第一节　妊娠期妇女日常保健护理

案例导入

孕妇,28岁。因停经37周来产科门诊就诊。既往月经规律(4~5)d/28d,量中等,无血块,不伴痛经。停经31d自验尿妊娠试验阳性,停经42d,B超结果显示宫内早孕。停经40^+d出现晨起恶心、呕吐、厌油腻,于停经3个月消失。停经4个月出现胎动,持续至今。孕12周开始规律产检,孕17周行唐氏筛查,结果为低风险;孕22周行产前超声筛查,未见明显异常。孕28周行口服糖耐量试验:空腹血糖4.28mmol/L,餐后1h血糖7.26mmol/L,餐后2h血糖6.64mmol/L。定期产检,结果示胎心、胎位、血糖、血压均正常。近1个月出现双下肢水肿,晨起或休息后好转。孕期无头痛、头晕、眼花、皮肤瘙痒等。孕妇既往体健,孕1产0。

体格检查:T 36.7℃,P 78次/min,R 20次/min,BP 110/68mmHg,体重70.5kg。意识清醒,查体合作。腹部隆起如孕月,触诊无压痛及反跳痛,双下肢水肿(+)。

辅助检查:血常规结果显示WBC $6.27×10^9$/L,Hb 124.0g/L,RBC $3.82×10^{12}$/L,HCT 36.8%,PLT $175×10^9$/L,肝、肾功能及凝血功能正常;尿蛋白(−)。B超结果显示宫内妊娠37^{+5}周,胎儿枕右前位(ROA),单活胎,估重3 200g;羊水指数130mm;胎盘成熟度Ⅱ级。

诊断:G_1P_0,孕37^{+5}周,ROA。

实训一

情　境　一

孕妇在丈夫陪同下到产科门诊进行产前检查,评估胎儿宫内发育情况。体格检查:T 36.7℃,P 78次/min,R 20次/min,BP 110/68mmHg。孕妇表情紧张,意识清醒,查体合作。面色红润,皮肤黏膜、巩膜无黄染及出血点。胸廓对称,呼吸自如。触诊腹软,无压痛及反跳痛,未扪及宫缩。脊柱、四肢无畸形,活动自如,双下肢水肿(+)。

【护理评估】

1. **健康史**　既往体健,月经规律,经血量正常,无痛经史。孕1产0,停经40多天晨起后出现恶心、呕吐,厌油腻,于停经3个月消失。无感冒、发热,无宠物、毒物及放射线接触史。

2. **身体状况**　意识清醒,面色红润,T 36.7℃,P 78次/min,R 20次/min,BP 110/68mmHg,双下肢水肿(+),无头晕、眼花等自觉症状。产科检查:无阴道流液,自觉胎动,腹壁未扪及宫缩。

3. **心理-社会状况**　孕妇表情紧张,配合检查,由家属陪伴。孕妇担心水肿会对胎儿有影响。

【主要护理诊断/问题】

1. **焦虑**　与缺乏孕期相关知识有关。
2. **体液过多**　与妊娠时子宫压迫下腔静脉造成回流受阻有关。

【护理目标】

1. 孕妇情绪稳定,积极配合产前检查及治疗。
2. 孕期知晓自我监测的内容。

Note:

3. 孕妇水肿明显缓解。

【护理措施】

1. **评估胎儿宫内情况** 定期产检,测量宫高、腹围及监测胎心音(实施详见测量宫高、腹围及监测胎心音操作流程)。教会孕妇自己计胎动,如出现明显的胎动增多或减少应及时到医院就诊。

2. **休息** 注意休息、保证睡眠,每日休息不少于 10h,以左侧卧位为宜,休息时适当的抬高双下肢,促进下肢静脉回流,减轻水肿。

3. **心理护理** 做好妊娠期保健知识及分娩相关知识的宣教,避免发生紧张、焦虑等不良情绪。

4. **健康教育** 指导孕妇合理饮食,摄入足够的蛋白质、蔬菜,补充维生素、铁、钙和锌剂。预约下次产前检查时间,妊娠 37 周后每周来院检查一次。

测量宫高、腹围及监测胎心音操作流程

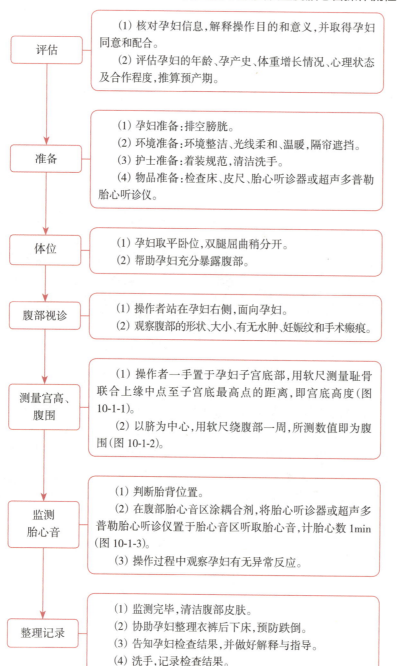

| 评估 | (1) 核对孕妇信息,解释操作目的和意义,并取得孕妇同意和配合。
(2) 评估孕妇的年龄、孕产史、体重增长情况、心理状态及合作程度,推算预产期。 |

| 准备 | (1) 孕妇准备:排空膀胱。
(2) 环境准备:环境整洁、光线柔和、温暖,隔帘遮挡。
(3) 护士准备:着装规范,清洁洗手。
(4) 物品准备:检查床、皮尺、胎心听诊器或超声多普勒胎心听诊仪。 |

| 体位 | (1) 孕妇取平卧位,双腿屈曲稍分开。
(2) 帮助孕妇充分暴露腹部。 |

| 腹部视诊 | (1) 操作者站在孕妇右侧,面向孕妇。
(2) 观察腹部的形状、大小、有无水肿、妊娠纹和手术瘢痕。 |

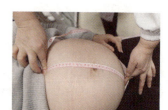

图 10-1-1 测量宫高

| 测量宫高、腹围 | (1) 操作者一手置于孕妇子宫底部,用软尺测量耻骨联合上缘中点至子宫底最高点的距离,即宫底高度(图 10-1-1)。
(2) 以脐为中心,用软尺绕腹部一周,所测数值即为腹围(图 10-1-2)。 |

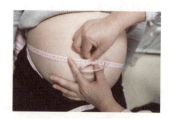

图 10-1-2 测量腹围

| 监测胎心音 | (1) 判断胎背位置。
(2) 在腹部胎心音区涂耦合剂,将胎心听诊器或超声多普勒胎心听诊仪置于胎心音区听取胎心音,计胎心数 1min(图 10-1-3)。
(3) 操作过程中观察孕妇有无异常反应。 |

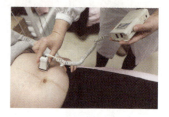

图 10-1-3 监测胎心音

| 整理记录 | (1) 监测完毕,清洁腹部皮肤。
(2) 协助孕妇整理衣裤后下床,预防跌倒。
(3) 告知孕妇检查结果,并做好解释与指导。
(4) 洗手,记录检查结果。 |

【护理评价】

1. 孕妇情绪稳定,掌握自我监测的方法,积极配合检查和护理。
2. 孕妇休息充分,睡眠良好,饮食合理,双下肢水肿消退。

【实训拓展】

1. **指导孕妇胎动自我计数**　监测胎动是孕妇自我评价胎儿宫内状况的简便、经济、有效的方法。正常情况下每小时胎动 3~5 次,嘱孕妇每日早、中、晚固定的时间各测 1h,将 3 次胎动数相加乘 4 即得 12h 的胎动次数。正常胎动次数在 30 次 /12h,若胎动计数 <10 次 /2h 或减少 50% 以上者,提示胎盘功能不足,胎儿缺氧,应及时就诊。

2. **胎心音的最佳听诊位置**　胎心音听诊部位取决于胎先露和其下降程度,在靠近胎背上方的孕妇腹壁上听得最清楚。枕先露时,胎心音在孕妇脐下方左侧或右侧;臀先露时,胎心音在孕妇脐上方左侧或右侧;肩先露时,胎心音随着胎先露下降或胎动改变,胎心音听诊部位也有所改变。

实训二

情 境 二

　　孕妇,今日停经 39 周,5h 前无明显诱因出现阵发性腹痛,无阴道流血、流液,急诊以"孕 1 产 0,宫内孕 39 周先兆临产"收入院。入院后体格检查:意识清醒,T 36.9℃,P 82 次 /min,R 20 次 /min,BP 120/75mmHg,身高 161cm,体重 71kg。胎心率 135 次 /min,宫高 35cm,腹围 101cm。宫缩:间歇 15~20min,宫缩持续 10~20s;阴道检查:宫颈管消退:70%;宫颈口扩张:未开;胎膜未破。孕妇先兆临产,宫缩时表情痛苦,宫缩间隙放松,略显疲惫,行产科腹部检查,以评估胎产式、胎先露和胎方位。

【护理评估】

1. **健康史**　既往体健,否认结核、肝炎等传染病史。否认高血压、心脏病、糖尿病、脑血管疾病。否认手术外伤史。否认药物、食物过敏史,无家族史。月经规律,经血量正常,无痛经史。孕 1 产 0,停经 40 多天出现晨起恶心、呕吐,厌油腻,于停经 3 个月消失。无感冒、发热,无宠物、毒物及放射线接触史。

2. **身体状况**　意识清醒,T 36.9 ℃,P 82 次 /min,R 20 次 /min,BP 120/75mmHg。宫高 35cm,腹围 101cm,胎心率 135次 /min。宫缩间歇 15~20min,宫缩持续 10~20s。宫颈管消退 70%,宫颈口未扩张,胎膜未破。

3. **心理 - 社会状况**　产妇由家属陪伴入院,支持其阴道分娩。产妇表情痛苦,情绪紧张,对自然分娩缺乏信心,担心不能耐受宫缩痛。

【主要护理诊断 / 问题】

1. **疼痛**　与宫缩痛有关。
2. **焦虑**　与担心分娩能否顺利进行、担心胎儿是否健康有关。

【护理目标】

1. 产妇疼痛减轻。
2. 产妇情绪稳定,能以正常心态面对分娩。

【护理措施】

1. **产科检查**　了解胎先露、胎方位、胎头入盆情况(详见产科腹部检查操作流程)。

2. **减轻疼痛** 宫缩不强时,可在室内适当活动。宫缩时指导产妇取舒适体位,做深呼吸,并全身放松。运用按摩法,按压腰骶部酸胀处或轻揉子宫下部,可减轻痛感;指导拉梅兹分娩法,协助减轻疼痛。必要时遵医嘱配合应用镇静药或麻醉药等。

3. **心理护理** 针对产妇文化程度、心理特点、对分娩知识的掌握情况,提供个性化产前教育,增强其分娩的信心和勇气。

4. **健康教育** 鼓励产妇少量、多次进高热量、易消化、清淡的食物,并注意摄入足够的水分,以保持精力和体力充沛。

产科腹部检查操作流程

评估	(1) 核对临产妇信息。 (2) 了解临产妇的年龄、孕产史、体重增长情况、心理状态及合作程度、推算预产期。
准备	(1) 临产妇准备:排空膀胱。 (2) 环境准备:环境整洁、光线柔和、温暖、隔帘遮挡。 (3) 护士准备:着装规范、清洁洗手。 (4) 物品准备:检查床、胎心听诊器或超声多普勒胎心听诊仪、速干手消毒剂。
取体位	(1) 平卧位,双腿屈曲稍分开。 (2) 帮助临产妇充分暴露腹部。
腹部视诊	(1) 操作者站在临产妇右侧,面向孕妇。 (2) 观察腹部的形状、大小、有无水肿、妊娠纹和手术瘢痕。
四步触诊 (第一步)	(1) 操作者双手四指并拢置于子宫底部,指腹触摸子宫底缘,判断子宫大小与孕周相符的程度。 (2) 操作者双手指腹相对轻推,判断胎先露(图 10-1-4)。
四步触诊 (第二步)	(1) 操作者两手分别置于临产妇腹部左右两侧,一手固定,另一手轻轻深按检查,两手交替。 (2) 判断胎背及胎儿四肢的位置(图 10-1-5)。
四步触诊 (第三步)	(1) 操作者右手置于临产妇耻骨联合上方,拇指与其余四指分开,握住胎先露部,判断骨盆入口处的胎儿部分。 (2) 右手左右推动,判斯其衔接的程度(图 10-1-6)。
四步触诊 (第四步)	(1) 临产妇仍取仰卧位,操作者面向临产妇足端。 (2) 两手掌心相对,四指并拢,置于胎先露两侧,向骨盆入口方向向下深压,进一步确定胎先露及其衔接的程度(图 10-1-7)。
听诊 胎心音	(1) 根据四步触诊的胎方位确定胎心听诊的部位。 (2) 将听筒置于临产妇下腹部听取胎心音,计胎心数 1min,注意胎心的频率、节律、强弱,初步判断胎儿有无缺氧。
整理记录	(1) 协助临产妇整理好衣裤,扶助下床,预防跌倒。 (2) 告知临产妇检查结果,并做好解释与指导。 (3) 洗手,记录。

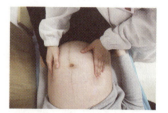

图 10-1-4 四步触诊第一步

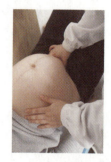

图 10-1-5 四步触诊第二步

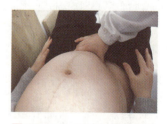

图 10-1-6 四步触诊第三步

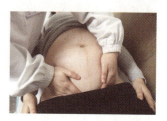

图 10-1-7 四步触诊第四步

Note:

【护理评价】

1. 产妇接受缓解疼痛的方法,自述疼痛减轻。

2. 产妇在他人鼓励下,能够采取有效的方法缓解焦虑状态。

【实训拓展】

1. 先兆临产的判断方法

(1) 临产妇在分娩开始前,常出现假临产。其特点是宫缩持续时间短(小于 30s)且不恒定,间歇时间长且不规律。宫缩强度不增加,常在夜间出现、清晨消失,宫缩引起下腹部轻微胀痛,宫颈管不短缩,宫口扩张不明显,给予镇静药物能抑制假临产。

(2) 多数初孕妇感到上腹部较前舒适,进食量增多,呼吸较轻快,系胎先露下降进入骨盆入口使宫底下降的缘故。因胎先露压迫膀胱,孕妇常有尿频症状。

(3) 见红在分娩开始前 24~48h 内,因宫颈内口附近的胎膜与该处的子宫壁分离,毛细血管破裂后经阴道排出少量血液,与宫颈管内的黏液混合后排出,称见红,是分娩即将开始的比较可靠的征象。若阴道流血量超过平时经血量,则不应认为是先兆临产,而可能为妊娠晚期出血疾病,如前置胎盘等。

2. 导乐分娩技术　国外医学界惯常将有过生育经历、富有奉献精神和接生经验的女性称为"导乐"。导乐人员一对一地指导产妇分娩,为产妇打气鼓劲,还要为产妇进行心理疏导,帮助产妇克服恐惧心理。导乐人员在整个分娩过程中自始至终地陪伴在产妇身旁,并根据自己的分娩经历及掌握的医学常识,在不同的产程阶段提供有效的方法和建议,使产程缩短,产时、产后出血量减少,剖宫产率降低,新生儿的发病率也降低,有利于母婴健康。

(毛智慧)

第二节　妊娠糖尿病病人护理

案 例 导 入

孕妇,32 岁,孕 24 周行口服葡萄糖耐量试验(OGTT)示 5.3mmol/L、9.9mmol/L、9.1mmol/L,停经 31^{+2} 周,门诊空腹血糖 6.1mmol/L,因"血糖高"入院。孕期血压正常,孕期体重增加 12kg。

体格检查:T 36.7℃,P 86 次/min,R 19 次/min,BP 120/76mmHg;营养良好,无贫血貌,无水肿。皮肤黏膜颜色红润,未见黄染。触诊全身淋巴结未见肿大。双侧呼吸运动正常。触诊肝肋下未触及,脾触诊不满意。产科检查:宫高 30cm,腹围 92cm,胎心 143 次/min,胎动大于 3 次/20min。

辅助检查:孕 24 周产科 B 超显示宫内单胎,胎儿臀位,双顶径 69mm,头围 256mm,腹围 235mm,股骨长度 50mm,肱骨长度 46mm,胎心 143 次/min,胎盘附着于子宫后壁,胎盘厚度 28mm,胎盘成熟度Ⅱ级,胎盘下缘距内口 >70mm。羊水指数 110mm。检查过程中见胎动,见两根脐血管。羊膜腔左前壁见中等回声带与胎盘组织相连,宽 14mm。

诊断:孕 2 产 1,孕 31^{+2} 周;妊娠糖尿病。

实训一

情 境 一

孕妇入院时无腹痛,无阴道流血、流液,饮食、睡眠好,大、小便正常。体格检查:T 36.3℃,P 78 次/min,R 19 次/min,BP 107/67mmHg,腹软,未触及宫缩,胎心率 140 次/min,胎动可触及。遵医嘱予以测三餐前、后及睡前末梢血血糖。

Note:

【护理评估】

1. **健康史**　病人产检时发现血糖高。其母亲在 50 岁时诊断为糖尿病。
2. **身体状况**　T 36.3℃，P 78 次 /min，R 19 次 /min，BP 107/67mmHg，孕妇意识清醒，腹软，营养状况良好，无贫血面容，皮肤黏膜颜色红润，未见黄染。妊娠腹型，纵产式，宫高 30cm，腹围 92cm，未触及宫缩，胎心率 140 次 /min，胎动 >3 次 /20min，胎动正常。
3. **心理 - 社会状况**　孕妇丈夫每日探视，孕妇女儿上小学三年级，成绩优秀。孕妇性格外向、乐于沟通，社会支持和家庭经济状况良好。

【主要护理诊断 / 问题】

1. **营养失调**　与妊娠糖尿病，胰岛素分泌不足或功能障碍有关。
2. **有母儿受伤的危险**　与发生低血糖，胎儿窘迫有关。
3. **潜在并发症**：早产、巨大儿。
4. **知识缺乏**：孕妇缺乏妊娠糖尿病治疗及护理的相关知识。

【护理目标】

1. 孕妇营养正常，血糖控制达标。
2. 孕妇胎心率、胎动在正常范围。
3. 孕妇未发生早产、巨大儿。
4. 孕妇明确知晓如何应对血糖问题，能够复述妊娠糖尿病的相关知识。

【护理措施】

1. **饮食、运动、体重管理**
(1) 饮食管理：向孕妇及其家属讲解合理饮食与疾病治疗的关系，嘱孕妇注意饮食结构的合理性。
(2) 运动管理：鼓励孕妇三餐后加强运动以提高胰岛素的敏感性，改善血糖及脂代谢紊乱。按照美国妇产科学会的建议每周应至少有 150min 中等强度的体力活动。具体要求是在运动时有轻微的呼吸困难，同时心率比正常时稍微加快，或每周有超过 3 次的运动，每次不少于 30min。推荐在孕期进行一项规律的有氧运动，如散步、游泳、单车运动、哑铃运动等。运动项目应尽量避免腹部受到撞击和摔倒，运动过程中要有适当的母儿监测。运动间隙可行胎儿监护，有特殊情况应立即停止运动。
(3) 体重管理：协助孕妇每日晨起（固定时间）排空膀胱后测量体重，做好体重管理。

2. **孕期母儿监护**
(1) 胎儿监测：①超声波和血清学检查，筛查胎儿是否存在畸形。②胎动计数，妊娠 28 周以后，指导孕妇掌握自我监护胎动的方法。③无应激试验，了解胎儿宫内储备能力。④胎盘功能测定，连续动态的监测孕妇尿雌三醇及血中 HPL 值可及时判定胎盘功能。
(2) 孕妇监测：①血糖监测（实施详见血糖监测操作流程）。利用血糖仪进行自我监测，能实时反映血糖水平，评估餐前和餐后是否存在高血糖以及生活事件（锻炼、用餐、运动及情绪应激等）和降糖药物对血糖的影响，及时发现低血糖，为病人制订个体化生活方式干预方案和优化药物干预方案提供依据。②肾功能监测及眼底监测。尿常规检查多用于监测尿酮体和尿蛋白。每月一次肾功能检查及眼底检查，能预防并发症的发生。

3. **健康教育**　讲解妊娠合并糖尿病的危害，预防各类感染的方法。教会孕妇及家属正确监测血糖的方法，告知孕妇监测血糖的时间及重要性，使孕妇能够准确记录并简单复述妊娠糖尿病的相关知识，能够遵医嘱监测血糖。

Note：

血糖监测操作流程
（以毛细血管血糖监测为例）

评估

(1) 核对病人信息，与病人解释操作内容。
(2) 评估病人的意识、病情、自理能力、心理状况、配合程度及是否进食（图10-2-1）。
(3) 评估病人是否存在酒精过敏。
(4) 评估病人指腹部皮肤情况。

图10-2-1 核对并评估病人

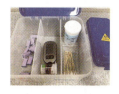

图10-2-2 血糖监测用物

准备

(1) 病人准备：舒适体位。
(2) 环境准备：环境清洁、安静、安全。
(3) 护士准备：着装规范，洗手，戴口罩。
(4) 物品准备：血糖监测盒（血糖仪、血糖试纸、酒精棉球、干棉签、采血针头）、弯盘（图10-2-2）。
(5) 检查血糖仪（图10-2-3）电量是否充足，各部件是否松动、脱落，用物是否在有效期内。

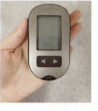

图10-2-3 检查血糖仪

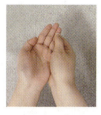

图10-2-4 按摩指尖

血糖监测

(1) 从病人手腕向指尖按摩2~3次，促进指尖血液循环（图10-2-4）。
(2) 75%乙醇溶液消毒皮肤、待干（图10-2-5）。
(3) 从试纸瓶内取出试纸，并快速盖紧瓶盖。确认血糖仪显示的编码和试纸筒标签上的编码一致（图10-2-6）。
(4) 沿箭头方向将试纸插入到血糖仪试纸插口中，血糖仪自动开机（图10-2-7）。显示屏上显示闪烁的血滴符号（图10-2-8）。
(5) 再次核对孕妇及检测项目。
(6) 用拇指和示指固定采血的指间关节，用采血针在指尖任一侧刺破皮肤采血（避开指腹神经末梢丰富部位，减轻疼痛）（图10-2-9）。
(7) 弃去第一滴血液，用第二滴血液进行测试，查看测量结果，并指导孕妇用干棉签按压采血部位1~2min（图10-2-10）。
(8) 取出血糖试纸，将测得的血糖数值告诉孕妇并交待注意事项。

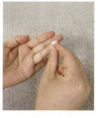

图10-2-5 75%乙醇溶液棉球消毒

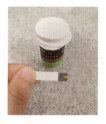

图10-2-6 检查试纸

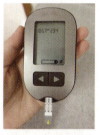

图10-2-7 将试纸插入血糖仪插口

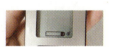

图10-2-8 出现试纸和闪烁的血滴符号

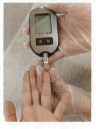

图10-2-9 固定手指采血

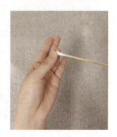

图10-2-10 干棉签按压采血部位

整理记录

(1) 整理用物及床单位。
(2) 协助孕妇取合适体位。
(3) 再次核对孕妇及检测项目，执行单上记录血糖结果，测量日期及时间并签名（图10-2-11），如果过高或过低，报告医生进行处理。

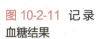

图10-2-11 记录血糖结果

【护理评价】

1. 孕妇住院期间临床营养风险筛查(NRS-2002)评分 0 分,血糖控制达标。

2. 孕妇住院期间胎心率为 110~160 次 /min,胎动正常。

3. 孕妇住院期间未临产,胎儿体重估计在正常范围。

4. 孕妇及其家属对疾病有较为明确的认识。

【实训拓展】

1. **监测血糖的主要方法** 为孕妇监测血糖的方法:①血糖仪进行毛细血管(指尖)血糖监测。②动态血糖监测。③糖化白蛋白监测。④糖化血红蛋白监测。

2. **血糖仪进行毛细血管(指尖)血糖检测的适用情况** ①需生活方式干预以控血糖的病人,通过血糖监测了解饮食、运动对血糖的影响并予调整。②口服降糖药的糖尿病病人。③使用胰岛素的糖尿病病人。④特殊人群的糖尿病病人,包括围术期、低血糖高危人群、危重症、1 型糖尿病、妊娠糖尿病等。

3. **动态血糖监测的适用情况** 动态血糖监测分回顾性和实时性两种。

(1) 回顾性动态血糖监测适应证

1) 1 型糖尿病病人。

2) 需胰岛素强化治疗的 2 型糖尿病病人。

3) 糖尿病病人在自我监测血糖的过程中仍出现如下情况之一者:无法解释的严重低血糖 / 反复低血糖 / 无症状性低血糖 / 夜间低血糖、无法解释的高血糖,尤其是空腹高血糖、血糖波动大、对低血糖恐惧而刻意保持高血糖者。

4) 妊娠糖尿病或糖尿病合并妊娠。

5) 病人教育。

(2) 实时动态血糖监测适应证

1) 糖化血红蛋白(HbA1c)<7% 的儿童和青少年 1 型糖尿病病人,使用实时动态血糖监测可辅助病人 HbA1c 水平持续达标,且不增加低血糖发生风险。

2) HbA1c≥7% 的儿童和青少年 1 型糖尿病病人,可使用实时动态血糖监测。

3) 有能力接近每日使用的成人 1 型糖尿病病人。

4) 住院接受胰岛素治疗的 2 型糖尿病病人。

5) 处于围术期的 2 型糖尿病病人。

6) 非重症监护室环境下使用胰岛素治疗的病人。

4. **糖化白蛋白(GA)监测的适用情况** ①评价病人短期糖代谢控制情况的良好指标:对短期内血糖变化比 HbA1c 敏感,可反映糖尿病病人检测前 2~3 周平均血糖水平。②筛查糖尿病:GA≥17.1% 可筛查出大部分未经诊断的糖尿病病人。糖化白蛋白异常是提示糖尿病高危人群需行 OGTT 的重要指征。

5. **HbA1c 监测的适用情况** 是临床上评估长期血糖控制状况的金标准,是决定是否调整治疗的重要依据,反映既往 2~3 个月平均血糖水平的指标。

⊕ 实训二

情 境 二

孕妇住院后监测血糖,第 2 天三餐前、后及睡前血糖偏高(5.9mmol/L、8.4mmol/L;6.7mmol/L、7.2mmol/L;5.9mmol/L、8.7mmol/L;8.0mmol/L),遵医嘱给予胰岛素(三餐前短效胰岛素 4U、4U、6U)分别于早、中、晚餐前皮下注射治疗。孕妇目前无宫缩,胎心好,胎膜未破,胎先露 -2,无应激试验(NST)有反应型,主诉对持续性的高血糖表示担忧,易饥饿、睡眠欠佳、大、小便如常。

Note:

【护理评估】

1. **健康史**　孕妇经饮食控制后血糖仍高。

2. **身体状况**　孕妇意识清醒,T 36.6℃,P 76 次/min,R 19 次/min,BP 117/66mmHg。无腹痛,无阴道流血、流液,易饥饿、睡眠欠佳,大、小便正常,未触及宫缩,胎心率 143 次/min,胎动可触及。

3. **心理-社会状况**　孕妇对持续存在较高的血糖水平表示特别困惑,内心焦虑。

【主要护理诊断/问题】

1. **有血糖不稳定的危险**　与孕期血糖代谢异常有关。

2. **焦虑**　与孕妇担忧自身与胎儿的健康有关。

【护理目标】

1. 孕妇血糖得到有效控制且未发生低血糖。

2. 孕妇夜间睡眠良好,精神状态好。

【护理措施】

1. **用药护理**

(1) 胰岛素治疗在妊娠期是安全的。遵医嘱使用胰岛素皮下注射治疗(实施详见皮下注射操作流程),切忌随意增、减用药剂量或更改使用时间。

(2) 用药时护士应严密监测血糖的动态变化。

(3) 首次使用胰岛素,一律用短效胰岛素,同时孕妇的饮食和运动量必须保持相对恒定。在监测血糖水平的同时监测尿酮水平。

(4) 关注索莫吉反应(Somogyi effect):由于胰岛素用量过多,导致夜间明显的低血糖发作,此时缺乏足够的食物补充,而且各种升血糖激素分泌增多,从而引起血糖调节过度导致高血糖,主要表现为早餐前高血糖,可以增加夜间点心的热量或减少胰岛素用量。

2. **心理护理**　情绪健康是糖尿病护理及自我管理的重要组成部分,护士应告知孕妇血糖变化与胎儿健康的关系,耐心倾听病人的诉说,多与孕妇沟通以及传递适当的信息,比如血糖控制的情况、胎心音是否正常等,使孕妇对病情有充分的了解,避免孕妇过分焦虑,以积极心态面对压力,促进身心健康。

3. **健康教育**　告知孕妇及家属低血糖的相应症状及紧急处理方法。指导孕妇日常生活中随身携带糖果等,鼓励其在出现突发情况时及时通知专业医务人员。协助孕妇填写个人疾病信息卡并随身携带,以便在低血糖晕厥时被发现和识别。

皮下注射操作流程
(以右上臂皮下注射为例)

评估	(1) 核对病人信息(图 10-2-12)。 (2) 评估病人意识,饮食情况,对治疗的配合程度(图 10-2-13)。 (3) 评估病人注射部位皮肤情况(图 10-2-14)。

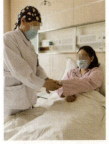
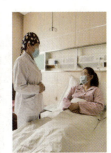

图 10-2-12　核对病人信息　　图 10-2-13　评估病人意识及配合程度

Note:

准备

(1) 病人准备：取合适体位。
(2) 环境准备：环境安全，清洁、宽敞。
(3) 护士准备：着装规范，洗手。
(4) 用物准备：治疗盘、弯盘、治疗巾、皮肤消毒液、棉签、1mL注射器、棉球（图10-2-15）。

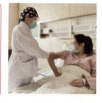 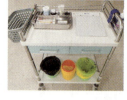

图 10-2-14 评估   图 10-2-15 用物准备
注射部位皮肤状况

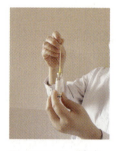 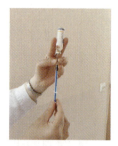

图 10-2-16 消毒   图 10-2-17 抽取
药液瓶口   药液

皮下注射

(1) 消毒药液瓶口（图10-2-16）。
(2) 抽取规定剂量的药液（图10-2-17），排尽注射器内空气（图10-2-18）。
(3) 选择注射部位，双人再次核对（图10-2-19）。
(4) 用棉签蘸取皮肤消毒液消毒注射部位皮肤（图10-2-20），消毒范围 >5cm × 5cm，待干。
(5) 注射针头与皮肤呈30° ~45°，快速进针（图10-2-21），进针深度为针头长度的 1/3~1/2，缓慢注射药液，注射完后快速拔针，棉球按压（图10-2-22）。

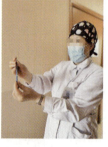 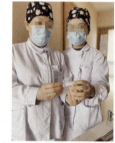

图 10-2-18 排尽   图 10-2-19 双人
注射器内空气   再次核对

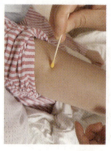 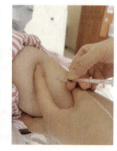

图 10-2-20 消毒   图 10-2-21 进针
皮肤

整理

(1) 协助取舒适体位，整理床单位。
(2) 告知病人使用胰岛素后的进食时间。
(3) 分类处理用物。
(4) 记录（图10-2-23）。

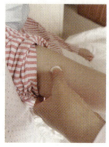 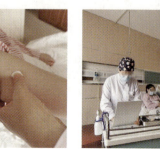

图 10-2-22 棉球   图 10-2-23 记录
按压

【护理评价】

1. 孕妇住院期间能掌握血糖异常的症状及应对方式,维持母儿健康。

2. 孕妇焦虑心情缓解,睡眠情况好。

【实训拓展】

1. **妊娠期糖尿病孕妇在孕期出现低血糖的处理**　妊娠期糖尿病孕妇在孕期出现低血糖后,立即予以心电监护,开放静脉通路。遵医嘱经静脉补充葡萄糖,静脉滴注胰岛素时须控制输液的速度并加强巡视。观察病人的意识、生命体征,待病人意识清醒后了解病人的主观感觉,如有不适应及时查找原因并通知医生。密切监测血糖和糖化血红蛋白水平,及时汇报医生监测结果。病床要加床栏,加强生活的护理,防止跌倒、坠床等发生。

2. **妊娠期糖尿病孕妇孕晚期监测胎儿情况的方法**　建议妊娠期糖尿病孕妇在妊娠28~36周,每4周进行1次超声检查;根据临床指征增加检查次数。建议妊娠期糖尿病孕妇在妊娠晚期密切监测胎儿。建议使用胰岛素或口服降糖药物者,自妊娠32周起,每周行1次无应激试验(NST)。

3. **妊娠期糖尿病孕妇分娩期间的血糖管理**　孕妇分娩期间应1h监测1次血糖,确保血糖维持在4~7mmol/L。在分娩期间血糖不能维持在4~7mmol/L的糖尿病孕妇,可静脉输注葡萄糖和胰岛素。若孕妇分娩时使用全身麻醉,应从全身麻醉开始,每30min监测血糖1次,直至胎儿娩出,孕妇完全清醒。

(陈翠萍)

第三节　正常分娩护理

 案 例 导 入

孕妇,38岁。因停经39+4周,见红24h,不规律腹痛8h步行入院。末次月经日期为1月26日。孕早期无恶心、呕吐等早孕反应。孕早期无感冒、腹痛、阴道流血等不适,无药物、毒物及放射线接触史,无宠物接触史。孕3个月余建档,规律产检,未见异常。停经4个月余自感胎动,至今胎动好。孕期体重增长如孕周。1d前出现阴道少量流血,昨晚12时出现不规律宫缩,无阴道流液,遂至门诊要求入院待产。自妊娠以来,进食、睡眠可,大、小便正常,体重增加15kg。既往体健,既往月经规律,14岁初潮,(5~7)d/(28~30)d,孕2产0,5年前人工流产1次。

体格检查:T 37℃,P 80次/min,R 19次/min,BP 124/78mmHg,身高165cm,体重80kg。孕妇发育正常,营养良好,正常面容,意识清醒,自主体位,查体合作,心、肺、腹部查体未见明显异常。产科检查:宫高35cm,腹围105cm,胎心率130次/min,胎方位:枕左前(LOA),头先露,已入盆,宫缩(30~35)s/(5~6)min;骨盆外测量:髂棘间径(IS)25cm,髂嵴间径(IC)26cm,骶耻外径(EC)19cm,坐骨节间径(TO)9cm。阴道检查:宫颈居中,质软,宫颈展平,宫口开大1cm,S⁻²,胎膜未破。

辅助检查:血常规结果显示RBC 4.32×10¹²/L,Hb 125.0g/L,WBC 9.06×10⁹/L,HCT 38.1%,PLT 197.0×10⁹/L,肝肾功能、凝血功能正常,尿蛋白(−)。B超提示宫内单活胎,胎位枕左前(LOA),胎盘成熟度Ⅲ度,羊水指数11.8cm;胎心监护宫缩应激试验(CST)(−)。

诊断:孕2产0,孕39+4周,宫内单活胎,胎位LOA,临产。

 实训一

情　境　一

孕妇在丈夫的陪伴下办理入院手续,规律宫缩11h后,宫口开全,S+2,宫缩(40~50)s/(2~3)min,

胎膜自然破裂,羊水清亮,胎心率 138 次 /min。转入产房观察。体格检查:T 36.8℃、P 83 次 /min、R 19 次 /min、BP 127/78mmHg;胎心监护正常,未见晚期减速及明显变异减速。产妇疼痛难忍,便意感强烈,宫缩时外阴口可见少许胎先露部,直径约 3cm。产妇和丈夫一致希望经阴道分娩,但担心年龄较大不能顺利分娩。

【护理评估】

1. **健康史** 既往体健,月经规律;孕 2 产 0,5 年前人工流产 1 次,末次月经日期为 1 月 26 日;本次妊娠过程顺利,孕 3 个月余建档,定期产检,无异常。

2. **身体状况** T 36.8℃、P 83 次 /min、R 19 次 /min,BP 127/78mmHg;骨盆外测量:髂棘间径(IS)25cm,髂嵴间径(IC)26cm,骶耻外径(EC)19cm,坐骨节间径(TO)9cm;宫口开全,S^{+2},宫缩强度中等,胎膜自然破裂,羊水清亮,胎心率 138 次 /min,胎头拨露。

3. **心理 - 社会状况** 临产妇为初产妇,意识清醒,疼痛加剧,和丈夫一致希望行阴道分娩,但对能否顺利分娩有心存疑虑。

【主要护理诊断 / 问题】

1. **疼痛** 与逐渐增强的宫缩有关。
2. **焦虑** 与担心不能顺利分娩有关。
3. **有受伤的危险** 与分娩可能导致软产道裂伤及新生儿产伤有关。

【护理目标】

1. 临产妇疼痛减轻,并能正确对待宫缩痛。
2. 临产妇情绪稳定,能主动控制情绪和行为,较好地配合医务人员完成分娩。
3. 未发生严重的软产道裂伤及新生儿产伤。

【护理措施】

1. **接产准备** 初产妇宫口开全时,或经产妇宫口扩张至 4cm 且宫缩规律、有力时,应将产妇送至分娩室,做好接产准备工作。

2. **心理支持** 助产士陪伴在旁,及时提供产程进展信息,给予安慰、鼓励和支持,使产妇树立信心,积极配合。同时协助饮水、擦汗等生活护理,缓解其紧张情绪。

3. **评估监测** 密切观察产妇生命体征、子宫收缩情况。每 5~10min 测胎心率 1 次,观察有无胎心改变、胎头下降程度,若有胎心异常、胎头下降停滞或胎儿宫内缺氧表现,立即给予氧气吸入,及时报告医生,同时须尽早结束分娩。有条件者行持续胎心监护,严密监测胎心率及基线变异。

4. **营养支持** 无高危因素情况下,待产过程中按照产妇意愿进食和饮水。鼓励适量摄入高热量的流质和半流质饮食。

5. **会阴护理** 热敷和按摩会阴可以降低严重会阴损伤的风险。会阴按摩可以减少会阴裂伤的发生率,同时降低 Ⅲ、Ⅳ 度会阴裂伤的发生率。

6. **健康教育** 告知产妇分娩过程的配合要点,指导产妇屏气用力。以截石位分娩为例,宫口开全后,让产妇两腿屈曲分开,双足蹬在产床上,两手分别握住产床旁的把手,宫缩开始时,先深吸一口气,屏住,然后向下用力,如排便样。宫缩间歇期全身放松休息。宫缩再次出现时,重复同样的动作,如此反复直至胎头着冠。此外,进行产后保健和新生儿照护知识的宣传。如产后会阴部护理方法、鼓励多亲近孩子,参与新生儿护理以增进母子情感、学会正确的哺乳方式等。

7. **接产**(实施详见接产操作流程)

Note:

接产操作流程

（以 LOA 为例，含会阴后 - 侧切）

评估

(1) 核对产妇信息。

(2) 评估产妇的年龄、孕产史、胎心率、产力、胎方位、骨盆大小、胎儿体重、有无破膜、产程进展、心理状态及合作程度。

(3) 评估会阴部情况，包括会阴弹性、有无水肿和耻骨弓角度过小等异常。

(4) 评估膀胱充盈状况。

准备

(1) 环境准备：室温 25~26℃，环境清洁、安静、舒适、安全。有条件的可以在产房播放轻音乐。

(2) 产妇准备：排空膀胱，臀下垫清洁中单。

(3) 护士准备：着装规范，洗手，戴口罩。

(4) 物品准备：会阴擦洗及消毒用物包、无菌产包、婴儿包、婴儿秤、产妇及新生儿急救器械及药品、新生儿远红外抢救台（设置温度为 32~34℃）。

会阴清洁冲洗

(1) 体位：产妇取膀胱截石位，充分暴露会阴部。

(2) 用温开水或生理盐水清洗外阴及会阴部：用消毒棉球依次清洗小阴唇、大阴唇、阴阜、大腿内上 1/3、会阴及肛门周围（图 10-3-1）。

(3) 干棉球擦干皮肤。

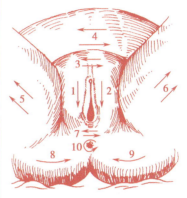

图 10-3-1　外阴清洗、消毒顺序

会阴消毒

(1) 碘伏溶液消毒 2 遍。

(2) 消毒顺序：与清洗顺序相同。

(3) 更换臀下垫单。

洗手、铺巾

(1) 按外科手术要求洗手及穿手术衣。

(2) 巡回护士帮助打开产包外层包布。

(3) 穿无菌手术衣→戴无菌手套→打开产包内层包布→铺臀下无菌中单→摆放接产用物。

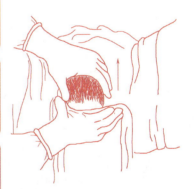

图 10-3-2　会阴保护手法

会阴保护或会阴切开

(1) 评估是否需行会阴切开术：综合评估胎儿大小、会阴中心腱长度及弹性，会阴部有无炎症、水肿及瘢痕等皮肤异常，防止发生严重会阴裂伤。

(2) 根据综合情况决定接产中措施：会阴无保护分娩、保护会阴法、会阴切开术。

1) 保护会阴法。①保护时机：当胎头拨露使阴唇后联合紧张时，开始保护会阴。②宫缩时，接产者右手拇指与其余四指分开，利用手掌大鱼际向上向内轻托会阴，同时左手轻轻下压胎头枕部，协助抬头俯屈，使胎头缓慢下降。宫缩间歇期右手放松，以免压迫过久引起会阴水肿（图 10-3-2）。

2) 会阴切开术：以会阴后 - 侧切开为例。①签订"会阴后 - 侧切开知情同意书"。②消毒会阴切开部位，在胎头拨露时行阴部神经阻滞麻醉及局部浸润麻醉。③判断会阴切开时机。胎头拨露较大，会阴后联合紧张，估计 2~3 次宫缩胎儿能够娩出。在宫缩时行侧切术。④侧切位置：左右均可。以左侧切开为例：左手示指及中指放于阴道左下位置做指引，将侧切剪刀放于会阴后联合左侧与正中线成 45°（图 10-3-3）。如会阴高度膨隆，切开角度增大至 60°。⑤在宫缩、会阴部张力增加时剪切 3~5cm。⑥用干纱布压迫止血。

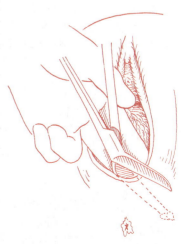

图 10-3-3　会阴后 - 侧切开位置

Note：

一手保护会阴,一手控制胎头娩出速度。

娩出胎儿

(1)当胎头枕部到达耻骨弓下时,协助胎头仰伸,利用宫缩间歇期让胎头缓慢娩出。

(2)胎头娩出后,清理口、鼻内的黏液及羊水。

(3)协助胎头复位及外旋转,使胎儿双肩径与骨盆出口前后径一致。

(4)协助胎肩及胎身娩出。双肩娩出后,即可松开保护会阴的右手。双手协助胎体及下肢相继以侧位娩出(图10-3-4)。胎儿前肩娩出后立即使用缩宫素预防产后出血。静脉滴注稀释后的缩宫素10~20U,或肌内注射缩宫素10U。

(5)记录胎儿娩出的时间。

(6)用聚血盆或有刻度的弯盘置于产妇会阴下收集阴道出血以估计出血量。

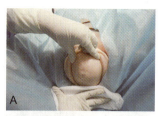
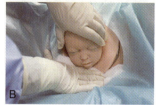
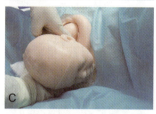
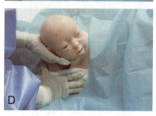

图10-3-4 接产步骤
A.协助胎头俯屈;B.协助胎头仰伸;C.前肩娩出;D.后肩娩出。

处理新生儿

(1)报告出生时间和性别。

(2)擦干及保暖:胎儿娩出后,立即将其仰卧并置于母亲腹部干毛巾上,彻底擦干全身的羊水与血迹。擦干顺序为眼睛、面部、头、躯干、四肢,再侧卧位擦干背部。在20~30s内完成。

(3)快速评估,清理呼吸道:快速评估新生儿呼吸状况。如需实施新生儿复苏,应将其迅速移至预热的新生儿远红外抢救台。必要时(分泌物量多或有气道梗阻时)可用洗耳球或导管(12F或14F)清理口咽、鼻腔的分泌物,但应避免过度用力吸引。

(4)母婴皮肤接触(SSC):若新生儿有呼吸或哭声,可撤除湿毛巾,将新生儿以俯卧位(腹部向下,头偏向一侧)与母亲开始SSC。取另一清洁、已预热的干毛巾遮盖新生儿身体并戴上帽子。接触时间至少90min。

(5)脐带处理:母婴皮肤接触同时处理脐带。出生至少60s后,或等待脐带血管搏动停止后(出生后1~3min)再结扎脐带(图10-3-5)。用2把无菌止血钳分别在脐带根部2cm和5cm处夹住脐带,并用无菌剪刀在距脐带根部2cm处一次断脐。脐带断端不必包扎和使用消毒剂,但需保持断端暴露、清洁和干燥。

(6)观察监测:在开展SSC过程中应随时观察母婴状态,每15min监测新生儿体温、呼吸和肤色。如出现任何异常情况,则需停止SSC,并进行相应处理。评估记录出生1min、5min、10min阿普加评分(Apgar score)。

(7)观察新生儿觅乳征象,指导产妇母乳喂养。密切观察,保证新生儿面部无遮挡且气道无堵塞。

(8)SSC结束后测量新生儿身长、体重,常规体格检查,并将结果告知产妇。盖新生儿足底印及产妇拇指印于病历。

(9)做好新生儿标记:系上新生儿脚和手腕带、母亲姓名牌。

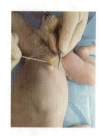

图10-3-5 脐带结扎法

助娩胎盘

(1)观察胎盘剥离征象。

(2)协助胎盘、胎膜娩出(图10-3-6)。

(3)检查胎盘、胎膜:仔细检查胎盘母体面小叶有无缺损及毛糙;胎儿面边缘有无断裂的血管;测量胎盘体积、厚度和重量。

(4)测量脐带长度,检查有无异常。

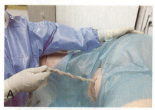
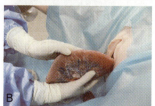

图10-3-6 协助胎盘、胎膜娩出
A.牵拉脐带;B.胎盘娩出。

Note:

| 检查软产道 | 仔细检查会阴、小阴唇内侧、尿道口周围、阴道、阴道穹隆及子宫颈有无撕裂及撕裂程度,酌情给予缝合。
行会阴切开术的产妇排除其他裂伤后缝合:
(1) 消毒会阴伤口,用纱布填塞阴道,在伤口顶端0.5cm处开始用2/0可吸收缝线间断或连续缝合黏膜层(图10-3-7)、肌肉层(图10-3-8)、皮下脂肪(图10-3-9)及皮层(图10-3-10)。
(2) 检查缝合部位,取出填塞的纱布。
(3) 安尔碘纱布覆盖侧切伤口,告知产妇注意事项。
(4) 行肛门指检无异常。 |

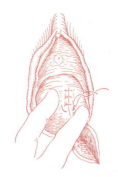

图 10-3-7　缝合阴道黏膜

| 整理、记录 | (1)整理用物,垃圾分类处理。
(2) 填写分娩记录单、新生儿记录单、护理记录单等。
(3) 健康教育。对产妇进行母乳喂养、伤口护理、促进会阴及子宫恢复、新生儿照护、母婴交流方法等的指导等。 |

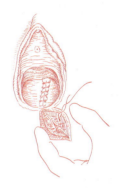

图 10-3-8　缝合肌层

| 产房留观 | 产后需在产房观察2h:
(1) 观察产妇血压、脉搏等生命体征。
(2) 观察子宫收缩及宫底高度、阴道流血量。
(3) 观察膀胱是否充盈,会阴及阴道有无血肿。
(4) 帮助产妇恢复体力,提高舒适度。 |

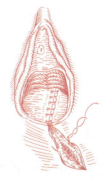

图 10-3-9　缝合
皮下脂肪　　图 10-3-10　缝合皮肤

【护理评价】

1. 产妇表示疼痛和不适感减轻,能正确使用腹压,舒适感增加。
2. 产妇在分娩过程中情绪稳定,能积极配合医务人员完成分娩。
3. 产妇未发生软产道裂伤及新生儿产伤。

【实训拓展】

1. **正常分娩(normal birth)的界定**　1996年WHO最早提出正常分娩的定义,即分娩自然发动,从分娩开始整个过程都保持低风险(无并发症),胎儿在妊娠37~42周经头位自然娩出,分娩后产妇和胎儿状态良好。之后,各个国家的组织或机构相继提出正常分娩的概念,并界定了更为具体和明确的范畴。随着对分娩过程中过度医疗干预的风险认知,正常分娩越来越受到关注。理清正

Note:

常分娩的概念,明确哪些干预措施属于正常分娩范畴,对避免过度医疗干预,保障母婴安康具有重要意义。

对近年多个国际或国家相关组织关于正常分娩的观点进行总结,目前已达成共识,属于正常分娩的干预措施包括安桃乐(50% 一氧化二氮和 50% 氧气的混合气体)镇痛、间歇性胎心听诊、积极处理第三产程;不属于正常分娩的干预措施包括引产术、产钳或胎头吸引术、剖宫产、会阴侧切术、即刻脐带结扎。

2. 孕产妇的风险评级和高危因素识别 分娩前应对孕妇进行全面地评估,及时辨别高危孕妇和高危因素。可参照《孕产妇妊娠风险评估与管理工作规范》进行妊娠期风险评估分级。妊娠期无并发症和合并症的产妇为低危孕妇。高危因素包括母亲并发症和合并症、胎儿并发症。①母亲因素,如心血管系统疾病(妊娠期高血压疾病等)、内分泌系统疾病(妊娠糖尿病、糖尿病合并妊娠等)、免疫系统疾病、神经系统疾病、肾脏疾病、恶性肿瘤等并发症或合并症,不良孕产史,手术史等。②胎儿因素,如胎儿生长受限、胎动减少、脐血流异常等。③胎盘因素,如前置胎盘、胎盘植入等。

3. 延迟脐带结扎(delayed cord clamping) 是指在新生儿出生至少 60s 后,或等待脐带血管搏动停止后(出生后 1~3min)再结扎脐带。对于不需要复苏的正常足月儿和早产儿推荐延迟脐带结扎。近年关于延迟脐带结扎的随机对照研究显示了延迟脐带结扎的益处:增加新生儿的血容量,减少新生儿输血量,减少早产儿脑室内出血的发生率,减少因铁缺乏引起的贫血,可以提供免疫因子和干细胞,并且可以提高早产儿脑组织内的氧浓度。另外,延迟脐带结扎并不会增加产后出血的风险,但对于窒息需要复苏的新生儿则应立即实施断脐。

4. 自由体位分娩法 即在正常分娩过程中采取非仰卧体位(俯卧位、蹲位、直立体位、坐位、侧卧位等)。不同类型的分娩体位可促进产程进展、纠正胎位不正、减轻分娩疼痛及保障母婴安全。

传统的仰卧位可能因腹主动脉受压导致子宫供血减少使胎儿缺氧,还可能抑制子宫收缩。直立体位或侧卧位更有利于子宫收缩,更好地使用腹压,对经阴道分娩帮助更大,而且,可减少会阴部水肿及撕裂的发生率。发生肩难产时,立即采取俯卧位,可使胎儿双肩顺利娩出。除胎膜早破伴胎头高浮者需要平卧、抬高臀部外,建议产妇自行选择舒适体位。

✚ 实训二

情 境 二

产妇在会阴侧切下以 LOA 位经阴道自然分娩出一女活婴,新生儿外观无畸形,阿普加评分 1min 10 分、5min 10 分、10min 10 分,体重 3 590g,羊水清亮,脐带无异常,产时出血 150mL,胎盘胎膜剥离完整。常规会阴缝合,产后子宫收缩良好。触诊宫底脐下 1 指,质硬,阴道出血量不多。产后血压平稳,产房观察 2h 后送回病房。

产后第 1 天,产妇一般情况可。体格检查:T 36.8 ℃,P 78 次 /min,P 17 次 /min,BP 108/76mmHg;双乳无红肿硬结,乳汁分泌量不多,色黄;子宫收缩正常,触诊宫底降至脐下 2 指,无压痛;会阴伤口愈合良好,无红肿及硬结;恶露颜色暗红、量少、无异味。

新生儿体格检查:一般情况良好,哭声响亮、皮肤红润、吸吮有力,大、小便正常;T 36.8℃,HR 130 次 /min,R 42 次 /min,神经反射正常,心、肺听诊无异常,触诊腹软,脐带残端干燥、无渗血。

产妇与家人共同学习婴儿照护知识,气氛融洽。自述感到会阴部疼痛,担心发生伤口感染,向护士询问应如何处理。

【护理评估】

1. **健康史**　产妇在会阴侧切下以 LOA 位经阴道自然分娩出一女活婴,阿普加评分正常,体重 3 590g。产时出血 150mL,脐带无异常,胎盘、胎膜剥离完整,常规会阴缝合,阴道出血量不多。

2. **身体状况**　产妇一般情况可。T 36.8℃,P 78 次 /min,P 17 次 /min,BP 108/76mmHg;双乳无红肿硬结,子宫收缩正常,触诊无压痛。会阴伤口愈合良好,无红肿及硬结;恶露颜色暗红、量少、无异味。

3. **心理 - 社会状况**　产妇有家人陪伴,心情愉快,积极学习新生儿喂养等护理知识。感到会阴部伤口疼痛,缺乏会阴伤口护理知识,担心伤口感染,预后不良。

【主要护理诊断 / 问题】

1. **疼痛**　与产后宫缩及会阴侧切伤口有关。
2. **有感染的危险**　与会阴部伤口污染有关。
3. **知识缺乏**　与缺乏术后会阴部伤口护理知识有关。

【护理目标】

1. 产妇疼痛缓解。
2. 产妇能了解会阴部伤口护理的知识,并配合护士护理伤口。
3. 产妇会阴部伤口清洁,未发生伤口感染。

【护理措施】

1. **一般护理**　为产妇提供舒适、安静、通风良好的病室环境;保持床单位清洁;保证产妇足够的营养和睡眠。每日监测生命体征,如体温超过 38℃,应加强观察,查找原因。产后 1h 鼓励进食流质饮食或清淡半流质饮食,以后可进食普通饮食。哺乳期产妇应多进食蛋白质和汤汁,适当补充维生素和铁剂。

2. **排尿与排便**　鼓励产妇尽早自行排尿。若出现排尿困难,首先解除其因担心排尿引发疼痛的顾虑,鼓励坐起排尿。必要时可采用热敷、按摩、温水冲洗尿道口等方法诱导排尿。因产妇卧床休息、食物中缺乏纤维素、肠蠕动减弱、盆底肌张力降低等因素易导致便秘,因此应鼓励多进食蔬菜,及早下床活动。一旦发生便秘,可使用缓泻剂,排便时不可用力,以免会阴伤口裂开。

3. **尽早活动**　产后产妇应尽早开始适当的活动。经阴道自然分娩者产后尽早下床轻微活动,产后第 2 天可在室内随意走动,按时做产后健身操。行会阴切开术或剖宫产的产妇适当推迟活动时间,鼓励产妇床上适当活动,预防下肢静脉血栓形成。

4. **产后观察**　产后 2h 内极易发生严重并发症,如产后出血、产后心力衰竭、产后子痫等。应严密观测生命体征、子宫收缩情况、阴道出血量、宫底高度及膀胱充盈情况。每日应观察子宫复旧和恶露情况。每日在同一时间触诊测宫底高度,测前嘱产妇排尿。观察恶露的量、颜色和气味。

5. **会阴及会阴伤口护理**　每日 2~3 次进行会阴及会阴伤口的擦洗或冲洗(实施详见会阴及会阴伤口护理操作流程)。观察伤口有无渗血、血肿、红肿、硬结及分泌物。产妇应取健侧卧位。会阴伤口异常时应及时处理。产后及会阴部手术病人,每次排便后均应清洗会阴,保持清洁。

6. **乳房护理**　推荐母乳喂养,按需哺乳。做到早接触,早吸吮。指导产妇正确的哺乳方法。

7. **健康教育**　给予产妇角色适应、产后锻炼、伤口护理、喂养方法及产后检查等知识宣教。

会阴及会阴伤口护理操作流程

评估

(1) 核对产妇信息。

(2) 评估产妇年龄、精神状态、配合程度、会阴部清洁程度、局部皮肤情况及会阴伤口情况。

准备

(1) 环境准备:环境安全,隔帘遮挡,室温适宜。

(2) 产妇准备:排空尿液。

(3) 护士准备:着装规范,洗手、戴口罩。

(4) 用物准备:浴毯、一次性防水垫单、会阴擦洗盘1个,盘内放置消毒弯盘2个、无菌镊子或卵圆钳2把、碘伏、灭菌棉球、灭菌纱布、治疗碗、一次性手套。若行会阴冲洗则备大量杯或冲洗壶、消毒液、水温计、便盆(图10-3-11)。

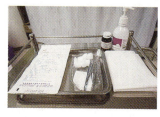

图 10-3-11　会阴擦洗用物

会阴擦洗或会阴冲洗

会阴擦洗

(1) 核对医嘱、产妇姓名、床号,向产妇解释说明。

(2) 协助产妇仰卧,脱一条裤腿,浴毯遮盖腿部。双腿屈曲略外展,暴露会阴部,臀下铺一次性防水垫单。

(3) 将会阴擦洗盘放置于床边,戴一次性手套,加适量碘伏浸润棉球,将消毒弯盘至于产妇会阴部。

(4) 用一把镊子夹出碘伏棉球,另一把镊子或卵圆钳夹住取出的棉球擦洗外阴,共擦洗3遍。

第1遍初步擦净污垢、分泌物和血迹。要求由外向内,自上而下、先对侧后近侧。依次擦洗阴阜→大腿内上1/3→大阴唇→小阴唇(图10-3-12)→会阴(图10-3-13)→肛门。

第2遍擦洗原则为由内向外,自上而下,先对侧后近侧。依次擦洗小阴唇→大阴唇→阴阜→大腿内上1/3→会阴→肛门。每擦洗一个部位更换一个棉球,防止伤口、尿道口、阴道口被污染。

第3遍顺序同第2遍。注意每次最后擦洗肛门。

(5) 必要时根据情况增加擦洗次数,直至擦净。

(6) 用纱布擦干会阴处。

会阴冲洗

(1) 置便盆于产妇臀下防水垫单上。

(2) 一手持装有消毒液的量杯或冲洗壶,另一手持夹有消毒棉球的镊子或卵圆钳,边冲水边擦洗会阴。

(3) 冲洗顺序:同会阴擦洗。

(4) 用纱布擦干会阴部。

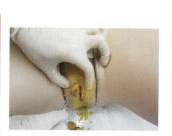

图 10-3-12　擦洗小阴唇

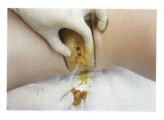

图 10-3-13　擦洗会阴

会阴伤口护理

会阴伤口护理:会阴部有切口时,先擦洗切口部位。若切口感染,则最后擦洗切口部位。

会阴伤口处须更换棉球单独擦洗。以伤口为中心逐渐向外擦洗。同时观察伤口周围有无渗血、血肿、红肿、硬结及分泌物。

异常伤口的护理:

(1) 会阴或会阴伤口水肿:用50%硫酸镁湿热敷(详见第五章第二节会阴湿热敷操作流程),产后24h用红外线照射外阴。

(2) 会阴血肿:小血肿在产后24h可行湿热敷或红外线灯照射;大血肿时应配合医生切开处理。

(3) 伤口硬结:可用大黄、芒硝外敷,或95%乙醇湿热敷。

(4) 会阴切口疼痛剧烈或有肛门坠胀感时应及时报告医生,排除阴道壁或会阴血肿。

(5) 会阴伤口感染:应提前拆线引流,并定时换药。

Note:

整理

(1) 撤去弯盘或便盆,一次性防水垫单。
(2) 协助产妇穿好裤子,取舒适体位(会阴处有伤口者取健侧卧位)。整理床单位,分类处理用物。
(3) 健康教育。指导产妇采取恰当体位、保持会阴清洁、观察伤口情况等。
(4) 洗手、记录。

【护理评价】

1. 产妇表示疼痛程度减轻,舒适感增加。
2. 产妇基本掌握会阴及会阴伤口护理的正确方法。
3. 产妇会阴伤口愈合良好,未发生感染。
4. 新生儿脐部未发生感染。

【实训拓展】

1. **无保护会阴接生技术的概念**　无保护会阴接生技术是指第二产程中助产士根据产妇实际情况,采取不保护会阴、不做会阴切开术,而让产妇利用子宫收缩充分扩张会阴中心腱,不采取人工干预而经阴道分娩的方法。该技术强调的是助产士控制胎头娩出的速度,让胎儿自然、缓慢地娩出阴道,充分利用会阴的弹性,让会阴组织均匀受力,使会阴肌肉得到完全拉伸,减少会阴部肌肉裂伤的发生率及会阴侧切率,从而降低因软产道裂伤而引起的产后出血,增加产妇产后的舒适度。其优点:减轻产妇痛苦,减少会阴撕裂伤及降低会阴侧切率,使产妇盆底功能很快恢复,体现了人性化分娩的要求。

2. **凯格尔(Kegel)训练法的相关知识**　凯格尔训练法是最传统的盆底康复方法,是指通过一定的收缩频率、强度及疗程,进行有意识地主动缩放盆底肌的训练方法。产妇自主收缩肛门和阴道,通过正确收缩以耻骨肌、尾骨肌为主的盆底肌肉群来加强盆底肌功能。具体方法:协助产妇取舒适体位,指导她做深而缓的呼吸,吸气时收缩肛门、会阴及尿道,持续 4~6s,呼气时放松,放松 10s,连续做 15~30min,每日进行 2~3 组。或每日做 150~200 次,6~8 周为一个疗程。Kegel 训练法不受时间、地点及体位限制,简便易行,可用于产后常规康复,是盆底康复的首选和主要方法,其对压力性尿失禁的治疗有效率达 50%~75%。

(郭晓元)

思政小课堂

"最温柔的守夜人"——妇产科名医林巧稚

北京协和医院妇产科主任郎景和教授可以清楚、细致地描述出林巧稚教授对病人的关爱,他在《妇女的保护神——纪念林巧稚大夫》一文中深情地说:"人们信赖她、尊敬她,不仅因为她有丰富的经验、高超的技术,还因为她对病人无限的爱和关切……她的一启齿、一举手、一投足,都体现出对病人深切的爱。"

郎景和教授说,林巧稚教授用对亲人的方式对待她的病人,直接用耳朵贴在病人的肚子上,为病人擦汗水、披被角,拉住病人的手。当时林巧稚教授的办公室就在产房对面,产妇一声不寻常的呻吟她都会听出来。外出开会回来,不是先回自己医院旁的家,而是先到病房看看。她总是下班最晚的那个人,离开医院前还要到病房巡视一遍。

终身未婚的林巧稚教授说自己"唯一的伴侣就是床头那部电话机",而"生平最爱听的声音,就是婴儿出生后的第一声啼哭。"生命的进行曲,胜过人间一切歌曲。

晚年的林巧稚疾病缠身,但也很少休息,在家里坚持修改、审校《妇科肿瘤》一书,这是她一生

Note:

实践的总结。1983 年 4 月 21 日,是她去世的前一天,她还在医院的病房里,一连接生了 6 个婴儿。教学秘书曾问她:"主任,您这双手接了多少个孩子啊?"她不假思索地回答:"千千万!"

1984 年厦门建造了名为"毓园"的林巧稚纪念馆。"毓"意为培养、养育,这是对她一生接生了千万婴儿、培养了大批医学人才的纪念。邓颖超先生在这里亲手植下了两株南洋杉,以象征林巧稚教授高洁的品格——她静穆地立,守望着一片医学的净土。

【启示】

1. 热爱事业,无私奉献 林巧稚终身未婚,孑然一身,勤勤恳恳辛劳工作。直到 80 岁高龄还在病中、梦中想着接生。冰心老人在《悼念林巧稚大夫》一文中这样写道:"她是一团火焰、一块磁石。她的为人民服务的一生,是极其丰满充实地度过的。"医疗卫生是一个特殊的行业,关系到人们的健康和安危。"健康所系,性命相托",就是我们的初心;保障人民群众的身体健康和生命安全,是我们的使命。作为护理工作者,应树立正确的职业价值观,遵守职业道德,爱岗敬业,具备责任心与使命感,克服困难,尽心尽责,护佑生命健康。

2. 人文精神,深厚关怀 伴随着医学模式的转变,护理工作遵循着"以病人为中心"的原则。医疗卫生工作者的基本要求是尊重病人、敬畏生命,林巧稚教授就是这样的楷模。无论是在当实习医生时,还是成为著名的专家后,她都会为产妇擦汗、拉手,为她们披被角,正是这样细微的动作体现了林大夫对病人深切的爱。也正是这样的友善和理解收获了病人无尽的信任和感激!良好的护患关系来自病人的信任,需要双方共同营造,而护士在其中起着非常重要的作用。初见时的介绍和解释、操作前规范地洗手和查对、操作中体贴地遮挡和询问以及操作完成后细致地观察,这些在临床护理工作中的每一个环节都可以表达出护士对病人的尊重与关爱。

3. 孜孜不倦,促进学科发展 医疗卫生事业的发展关系到社会的稳定和持续发展,它的发展离不开每个医疗卫生工作者的努力。林巧稚教授是我国妇产科学的开拓者之一,曾担任中华医学会妇产科学分会主任委员和《中华妇产科杂志》总编辑。尽管临床工作繁忙,但她在任期间不辞辛劳、兢兢业业地工作,组织学术活动,为广大医务工作者提供了学习和交流的平台。同时言传身教,将自己丰富的临床经验和渊博的学识毫无保留地传授给学生,直至离世。她为妇产科学人才培养和学科发展作出了巨大贡献。护理学科是一个相对年轻的学科,有着蓬勃的生机和广阔的发展前景,护理学科的不断发展,新理论、新技术的创造和应用需要我们每一个护理人的钻研和不懈付出!

(郭晓元)

NURSING

第十一章

新生儿护理实训

11章 数字内容

学 习 目 标

- 知识目标：
  1. 掌握早产儿的护理、足月儿的护理。
  2. 熟悉新生儿护理的常用操作技术。
  3. 了解新生儿护理相关进展。
- 能力目标：
  1. 能根据新生儿的实际情况提供正确、有效的护理措施。
  2. 能根据临床情境正确实施新生儿复苏、暖箱使用、更换尿布、婴儿抚触等操作技术。
- 素质目标：
  1. 能将人文关怀体现在新生儿护理的全过程和护理服务的每一个环节。
  2. 能根据各新生儿特点、家长特点和临床情境提供个性化的心理护理。

第一节 早产儿护理

 案例导入

患儿,女,出生 30min,胎龄 32^{+3} 周。因胎膜早破 48h、臀位、脐带绕颈两周急诊行剖宫产术娩出,流出羊水清亮。患儿出生体重 1 950g,肌张力低,呼吸微弱。出生后予以新生儿复苏,阿普加评分(Apgar score):1min 3 分,5min 8 分,10min 10 分,出生后 30min 转入新生儿重症监护室(NICU)继续监护。

体格检查:T 36.0℃,P 132 次/min,R 50 次/min,早产儿外貌,精神反应差,呼吸稍促,四肢末梢轻度发绀,皮肤薄嫩,有胎脂,指(趾)甲平指(趾)端,足底纹理少,乳晕呈点状,边缘不突起,触诊前囟平软,四肢肌张力减低,新生儿反射引出不完全,大阴唇未遮盖小阴唇。

辅助检查:患儿入院 4d 发现面色黄染,经皮胆红素测定 160.7μmol/L,血清总胆红素 157.3μmol/L,血清结合胆红素 2μmol/L,非结合胆红素 155.3μmol/L。

处理:遵医嘱将患儿置于暖箱以维持其正常体温,行心电监护监测其呼吸、心率及血氧饱和度。为了降低胆红素,预防并发症的发生,遵医嘱予以蓝光治疗。

诊断:早产儿。

实训一

情境一

产妇因孕 32^{+3} 周突然出现羊水早破,B 超示胎儿臀位、脐带绕颈两周,急诊行剖宫产术娩出胎儿,娩出时羊水清亮。胎儿出生体重 1 950g,娩出后无哭声,呼吸微弱,肌张力低,在辐射保暖台上初步评估后立即实施新生儿复苏。

【护理评估】

该患儿为急诊剖宫产娩出,娩出时羊水清亮,娩出后患儿皮肤青紫,呼吸微弱,将其放于辐射保暖台上进行初步评估,判断患儿是否需要复苏。判定实施复苏的标准:①是否足月;②肌张力是否好;③有无呼吸或哭声;④羊水是否清亮。以上四项中有一项为否定的,则需立即进行新生儿复苏。

【主要护理诊断/问题】

1. **自主呼吸障碍** 与羊水、气道分泌物吸入及早产儿肺发育不成熟有关。
2. **有体温失调的危险** 与早产儿体温调节中枢发育不完善有关。
3. **焦虑(家长)** 与患儿病情危重及预后不良有关。

【护理目标】

1. 保持呼吸道通畅,维持有效呼吸。
2. 维持患儿体温处于正常水平。
3. 家长焦虑程度减轻,对预后有一定的心理预期。

【护理措施】

1. **预见性准备** ①早产儿窒息的发生难以预料,分娩前做好会诊,分娩时须至少一名熟练

Note:

掌握新生儿心肺复苏技术的人员在场,做好患儿抢救的准备工作。②分娩前,将分娩室室温调至24~26℃,并将辐射保暖台电源打开并预热至32~34℃,预热患儿的毛巾和包被。

2. 及时实施新生儿复苏　新生儿复苏方案包含:快速评估(或有无活力评估)和初步复苏;正压通气和脉搏血氧饱和度监测;气管插管接正压通气和胸外按压;药物治疗(肾上腺素和/或扩容)。

(1) 患儿娩出后立刻放置在一条已预热、吸水性好的毛巾上,摆正体位,清理气道、刺激呼吸后擦干大部分羊水。然后拿开潮湿的毛巾,用干净、已预热的毛巾擦干并刺激全身,擦干前、后都须保证患儿头部处于轻度头后仰体位(鼻吸气体位),注意不可使患儿颈部伸展过度或者不足,以免阻碍气体进入。若新生儿呼吸不足,可采取拍打或弹足底两次、轻柔摩擦新生儿背部等刺激。但刺激不应过度以免造成伤害。

(2) 面罩正压通气时,如无胸廓起伏,需进行矫正通气,矫正通气步骤包括:(M)调整面罩位置,确定面罩与面部封闭良好;(R)重新摆正体位,将新生儿头部摆到轻度头后仰体位;(S)吸引新生儿口、鼻,检查并吸引口、鼻分泌物;(O)使新生儿口腔轻微张开,下颌略向前抬;(P)增加正压通气的压力;(A)检查或更换复苏面罩,若全部无效则需实施气管插管,必要时行胸外按压。

(3) 胸外按压指征:在充分给氧和通气 30s 后心率仍低于 60 次/min。胸外按压和人工呼吸 30s 后测心率:若心率 >60 次/min,则停止按压,以 40 次/min 呼吸频率继续人工呼吸;若心率 >100 次/min,早产儿开始自主呼吸,则慢慢撤除人工呼吸;若心率 <60 次/min,则遵医嘱使用 1:10 000 肾上腺素。

(4) 窒息后复苏抢救时肾上腺素给药途径首选脐静脉,若脐静脉插管尚未完成,可气管内滴入,静脉给药剂量为 0.1~0.3mL/kg;气管内给药剂量为 0.3~1.0mL/kg(只能用 1 次)。

3. 注意保暖　整个抢救过程中注意患儿保暖,将患儿置于新生儿辐射保暖台上,待抢救成功、病情稳定后使用暖箱提供适宜温度(实施详见本章技能实训二中的暖箱使用操作流程),维持患儿体温稳定。

4. 吸氧　该患儿为胎龄不足 35 周的早产儿,进行复苏时应从低浓度氧(21%~30%)开始,有条件的医院可以采用空氧混合器控制吸入氧浓度,逐渐调整氧浓度直至动脉导管前血氧饱和度(血氧饱和度探头放在动脉导管前端的位置,即右上肢,通常放在手腕中部或掌心表面)达到或接近正常。

5. 密切监测病情　监测患儿自主呼吸及心率,可用听诊器听诊心脏,数 6s 心搏次数,再乘以 10,即为该患儿 1min 的心率。

6. 家庭支持　向家长告知患儿目前情况和可能的预后,帮助家长树立信心,促进父母角色的转变。

新生儿复苏操作流程

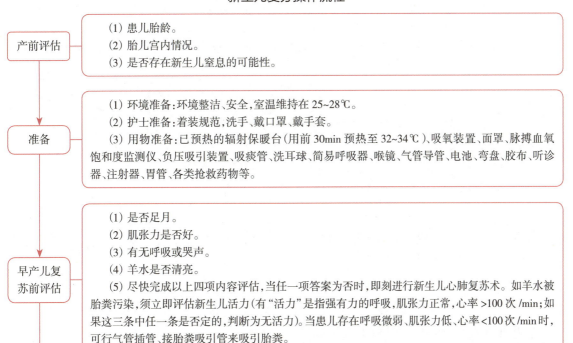

产前评估	(1) 患儿胎龄。 (2) 胎儿宫内情况。 (3) 是否存在新生儿窒息的可能性。
准备	(1) 环境准备:环境整洁、安全,室温维持在 25~28℃。 (2) 护士准备:着装规范,洗手、戴口罩、戴手套。 (3) 用物准备:已预热的辐射保暖台(用前 30min 预热至 32~34℃)、吸氧装置、面罩、脉搏血氧饱和度监测仪、负压吸引装置、吸痰管、洗耳球、简易呼吸器、喉镜、气管导管、电池、弯盘、胶布、听诊器、注射器、胃管、各类抢救药物等。
早产儿复苏前评估	(1) 是否足月。 (2) 肌张力是否好。 (3) 有无呼吸或哭声。 (4) 羊水是否清亮。 (5) 尽快完成以上四项内容评估,当任一项答案为否时,即刻进行新生儿心肺复苏术。如羊水被胎粪污染,须立即评估新生儿活力(有"活力"是指强有力的呼吸,肌张力正常,心率 >100 次/min;如果这三条中任一条是否定的,判断为无活力)。当患儿存在呼吸微弱、肌张力低、心率 <100 次/min 时,可行气管插管、接胎粪吸引管来吸引胎粪。

维持气道通畅(A)

早产儿娩出后立即放置于辐射保暖台上,摆正体位,将患儿肩部用布卷垫高 2~2.5cm,使其颈部轻微向后仰伸,清理气道。立刻吸净口、咽、鼻黏液,吸引时间<10s,先吸口腔,再吸鼻腔黏液,吸引时的压力在 80~100mmHg。擦干全身(图 11-1-1),刺激呼吸。

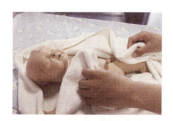

图 11-1-1 擦干身体

建立呼吸(B)

拍打足底、按摩患儿背部刺激呼吸 2 次,如存在呼吸暂停或喘息样呼吸,心率<100 次/min 须用简易呼吸器加压给氧。面罩完全覆盖患儿下颌尖端、口鼻,但不遮盖眼睛(图 11-1-2),正确使用"EC"手法。通气频率 40~60 次/min,吸呼比为 1∶2,压力以可见胸廓起伏和听诊呼吸音正常为宜,同时进行经皮血氧饱和度监测。5~10 次通气后再评估患儿情况,当患儿心率<80 次/min 时,行矫正正压通气。

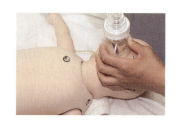

图 11-1-2 面罩通气

恢复循环(C)

有效正压通气 30s 后,患儿心率<60 次/min,予以气管插管同时进行胸外按压。
(1)双拇指法:操作者双拇指并列或重叠于患儿胸骨体下 1/3 处,其他手指围绕胸廓托起背部(图 11-1-3)。
(2)中、示指法:操作者一手的中、示指按压胸骨体下 1/3 处,另一只手或硬垫支撑患儿背部(图 11-1-4)。按压频率为 120 次/min(每按压 3 次,正压通气 1 次,双人配合),按压深度为胸廓前后径的 1/3,放松时手指不离开胸壁。

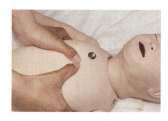

图 11-1-3 胸外按压—双拇指法

药物治疗(D)

快速建立静脉通道(脐静脉插管),胸外按压 45~60s 后如心率仍<60 次/min,遵医嘱静脉给予 1∶10 000 肾上腺素 0.1~0.3mL/kg,未建立静脉通道时可气管内给药 0.3~1.0mL/kg,且只能使用一次。

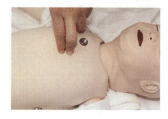

图 11-1-4 胸外按压—中、示指法

复苏流程循环

给药同时不间断胸外按压和正压给氧(氧浓度 100%),45~60s 后检测患儿心率,评估复苏效果。若心率<60 次/min,评估新生儿是否有血容量不足表现(如皮肤苍白、母亲有前置胎盘、胎盘早剥等)。如存在,可给予扩容剂 10mL/kg 缓慢静脉注射 5~10min,同时继续胸外按压和气管插管接正压通气。

复苏护理评价

患儿恢复自主呼吸,心率>100 次/min,停止胸外按压,继续气管插管接正压通气,逐步减少正压通气次数,观察患儿自主呼吸情况,如果自主呼吸良好、心率>100 次/min。拔除气管插管,继续监测血氧饱和度,必要时常压给氧,复苏成功。

复苏后监护

遵医嘱转入新生儿重症监护室(NICU)继续监护,密切观察患儿生命体征。

【护理评价】

1. 患儿自主呼吸恢复,心率>120 次/min。
2. 抢救过程中患儿体温维持在正常水平,抢救成功后转入新生儿重症监护室继续观察。

3. 家长了解患儿病情,焦虑程度减轻,能适应父母角色转变,对预后有一定的预期。

【实训拓展】

1. 为新生儿实施正压人工通气的指征

(1) 羊水被胎粪污染且新生儿存在呼吸抑制。

(2) 气囊面罩通气效果不佳。

(3) 需要胸外按压。

(4) 需要应用肾上腺素。

(5) 特殊情况,如先天性膈疝。

2. 气管插管正确插入气管的指征

(1) 每次通气时胸廓都有明显起伏,无胃部扩张。

(2) 肺部听诊有呼吸音且对称,胃部无或有较小的声音。

(3) 呼气时气管导管内壁有雾气。

3. 新生儿心肺复苏时,参考经阴道分娩的健康足月儿生后动脉导管前血氧饱和度标准。

(1) 1min 60%~65%。

(2) 2min 65%~70%。

(3) 3min 70%~75%。

(4) 4min 75%~80%。

(5) 5min 80%~85%。

(6) 10min 85%~95%。

实训二

情 境 二

患儿系剖宫产术娩出,生后出现呼吸困难,反应欠佳,肌张力低,气管插管接简易呼吸器正压通气后阿普加评分:1min 3 分,3min 6 分,5min 8 分,10min 10 分,以重度窒息,早产儿收入NICU。

体格检查:T 36.0℃,R 46 次/min,P 130 次/min,身长 42cm,头围 29cm,精神反应差,弹足底四下有皱眉动作,早产儿外貌,呼吸稍促,四肢末梢轻度发绀,皮肤薄嫩,有胎脂。

为维持患儿体温恒定、生命体征平稳,遵医嘱将患儿放入暖箱。责任护士按照暖箱操作流程将该早产儿放入暖箱,并按照护理常规对其进行照护。

患儿家长焦躁不安,对患儿病情不了解,担心患儿预后不良,一直不停地踱步。

【护理评估】

1. 现病史 患儿早产,呼吸困难,反应欠佳,肌张力低,气管插管加简易呼吸器正压通气后阿普加评分:1min 3 分,3min 6 分,5min 8 分,10min 10 分,以重度窒息,早产儿收入 NICU。其母孕期定期产检,未见明显异常。母亲血型 O 型,Rh 阳性。

2. 体格检查 T 36.0℃,R 46 次/min,P 130 次/min,身长 42cm,头围 29cm,精神反应差,皮肤薄嫩,有胎脂,指(趾)甲平前端,足底纹理少,四肢末梢轻度发绀,触诊前囟平软,肌张力不高,乳晕呈点状,边缘不突起,听诊呼吸不规律,双肺呼吸音粗糙,未闻及干、湿啰音,心律齐,未闻及病理性杂音,触诊腹软,肝脾肋下未触及,四肢肌张力减低,新生儿反射引出不完全,大阴唇未遮盖小阴唇。

3. 家庭评估 家长对患儿病情不了解,担心患儿预后不良。

Note:

【主要护理诊断 / 问题】

1. **有体温失调的危险**　与体温调节中枢发育不完善有关。
2. **自主呼吸障碍**　与肺部发育不良有关。
3. **营养失调：低于机体需要量**　与吸吮、吞咽、消化功能差有关。
4. **有感染的危险**　与免疫功能不足及皮肤黏膜屏障功能差有关。
5. **焦虑(家长)**　与不了解患儿病情有关。

【护理目标】

1. 患儿体温维持在正常范围。
2. 患儿维持有效呼吸。
3. 患儿营养摄入满足机体需要量，体重增长正常。
4. 患儿未发生感染性疾病。
5. 患儿家长焦虑程度减轻，树立战胜疾病的信心。

【护理措施】

1. **维持体温稳定**　暖箱提供适宜温、湿度(实施详见暖箱使用操作流程)，保持室温 24~26℃，相对湿度 55%~65%，维持患儿体温稳定。

2. **维持有效呼吸**　保持呼吸道通畅，在暖箱内患儿仰卧时可在肩下放置小软枕，避免颈部弯曲、呼吸道梗阻。密切监测患儿血氧饱和度变化，若出现呼吸暂停，可给予弹足底、摩擦背部等刺激，必要时给予氧气吸入或呼吸机辅助呼吸。

3. **合理喂养**　提倡母乳喂养，尽早开奶，对患儿母亲进行母乳喂养及母乳保存方法的相关知识宣教。当无法母乳喂养或母乳量不足时，给予早产儿配方奶，预防患儿低血糖。喂养量根据患儿耐受程度、出生体重、日龄决定，以不发生胃潴留、腹胀及呕吐为原则。该患儿出生体重 1 950g，开始哺乳量为 5~10mL/(kg·d)，哺乳间隔时间为 2~3h，缓慢增加，增加量为每日 10~20mL/kg。若患儿吸吮力差、吞咽不协调，可遵医嘱间歇或持续给予肠内营养，能量不足时可给予经静脉高营养补充。记录每日出入量、准确测量体重，以便分析、调整喂养方案，满足患儿能量需求。

4. **预防感染**　加强患儿口腔、皮肤及脐部的护理，发现异常应及时处理。严格执行消毒隔离制度，定期消毒暖箱，严格执行手卫生，严格控制 NICU 入室人数，预防交叉感染。

5. **病情监测**　密切监测患儿生命体征、精神反应、皮肤颜色、喂养等情况，如有异常及时报告医生。

6. **健康宣教**　对家长详细介绍患儿的病情，并解释暖箱使用目的、适应证以及相关护理措施等。

暖箱使用操作流程

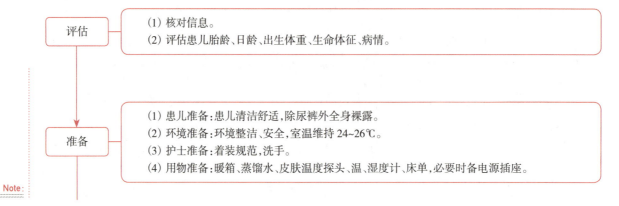

评估
(1) 核对信息。
(2) 评估患儿胎龄、日龄、出生体重、生命体征、病情。

准备
(1) 患儿准备：患儿清洁舒适，除尿裤外全身裸露。
(2) 环境准备：环境整洁、安全，室温维持 24~26℃。
(3) 护士准备：着装规范，洗手。
(4) 用物准备：暖箱、蒸馏水、皮肤温度探头、温、湿度计、床单，必要时备电源插座。

检查预热

(1) 检查暖箱运转是否正常,铺床单,关暖箱门及暖箱操作窗,锁止暖箱滑轮。

(2) 将蒸馏水加入暖箱水槽内至刻度线处和湿化器水槽内。

(3) 接通电源,选择温度控制模式(箱温控制 / 肤温控制)(图 11-1-5)。

(4) 根据患儿的出生胎龄、出生体重和日龄设定暖箱内温度和湿度,预热暖箱到适宜温度,将患儿抱入箱中,根据病情选择合适体位(图 11-1-6)。

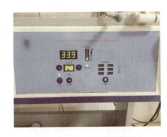

图 11-1-5　调节箱温

观察记录

加强巡视,密切观察患儿情况及箱温,按时测量、记录患儿体温(图 11-1-7)。

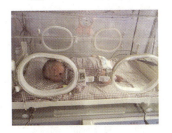

图 11-1-6　患儿入箱

维修清洁

每日清洁暖箱、及时检查、添加蒸馏水或灭菌注射用水;每周更换暖箱一次并彻底清洁消毒暖箱。

出箱终末处置

(1) 出箱:患儿病情稳定,体温正常,符合出箱标准,遵医嘱出箱。

(2) 终末处置:暖箱终末清洁、消毒处理。

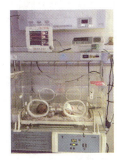

图 11-1-7　病情监测

【护理评价】

1. 患儿体温维持在 36.5~37.5℃,暖箱工作正常。
2. 患儿呼吸平稳,双肺听诊未闻及干、湿啰音,无呼吸暂停及发绀。
3. 患儿母乳或配方奶喂养,吃奶量可。
4. 患儿全身皮肤完整无破损,无感染性疾病发生。
5. 患儿家长了解疾病的相关知识,并配合医护工作。

【实训拓展】

1. 早产儿黄金小时体温管理的概念　"黄金小时(golden hour)"的概念最早由学者 Cowley 等于 1973 年根据成人的创伤转运提出。它体现了创伤后救治最初 1h 的重要性,其将直接影响病人的预后。1990 年佛蒙特牛津网络(The Vermont Oxford Network)开始使用黄金小时描述极低出生体重儿出生后最初 1h。目前,黄金小时的概念被越来越多地应用在了 NICU 工作中。它是指早产儿出生后从产房开始,一直延续到入住 NICU 的 1h。这一概念提出是为了建立一个标准,将早产儿的远期并发症发生率降至最低。研究显示,在早产儿出生后的"黄金"1h 进行相应处理能最大限度地改变其短期结局,如减少低体温、低血糖、低氧血症的发生,以及改善远期结局如减少颅内出血、慢性肺疾病以及视网膜病变的发生。黄金小时是降低早产儿发病率及死亡率极为关键的时间段。

2. 暖箱温度调节的方式

(1) 人工调节:通过预调箱内的空气温度,使箱温达到预定值,然后根据患儿体温具体情况判断预定值是否合适。

Note:

(2) 肤温控制

1) 预调患儿目标皮肤温度来调节箱温,置皮肤传感器于患儿上腹部(避开肝脏区域),并预调希望该患儿局部皮肤达到的温度,暖箱加热装置根据传感器所测得皮肤温度与预定值的相差情况加热。其缺点是箱温波动较大,患儿如果发热则箱温降低,造成不发热的假象,不利于病情监测。

2) 将传感器置于暖箱中央接近患儿部位的空间,设定目标温度,此方式箱温波动较小,缺点是不利于维持患儿体温稳定。

🏥 实训三

情 境 三

患儿入 NICU 第 4 天。T 36.8℃,R 47 次 /min,P 136 次 /min,患儿反应较前好转,触诊前囟平软,颈软,听诊双肺呼吸音略粗,未闻及明显干、湿啰音,心律齐,未闻及病理性杂音,触诊腹软,未触及异常包块,四肢肌张力尚可,吸吮反射减弱、拥抱反射存在。白班护士进行操作时发现患儿面色黄染。辅助检查:血型 A 型 Rh 阳性,经皮胆红素测定 160.7μmol/L,血清总胆红素 157.3μmol/L,血清结合胆红素 2μmol/L,非结合胆红素 155.3μmol/L,血清白蛋白 37.7g/L,溶血试验阳性。

该患儿系早产儿,为了降低血清胆红素浓度,预防并发症的发生,遵医嘱予以蓝光治疗。

患儿家长坐立不安,对患儿发生黄疸的原因及蓝光治疗的使用目的不了解,担心患儿预后不良。

【护理评估】

1. **健康史** 患儿入院第 1 天,经暖箱保暖体温正常,吃奶尚可,无恶心、呕吐,无呻吟及口吐白沫,无进行性呼吸困难及青紫,哭声较前响亮,活动增加,大、小便外观无异常。患儿父母身体健康,非近亲结婚,母亲血型 O 型 Rh 阳性(排除 ABO 血型不合),本次妊娠状况良好。

2. **身体状况** T 36.8℃,R 47 次 /min,P 136 次 /min,患儿反应较前好转,面色黄染,触诊前囟平软,颈软,听诊双肺呼吸音略粗,未闻及明显干、湿啰音,心律齐,未闻及病理性杂音,触诊腹软,未触及异常包块,四肢肌张力尚可,吸吮反射减弱、拥抱反射存在。

3. **实验室检查** 母亲血型 O 型 Rh 阳性,患儿血型 A 型 Rh 阳性,出生后 30min,经皮胆红素测定 160.7μmol/L,血清总胆红素 157.3μmol/L,血清结合胆红素 2μmol/L,非结合胆红素 155.3μmol/L,血清白蛋白 37.7g/L,溶血试验阳性,该患儿黄疸是因新生儿 ABO 血型不合引起。

4. **家庭评估** 患儿家长对新生儿高胆红素血症相关知识不了解,担心患儿预后不良。

【主要护理诊断 / 问题】

1. 潜在并发症:胆红素脑病。
2. 知识缺乏:家长缺乏黄疸护理的有关认识。

【护理目标】

1. 及时发现并处理患儿的高胆红素血症。
2. 患儿家长了解新生儿黄疸相关知识,焦虑减轻。

【护理措施】

1. **密切观察病情** ①观察患儿皮肤黄染情况,遵医嘱每日监测患儿胆红素水平的变化,根据黄疸出现的部位、时间、范围及胆红素值等判断病情发展速度。②密切监测患儿生命体征,若患儿出现

Note:

拒食、嗜睡、肌张力减退等胆红素脑病的早期表现,须立刻通知医生,做好抢救准备。③观察患儿大小便次数、量及性质,如有异常立刻报告医生。

2. **保证营养摄入**　按需调整喂养方式,可少量多次喂养,保证奶量摄入,准确记录出入量。

3. **预防胆红素脑病的发生**　遵医嘱进行光照疗法(实施详见光照疗法操作流程),降低血清胆红素浓度。遵医嘱给予白蛋白和肝酶诱导剂,合理安排补液计划,根据不同溶液调节速度。

4. **预防感染**　严格执行消毒隔离制度,按要求洗手,避免交叉感染。

5. **健康教育**　向家长详细告知患儿病情,分析黄疸发生的原因,并介绍黄疸护理相关知识,以取得患儿家长的配合。

光照疗法操作流程

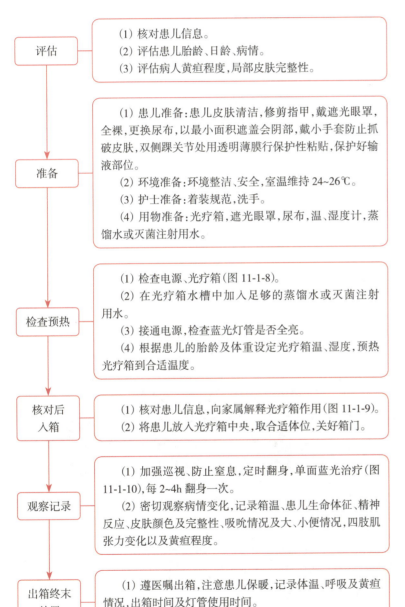

评估
(1) 核对患儿信息。
(2) 评估患儿胎龄、日龄、病情。
(3) 评估病人黄疸程度,局部皮肤完整性。

准备
(1) 患儿准备:患儿皮肤清洁,修剪指甲,戴遮光眼罩,全裸,更换尿布,以最小面积遮盖会阴部,戴小手套防止抓破皮肤,双侧踝关节处用透明薄膜行保护性粘贴,保护好输液部位。
(2) 环境准备:环境整洁、安全,室温维持 24~26℃。
(3) 护士准备:着装规范,洗手。
(4) 用物准备:光疗箱,遮光眼罩,尿布,温、湿度计,蒸馏水或灭菌注射用水。

检查预热
(1) 检查电源、光疗箱(图 11-1-8)。
(2) 在光疗箱水槽中加入足够的蒸馏水或灭菌注射用水。
(3) 接通电源,检查蓝光灯管是否全亮。
(4) 根据患儿的胎龄及体重设定光疗箱温、湿度,预热光疗箱到合适温度。

核对后入箱
(1) 核对患儿信息,向家属解释光疗箱作用(图 11-1-9)。
(2) 将患儿放入光疗箱中央,取合适体位,关好箱门。

观察记录
(1) 加强巡视、防止窒息,定时翻身,单面蓝光治疗(图 11-1-10),每 2~4h 翻身一次。
(2) 密切观察病情变化,记录箱温、患儿生命体征、精神反应、皮肤颜色及完整性、吸吮情况及大、小便情况,四肢肌张力变化以及黄疸程度。

出箱终末处置
(1) 遵医嘱出箱,注意患儿保暖,记录体温、呼吸及黄疸情况,出箱时间及灯管使用时间。
(2) 终末处置:光疗箱终末清洁消毒处理。

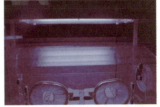

图 11-1-8　蓝光灯管检查

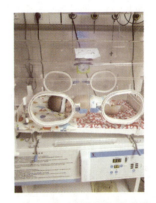

图 11-1-9　患儿进入光疗箱

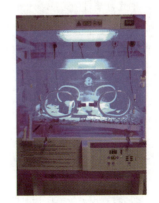

图 11-1-10　蓝光照射

【护理评价】

1. 患儿体温稳定,皮肤无明显黄染,光照 2h 后经皮胆红素测定 52.2μmol/L,无烦躁、高热、皮疹,

Note:

吃奶可，哭声可，口唇无发绀，大、小便无异常，光疗箱工作正常。

2. 家长对患儿疾病情况有一定的了解，并能在出院后予以正确的护理。

【实训拓展】

蓝光箱光疗灯管的使用时限

(1) 普通蓝光灯管使用时限为 1 000h。

(2) 日光灯使用时限为 2 000h。

(3) LED 光疗灯使用时限为 5 000~50 000h。

（颜　萍）

第二节　足月儿护理

案 例 导 入

　　新生儿，女性，第 2 胎第 1 产（G₂P₁），胎龄 39⁺ 周，行会阴侧切术后经阴道娩出，分娩时羊水清亮，总产程 12h50min，第二产程 1h33min。新生儿出生体重 3 590g，阿普加评分 1min 10 分、5min 10 分、10min 10 分。哭声响亮，吸吮、觅食、拥抱、握持反射灵敏。

　　体格检查：T 36.3℃，P 130 次/min，R 42 次/min；身长 50cm，头围 33cm。外观发育无畸形，皮肤红润，触诊前囟平软，乳头突出，乳晕清楚，乳房可扪及结节，腹软，脐部无渗血，外生殖器发育无异常，四肢活动自如，指（趾）甲超过指（趾）端。

　　娩出后母婴同室，母乳喂养。生后第 2 天，胎粪已排，脐带残端干燥无渗血，脐周无红肿，臀部皮肤无破损，遵医嘱给予婴儿沐浴及抚触。出生后第 3 天，一般情况好，母乳喂养，大、小便正常，生命体征平稳，皮肤黏膜稍黄染，触诊前囟平软，心肺听诊无异常，触诊腹软，脐带残端干燥未脱落，脐周无红肿，四肢活动好，医嘱予以当日随母出院。

✚ 实训一

> **情　境　一**
>
> 　　足月新生儿，女性，出生后 10h。娩出后母婴同室，按需母乳喂养。护士巡视过程中家长诉说对新生儿护理相关知识缺乏，责任护士为其介绍新生儿喂养、保暖、预防接种、皮肤护理的基本知识。家长表示不会换尿布，同时担心孩子皮肤受到尿液和粪便刺激引起炎症。

【护理评估】

1. **健康史**　足月新生儿，第 2 胎第 1 产（G₂P₁），行会阴侧切术后经阴道娩出，总产程 12h 50min，第二产程 1h 33min。新生儿出生体重 3 590g，阿普加评分 1min 10 分、5min 10 分、10min 10 分。外观发育无畸形，哭声响亮，吸吮、觅食、拥抱、握持反射灵敏。

2. **身体状况**　出生 10h，一般情况好，生命体征平稳，心肺听诊无异常，母乳喂养，大、小便正常，脐带残端干燥未脱落，臀部皮肤无破损，四肢活动度好。

3. **心理社会状况**　新生儿父母角色适应良好，但对新生儿更换尿布知识不了解，不能正确为新生儿更换尿布。

Note:

【主要护理诊断/问题】

1. 知识缺乏:家长缺乏新生儿更换尿布相关知识。
2. 有皮肤完整性受损的危险 与排泄物刺激臀部皮肤有关。

【护理目标】

1. 新生儿臀部皮肤完整,无潮湿、无受损。
2. 家长能掌握新生儿更换尿布的要点,并正确实施。

【护理措施】

1. 健康教育 尿布应选择透气性好、吸水性强的一次性尿布或棉质尿布,及时更换;须大小适宜,包裹时松紧适度;每次排便后用温水清洗会阴及臀部皮肤,擦干,以保持皮肤清洁干燥,防止臀红(尿布皮炎)发生。

2. 操作演示 演示更换尿布法(实施详见更换尿布法操作流程),使新生儿家长掌握相关方法、流程以及注意事项。

更换尿布法操作流程

评估	(1) 评估新生儿情况。 (2) 观察新生儿臀部皮肤。
准备	(1) 环境准备:环境整洁、安全,关闭门窗,室温维持在26~28℃。 (2) 新生儿准备:新生儿穿戴舒适。尽量在喂奶前进行,以防溢乳。 (3) 护士准备:着装规范,剪指甲(短而钝),洗手,戴口罩。 (4) 物品准备:尿布、护臀霜、平整的操作台,根据需要备湿纸巾或小毛巾和温水(37~40℃)。

暴露臀部

(1) 将新生儿放于操作台上,核对新生儿信息,解开包被,拉高上衣,避免被排泄物污染。操作中全程禁止将新生儿单独留在操作台上,防止新生儿坠落。

(2) 解开尿布,一只手抓住新生儿双腿,另一只手用尿布的前半部分较洁净处从前向后擦拭婴儿的会阴部和臀部,并将此部分遮盖尿布的污染部分后垫于婴儿臀下,待清洗干净后再撤除,以防清洁臀部时大、小便污染床单(图11-2-1)。动作应轻柔熟练,全程注意保暖,操作中减少暴露。

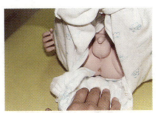

图 11-2-1 暴露臀部

臀部皮肤清洁护理

(1) 用湿纸巾或蘸温水的小毛巾从前向后擦净臀部皮肤,注意擦净皮肤的皱褶部分。尤其是会阴部和肛周皮肤皱褶处需清洁干净。

(2) 女婴会阴部皮肤清洁顺序从上向下,防止排泄物污染尿道及阴道。男婴注意阴囊处皮肤清洁。

(3) 如果臀部皮肤发红,用小毛巾和温水清洁(图11-2-2)。

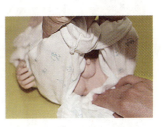

图 11-2-2 臀部皮肤清洁

Note:

更换尿布

（1）轻提婴儿双腿，抽出脏尿布。注意双腿不可提起过高。

（2）将清洁尿布垫于婴儿腰下。将预防臀红或治疗臀红的软膏、药物涂抹于臀部，特别是易于接触排泄物的部位或皮肤发红处。

（3）放下双腿，系好尿布。要求大小、松紧适宜，大腿和腰部不能留有明显的缝隙，以免排泄物外溢。男婴要确保阴茎指向下方，避免尿液从尿布上方漏出。新生儿脐带未脱落时，应将尿布前部的上端向下折，暴露脐带残端，保持脐部干燥、清洁。（图11-2-3）

（4）拉平衣服，包好包被。

（5）观察排泄物性状，根据需要称量尿布。

（6）对家属解释和说明操作中的注意事项和要点以及更换尿布的时机。新生儿每2h、婴幼儿每2~3h更换纸尿裤，敏感性皮肤需增加频次，排便后及时更换。

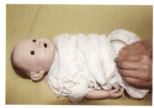

图 11-2-3　更换尿布

整理记录

（1）整理用物，洗手。

（2）记录观察内容。

【护理评价】

1. 新生儿臀部皮肤完整、无破损。

2. 家长掌握更换尿布的方法和注意事项，能够正确叙述知识要点并实施。

【实训拓展】

1. **新生儿生理性体重下降的原因**　新生儿出生后2~4d由于摄入量少，非显性失水及胎粪排出等原因可使体重下降6%~9%，一般不超过10%，10d内可恢复至出生体重；早产儿下降幅度较大，为10%~15%，2~3周恢复至出生体重。

2. **新生儿免疫接种的实施**　新生儿若无接种禁忌，应在出生24h内接种卡介苗，生后24h内、1个月、6个月时各注射乙肝疫苗1次。

🏥 **实训二**

情　境　二

　　足月新生儿，女性，出生10h，娩出后已完成首次母乳喂养。母婴同室，按需母乳喂养。责任护士在护理查房过程中发现母乳喂养姿势不正确，拍背方法有误。经详细询问得知新生儿父母对母乳喂养的知识和方法掌握不全，母亲还担心自己泌乳量不足，不能满足新生儿营养需求。

【护理评估】

1. **健康史**　足月新生儿，行会阴侧切术后经阴道娩出，出生体重3 590g，阿普加评分1min 10分、5min 10分、10min 10分。新生儿母亲身体健康，无HIV感染、活动性肺结核及严重心脏病等，可进行母乳喂养。

2. **身体状况**　出生10h，T 36.2℃，R 40次/min，P 128次/min，一般情况好，外观发育无畸形，哭声响亮,吸吮、觅食、拥抱、握持反射灵敏。胎便已排,脐带残端干燥无渗血,脐周无红肿,臀部皮肤无破损,四肢肌张力好,无异常哭闹、不适。

3. **心理社会状况** 新生儿父母对母乳喂养相关知识了解不全,喂养方法不完全正确。

【主要护理诊断/问题】

1. **有窒息的危险** 与母乳喂养中可能发生呛奶、呕吐有关。
2. **知识缺乏**:家长缺乏新生儿母乳喂养相关知识。

【护理目标】

1. 新生儿无窒息发生。
2. 新生儿家长掌握母乳喂养相关知识,能够正确进行母乳喂养。

【护理措施】

1. **创造良好的休养环境** 为产妇提供舒适、温暖的母婴同室。关心帮助产妇,使其心情愉快,树立母乳喂养的信心。同时鼓励并指导其丈夫及家人积极参与新生儿的护理活动,避免产妇劳累,提供充足的营养,建立融洽的家庭氛围。

2. **健康教育** 指导新生儿父母实施正确的母乳喂养方法(实施详见母乳喂养操作流程),并宣传母乳喂养的优点。

(1) 母乳的成分符合新生儿的营养需要;母乳中蛋白质、脂肪、碳水化合物比例适宜,易于消化吸收;母乳中存在的免疫成分能增强婴儿抵抗疾病的能力;母乳不会发生变态反应;母乳不需要储存,不存在细菌污染问题;母乳很少导致新生儿食用过量;母乳喂养的婴儿很少出现便秘;母乳喂养经济实惠、方便快捷、安全卫生,是婴儿的理想食物。

(2) 母乳喂养可增进母子间感情的交流,有利于婴儿心理及身体健康;能促进产妇子宫复原,减少产后出血的发生率,有利于产后康复;能减少乳腺癌、卵巢癌的发生;哺乳还可以推迟排卵,有利于避孕。

3. **促进乳汁分泌** 哺乳前对乳房进行湿热敷2~3min,从乳房外侧缘向乳晕方向轻拍或按摩乳房,促进乳房处感觉神经的传导和泌乳;保持乳母心情愉快,减少肾上腺素分泌对乳腺血流的影响,促进泌乳;摄入营养丰富、搭配合理,富含蛋白质、维生素、矿物质及充足能量的食物,保证泌乳量;家庭成员支持母乳喂养,给予相应的配合;必要时可采取催乳措施,促进泌乳。

母乳喂养操作流程

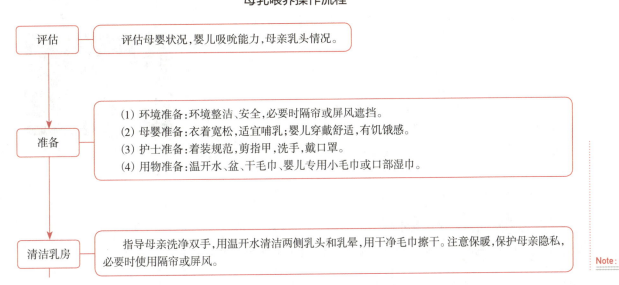

Note:

哺乳

（1）母亲取舒适姿势，坐位或卧位（图 11-2-4）。最好在腰部和手臂下方放置一软枕，坐位时在足下放一脚凳，以便放松。每次哺乳 15~20min，不宜过长。

（2）母亲将拇指与其余四指分别放在乳房上、下方，呈 C 形托起整个乳房。

（3）让婴儿的身体与母亲的身体紧密相贴，胸贴胸，腹贴腹；婴儿头与身体在一条直线上；口对着乳房，下颌贴在乳房处。

（4）哺乳前用乳头轻触婴儿口唇，诱发觅食反射（图 11-2-5）。当婴儿嘴张大时，将其靠向母亲，使其含住乳头及大部分乳晕进行吸吮，并能用鼻呼吸（图 11-2-6）。喂奶时应将乳头和乳晕一起送入婴儿口中，若婴儿只含住乳头而未将乳晕含在口中，乳汁将很难吸出并会造成母亲乳头疼痛，甚至乳头皲裂。

（5）一侧乳房吸空后，再吸吮另一侧乳房。哺乳时应注意防止乳房阻塞婴儿鼻部，以免引起新生儿窒息。奶流过急时，母亲可采用示、中指轻夹乳晕两旁的"剪刀式"喂哺姿势。若一侧乳房奶量已能满足婴儿需要，则将另一侧的乳汁用吸奶器吸出。

（6）哺乳结束时，用示指向下轻压婴儿下颌并退出乳头。

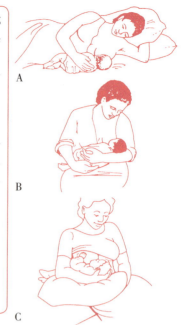

图 11-2-4　母乳喂养体位

A. 侧卧位母乳喂养；B. 搂抱式母乳喂养；C. 抱球式母乳喂养。

拍背清洁

（1）哺乳后将婴儿抱直，头部靠在母亲肩上，轻拍其背部排出胃内空气，防止吐奶（图 11-2-7）。

（2）将婴儿轻放于床上，取右侧卧位，拿专用小毛巾或口部湿巾清洁口唇及面部。

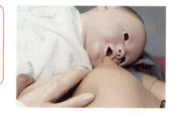

图 11-2-5　诱发觅食反射

观察

（1）观察婴儿有无吐奶，如吐奶，发现后及时处理，防止窒息。

（2）指导母亲保持乳房卫生，防止乳房挤压、损伤。产后应经常用温开水清洗乳头，忌用肥皂等，以免造成乳头干燥、皲裂。

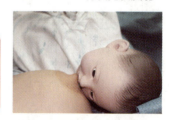

图 11-2-6　哺乳

整理记录

（1）协助母亲和婴儿取舒适体位，整理床单位。

（2）整理用物。

（3）洗手，记录。

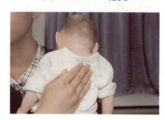

图 11-2-7　拍背

【护理评价】

1. 婴儿吸吮良好，无窒息发生。

2. 家长了解母乳喂养相关知识，母亲能够正确进行母乳喂养。

Note：

【实训拓展】

1. 成功促进母乳喂养的十项措施

（1）完全遵守《国际母乳代用品销售守则》和世界卫生大会相关决议。制订书面的婴儿喂养政策，并定期与员工及家长沟通。建立持续的监控和数据管理系统。

（2）确保工作人员有足够的知识、能力和技能以支持母乳喂养。

（3）与孕妇及其家属讨论母乳喂养的重要性和实现方法。

（4）分娩后即刻开始不间断地肌肤接触，帮助母亲尽快开始母乳喂养。

（5）支持母亲开始并维持母乳喂养及处理常见的困难。

（6）除非有医学上的指征，否则不要为母乳喂养的新生儿提供母乳以外的任何食物或液体。

（7）让母婴共处，并实践 24h 母婴同室。

（8）帮助母亲识别和回应婴儿需要进食的迹象。

（9）告知母亲使用奶瓶、人工奶嘴和安抚奶嘴的风险。

（10）协调出院，以便父母与婴儿及时获得持续的支持和照护。

2. 乳头内陷或较短者哺乳时的注意事项

（1）孕晚期 37 周后进行乳头伸展练习。可用两手拇指从不同角度按压乳头两侧并向周围牵拉，每日 1 次至数次。

（2）产后乳头内陷影响母乳喂养者，可将哺乳用硅胶乳头直接贴在乳房上，扣住乳头，再让婴儿通过吮吸硅胶乳头吸出乳房中的乳汁，或使用吸奶器将母乳吸出后喂养婴儿。

3. 母亲为乙型肝炎病毒携带者可以进行母乳喂养

乙型肝炎的母婴传播主要是在临产或分娩时通过胎盘或血液传递，因此乙型肝炎病毒携带者并非哺乳禁忌，但此类婴儿需在出生后 24h 内给予特异性高效价乙型肝炎免疫球蛋白，继之接种乙肝疫苗。经主、被动免疫后接受母乳喂养。

实训三

情 境 三

足月新生儿，女性，出生第 2 天。遵医嘱给予婴儿沐浴，责任护士在沐浴前评估婴儿身体情况和皮肤状况，并对家长进行解释，家长表示尚未能完全掌握婴儿沐浴方法，担心沐浴过程对婴儿造成损伤。

【护理评估】

1. **健康史** 出生后第 2 天，母乳喂养，大、小便正常，全身皮肤无破损。

2. **身体状况** T 36.2℃，R 39 次/min，P 128 次/min，体重 3 590g。一般情况好，生命体征平稳。皮肤红润无破损，触诊前囟平软，腹软，呼吸规律，未触及异常包块，脐带残端无渗血，脐周无红肿，四肢肌张力正常，原始反射均引出。

3. **心理 - 社会状况** 婴儿家长初步适应父母角色，未完全掌握婴儿沐浴相关知识，不能独立给婴儿进行沐浴操作。

【主要护理诊断/问题】

1. **有感染的危险** 与免疫功能不足及皮肤屏障功能差有关。

2. **知识缺乏**：家长缺乏婴儿沐浴相关知识和技能。

Note：

【护理目标】

1. 婴儿皮肤清洁,未发生感染性疾病。
2. 家长能使用正确方法,独立地为婴儿沐浴。

【护理措施】

1. **预防感染**　严格执行消毒隔离制度,每次接触婴儿前、后洗手,避免交叉感染;定期消毒各类医疗器械;每季度对工作人员做 1 次咽拭子培养,患病或带菌者暂时调离。

2. **保持脐部清洁干燥**　脐带脱落前应注意观察脐部有无渗血,并保持脐部不被污染;脐带脱落后应注意脐窝处有无分泌物及肉芽,如有则使用含 75% 乙醇溶液棉签擦拭,并保持干燥。

3. **做好婴儿皮肤清洁**　足月儿可每日沐浴 1 次,以保持皮肤清洁和促进血液循环,同时可观察婴儿健康状况、加强母婴交流(实施详见婴儿沐浴操作流程);加强臀部护理,每次大便后用温水清洗会阴及臀部。

4. **健康教育**　对家长进行婴儿沐浴相关知识宣教,演示婴儿沐浴法,使其掌握相关知识并能正确实施。

婴儿沐浴操作流程
(含脐部护理)

| 评估 | — | 评估婴儿身体情况和皮肤状况。 |

| 准备 | — | (1) 环境准备:环境整洁、安全,室温维持在 26~28℃,关闭门窗。
(2) 婴儿准备:婴儿喂奶前或喂奶后 1~2h 进行。
(3) 护士准备:着装规范,剪指甲(短而钝),洗手,戴口罩。
(4) 用物准备:便于操作的平整处置台、棉签、弯盘、澡盆、水温计、热水、浴巾、小毛巾、脐带贴、婴儿沐浴洗发露、婴儿爽身粉、婴儿润肤露、护臀霜、尿布、75% 乙醇溶液或碘伏溶液、换洗衣物、包被、磅秤。 |

| 沐浴前 | — | (1) 操作台上按照使用顺序备好浴巾、衣服、尿布、包被。
(2) 浴盆内备热水,水温 37~39℃,备水时水温稍高 2~3℃。放洗澡水时需遵循先凉水后热水的原则,以免烫伤。
(3) 核对婴儿信息,将婴儿放于操作台上。解开包被,脱衣服,解开尿布。脐带未脱落时用脐带贴保护脐部,防止脐带被水浸泡、污染。
(4) 用毛巾包裹测量体重并记录。 |

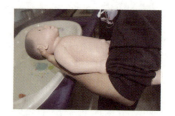

图 11-2-8　**婴儿洗头时的抱持姿势**

| 洗脸洗头 | — | (1) 用左前臂托住婴儿背部,左手掌托住头颈部,拇指与中指分别将婴儿双耳的耳郭折向前按住,防止水流入造成内耳感染。左臂与腋下夹住婴儿臀部及下肢,将头移至盆边(图 11-2-8)。
(2) 用小毛巾由内眦向外眦方向擦洗婴儿双眼(图 11-2-9)。
(3) 擦洗面部,包括婴儿耳后皮肤皱褶处。面部禁用沐浴露,眼、耳内不得有水或沐浴洗发泡沫进入。
(4) 用洗发露清洗头部,清水洗净。婴儿头部有皮脂结痂时不可用力去除,可涂油剂浸润,待痂皮软化后清洗。
(5) 用棉签清洁鼻孔(轻擦,勿插入鼻腔),或用湿巾擦除。 |

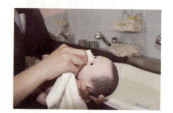

图 11-2-9　**擦洗双眼**

入盆洗澡	（1）左手握住婴儿左肩及腋窝处，使其头颈部枕于操作者左前臂；右手握住婴儿左腿靠近腹股沟处，轻放婴儿于澡盆中（图11-2-10）。 （2）左手保持握持支撑，右手按下述顺序涂抹沐浴液，颈下、胸、腹、腋下、上肢、手、会阴、下肢；将沐浴液冲洗干净。 （3）以右手从婴儿前方握住婴儿左肩及腋窝处，使其头颈部俯于操作者右前臂，左手涂抹沐浴液清洗后颈、背部、臀部及下肢（图11-2-11）；将沐浴液冲洗干净。	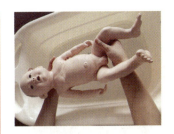 图 11-2-10　放入澡盆 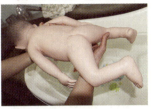 图 11-2-11　背部沐浴
出盆护理	（1）将婴儿从水中抱出，迅速用大毛巾包裹全身并将水分吸干，然后垫上尿布。 （2）脐部护理：去除脐带贴，观察脐带部有无出血、渗液及分泌物、皮肤有无红肿（图11-2-12）；保护未脱落的脐带残端；用棉签蘸取75%乙醇溶液或碘伏消毒脐部。由根部螺旋式擦拭脐带残端、脐窝及周围皮肤，保持干燥（图11-2-13）；若脐带残端已结痂，应保持局部干燥，尤其注意脐窝部。 （3）必要时在颈下、腋下处扑婴儿爽身粉，注意遮盖会阴部。 （4）臀部擦护臀霜；按需涂抹润肤露。	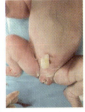 图 11-2-12　暴　图 11-2-13　脐 露脐部　　　部擦拭消毒
整理记录	（1）包好尿布、穿衣；与母亲一起核对婴儿信息，将婴儿放回婴儿床。对沐浴中的注意事项、脐部的观察和护理进行指导。 （2）清理用物、洗手，记录。	

【护理评价】

1. 婴儿脐部干燥，全身皮肤无破损，未发生感染性疾病。
2. 家长掌握婴儿沐浴的方法和注意事项，能够叙述知识要点并正确实施。

【实训拓展】

1. **新生儿补充维生素 K 的原因**　研究显示维生素 K 不易穿过胎盘，导致新生儿维生素 K 生理性低下，发生出血的风险增加。2016 年欧洲儿科胃肠病、肝病和营养学协会发布了建议，推荐所有新生儿都应补充维生素 K，肌内注射是保证给药有效、可靠的首选途径。WHO 也建议所有新生儿出生后补充维生素 K，以预防维生素 K 缺乏性出血，剂量 1mg（体重 <1 500g 的早产儿用 0.5mg），肌内注射。对于有出血风险的新生儿，如有产伤、早产、母亲产前接受过干扰维生素 K 代谢的相关治疗，或新生儿需要外科手术等情况，则必须肌内注射维生素 K。

2. **新生儿脐带护理方法的进展**　目前我国大部分助产机构对于新生儿脐部处理仍多采用脐部断端及其周围消毒，并包扎脐带断端的方式。而 WHO 提倡在严格无菌操作的情况下无须对脐带断端及其周围进行消毒，不包扎脐带断端，保持其暴露、清洁和干燥，有利于脐带尽早脱落。在以后的脐带护理中主张每日仅用生理盐水或灭菌注射用水彻底清洁脐部，不消毒，然后用干棉签擦干，暴露脐部，覆盖、不包裹。脐带断端应暴露在空气中并保持清洁和干燥，以促进脐带残端脱落。有调查显示新方法不增加脐部感染概率和延长脐带脱落时间，且能够简化操作，节约成本，有利于观察脐部情况。

如果脐带断端被粪便或尿液污染，可用清洁的水清洗后擦干以保持干燥。如果脐带断端出血，须重新结扎脐带。如果脐带断端红肿或流脓，每日用 75% 乙醇溶液护理感染部位 3 次，用干净的棉签擦干。如果流脓和红肿 2d 内无好转则应转诊治疗。

Note：

实训四

情　境　四

　　足月新生儿,女性,出生第 2 天,一般情况好,遵医嘱给予婴儿抚触。家长在与责任护士交流中述说虽然了解抚触可提高婴儿免疫力,促进神经系统发育,增进母婴情感交流,但尚未学会婴儿抚触方法,担心出院后不能对新生儿进行正确的抚触操作。

【护理评估】

　　1. **健康史**　出生后第 2 天,一般情况好。父母身体健康,否认家族传染病史。母乳喂养,大小便正常,全身皮肤无破损。
　　2. **身体状况**　T 36.3℃,R 42 次 /min,P 132 次 /min,体重 3 580g,触诊前囟平软,腹软,听诊呼吸规律,心律齐,未触及异常包块,脐带残端干燥无渗血,脐周无红肿,四肢肌张力正常,原始反射均引出。
　　3. **心理 - 社会状况**　家长已初步适应父母角色,缺乏婴儿抚触的相关知识和方法。

【主要护理诊断 / 问题】

知识缺乏:家长缺乏婴儿抚触的相关知识和技能。

【护理目标】

家长能够正确实施婴儿抚触。

【护理措施】

　　1. **健康教育**　对家属进行婴儿皮肤护理、婴儿抚触等方面知识的介绍;对婴儿抚触法进行演示(实施详见婴儿抚触操作流程),使家长掌握抚触操作方法以及注意事项。
　　2. **早期教养**　鼓励父母亲自参与新生儿护理,与新生儿进行目光的交流、皮肤的接触、多与新生儿说话,与新生儿达成默契,了解新生儿的需要,促进父母与新生儿的情感连接及新生儿的感知觉发育和智力发育。

婴儿抚触操作流程

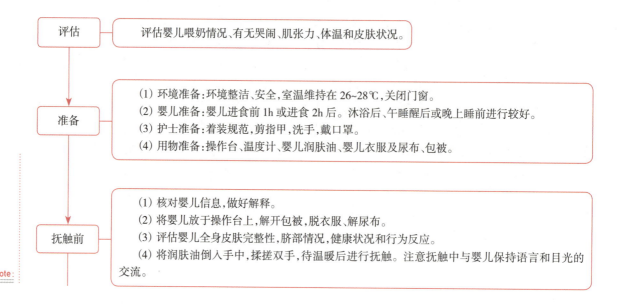

头部抚触	抚触过程中注意观察婴儿的反应,如果出现哭闹、肌张力提高、兴奋性增加、肤色改变或呕吐等,应立即停止该部位抚触,若反应持续 1min 以上应完全停止抚触。 (1) 婴儿仰卧,两拇指指腹从眉间滑向两侧至发际。 (2) 两拇指指腹从下颌中央向两侧上方滑动,让上、下唇形成微笑状(图 11-2-14)。 (3) 一手轻托婴儿头部,另一手指腹从婴儿一侧前额发际抚向枕后,避开囟门,中指停在耳后乳突部轻压一下。换手,同法抚触另一侧。	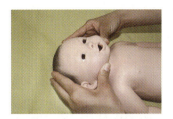 图 11-2-14　面部抚触
胸部抚触	顺畅呼吸、循环:两手掌分别从胸部的外下方,靠近两侧肋下缘处,向对侧外上方滑动至婴儿肩部,交替进行(图 11-2-15)。在胸部划一个交叉,避开乳头。	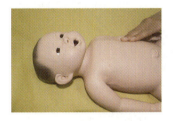 图 11-2-15　胸部抚触
腹部抚触	按顺时针方向按摩腹部,用手指尖在婴儿腹部从操作者的左向右按摩,避开脐部和膀胱(图 11-2-16)。可做腹部 I-L(ove)-U 抚触。	
四肢抚触	(1) 双手呈半圆形交替握住婴儿的上臂并向腕部滑行;滑行中从近端向远端分段挤捏手臂。 (2) 用拇指从婴儿掌心按摩到婴儿手指,并从手指两侧轻轻提拉每个手指。 (3) 同法依次抚触婴儿的另一侧上肢和双下肢(图 11-2-17)。	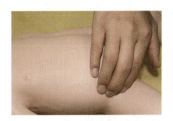 图 11-2-16　腹部抚触
背部抚触	(1) 婴儿俯卧,使婴儿头偏向一侧,防止窒息。以脊柱为中线,两手掌分别在脊柱两侧由中央向两侧滑行,从背部上端开始逐渐下移到臀部。 (2) 最后由头顶沿脊柱抚触至臀部。 (3) 双手在两侧臀部做环形抚触。抚触动作应轻柔、用力适当,每个抚触动作重复 6~8 遍,每次抚触 10~15min。	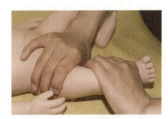 图 11-2-17　四肢抚触
整理记录	(1) 为婴儿包好尿布,穿衣包被,清理用物。 (2) 送婴儿回病房,再次进行身份核对。 (3) 洗手,记录。	

【护理评价】

家长可说出婴儿抚触的相关知识和要点,并能正确实施抚触操作。

【实训拓展】

1. 婴儿抚触的作用　婴儿具有一种特殊的天生需要,即需要与成人接触,需要成人爱抚,这种现象称为皮肤饥渴。若不能满足婴儿的这种需要,则会引起婴儿情绪抑郁、食欲缺乏、发育不良等神经、心理发育障碍;密切的身体接触可以促进情绪的调节及各种感觉的统一。

有研究证实,长期、规律地抚触对婴儿的体格成长、消化系统、神经系统、免疫系统的发育都有很好的促进作用。抚触有助于增加婴儿体重,改变睡眠节律、提高应激能力;促进神经系统的发育;增加婴儿的免疫力;提高母亲的良性反馈,促进母乳的增加,有助于母乳喂养。

2. **腹部 I-L(ove)-U 抚触的方法** 以顺时针的方向,用右手在婴儿的左腹从上往下写一个 I 形,再依操作者方向由左至右画一个倒写的 L 形,最后从左至右画一个倒写的 U 形,注意避开脐部和膀胱。

3. **有关袋鼠式护理** 袋鼠式护理(kangaroo mother care,KMC)是 20 世纪 80 年代初于哥伦比亚发展起来的一项主要针对早产儿的护理方式,即住院或早期可出院的低出生体重儿、早产儿在出生早期与母亲进行一段时间的皮肤接触,且将此种护理方式坚持到校正胎龄为 40 周时。WHO 界定的袋鼠式护理包括 3 部分,即袋鼠式体位、袋鼠式营养、袋鼠式出院。袋鼠式体位又称皮肤接触护理(skin-to-skin care,SSC),指婴儿出生早期即由母亲怀抱进行持续地肌肤接触;袋鼠式营养指的是纯母乳喂养,婴儿出生初期可辅以其他方法补充所需,但最终目的是实现纯母乳喂养;袋鼠式出院要求婴儿及早出院回家,减少病房环境对婴儿的不良刺激。袋鼠式护理的实施可有效降低新生儿死亡率和患病率,对新生儿神经、体格、睡眠、免疫力、母乳摄入量、疼痛减轻等方面有积极影响,同时还能减轻新生儿母亲的焦虑程度与家庭负担。

(郭晓元)

思政小课堂

生命的奇迹——共同协作抢救小生命

2020 年 5 月 28 日一位产妇由于高血压并发早发型重度子痫前期、胎儿生长受限,在医院行紧急剖宫产。孩子出生时心跳、呼吸微弱,反应差,体重仅 800g,约一个成人的巴掌大小,而正常出生的婴儿体重应该在 2 500g 以上。

为了保住这个超低出生体重儿,医疗团队制订了精细化、个体化的治疗管理方案,包括静脉营养、循环管理、感染处理、病情观察、并发症的预防、神经预后评估等。护理团队在气道管理、院感预防、皮肤护理、喂养管理、母乳管理等多方面提供精心护理。像大多数超低出生体重儿一样,孩子发生了支气管、肺发育不良,经过呼吸机辅助通气,最终,生命力顽强的孩子在住院 1 个多月的时候脱离有创呼吸支持,住院 2 个月时转成无创呼吸支持及鼻导管吸氧,成功闯过呼吸关。肠道发育不良的孩子生后反复腹胀、胃潴留,医务人员先后给他开通了脐静脉置管、PICC 置管,以解决静脉营养通路问题,每日详细计算各种营养物质的需要量,最终,孩子在住院 1 个多月的时候达到全肠内营养,顺利渡过了喂养关。同时,凭借自己顽强的生命力,成功闯过了感染关。

全身粉嫩的孩子躺在暖箱内睡得很香,时不时还会在睡梦中微笑两下。虽然经历了种种磨难,但孩子的头颅 MRI 检查及脑功能评估基本正常。2020 年 8 月 20 日孩子出院,体重已经长到 2 930g,一切都在往好的方向发展。

【启示】

1. 敬畏生命、热爱生命、守护生命是医务工作者职业道德的体现。当精子与卵子结合后,受精卵在妈妈体内孕育成长,逐渐有了心跳、有了感觉时,一个新生命就诞生了。敬畏生命是医务人员的信念,热爱生命是本能,守护生命是职责,这正是医务工作者坚守的职业道德和使命。

2. 团队合作,精益求精,细节决定成败,是医疗照护的精髓。这个故事不仅告诉我们生命力的强大,更是体现医护团队无微不至、精益求精的照护。这位出生不足 800g 的新生命的成功救治是多学科团队共同协作的成果。在他生命极其脆弱的状态下,医疗、护理团队不放弃、不退缩,精诚合作,通过制订精细的治疗、护理方案并有效实施,通过日夜监护、及时发现患儿病情变化并准确处理,通过器官功能支持、药物治疗并充分满足孩子与父母的情感需求,陪伴孩子闯过了呼吸关、感染关、营养关。这是医务工作者付出不求回报,一切以病人的健康为中心的价值写照。

(颜 萍)

Note:

NURSING

第十二章

儿童护理实训

12章　数字内容

— 学 习 目 标 —

- 知识目标：
1. 掌握儿科常见疾病的评估及护理。
2. 熟悉儿科常用操作技术及注意事项。
3. 了解儿科护理学临床实践中的新知识、新技术。

- 能力目标：
1. 能根据患儿实际情况进行正确的病情观察和初步分析，提供有效的护理措施。
2. 能根据不同的情境正确运用静脉血标本采集（经股静脉）、小儿静脉输液、氧气雾化吸入及胸背部叩击排痰等操作技术。

- 素质目标：
　　培养学生关爱儿童，为儿童健康服务的社会责任感和奉献精神，并将其运用于儿童疾病护理全过程。

第一节 高热患儿护理

案 例 导 入

　　患儿,女,8个月。因咳嗽5d、发热2d、抽搐1次入院。患儿于5d前无明显诱因出现阵发性咳嗽、咳痰,痰液不易咳出,伴有流涕、鼻塞。在家口服阿奇霉素颗粒、小儿止咳糖浆等药物效果不佳。2d前出现发热,体温最高39℃,伴有流涕,口服对乙酰氨基酚后体温未降至正常;今晨10时左右患儿在家中突发抽搐,表现为呼之不应、双眼上翻、四肢抖动、口角流涎,无口唇发绀和牙关紧闭,持续约1min后自行缓解,伴有呕吐,呈非喷射性,呕吐为胃内容物,急诊以"发热抽搐待查"收住入院。患儿既往体健。

　　体格检查:T 39.7℃,P 140次/min,R 42次/min,体重10kg;意识清醒,双侧瞳孔等大、等圆,直径约3mm,对光反射灵敏;呼吸频率增快,面色潮红,听诊双肺呼吸音粗糙,可闻及湿啰音和痰鸣音。

　　辅助检查:WBC 24.8×10^9/L,N 90.5%,淋巴细胞(L)7.8%,Hb 120g/L,PLT 458×10^9/L;肺炎支原体抗体阴性;C反应蛋白(CRP)27mg/L,红细胞沉降率(ESR)42mm/h;Na$^+$ 139mmol/L,K$^+$ 4.5mmol/L,P$^+$ 1.12mmol/L,Mg^{2+} 0.8mmol/L,BUN 4.2mmol/L,血清Cr 48μmol/L,血糖7.2mmol/L。

　　胸部X线片示左肺下叶肺纹理增粗。

　　诊断:高热惊厥;支气管肺炎。

实训一

情 境 一

　　患儿携带氧气枕由家长抱入病房,责任护士协助卧床休息,并通知主管医生查看患儿。体格检查:T 39.7℃,P 140次/min,R 42次/min,体重10kg,SaO$_2$ 97%。患儿意识清醒,但精神状态差,听诊双肺呼吸音粗,有阵发性咳嗽,喉头处可闻及痰鸣音,入院前抽搐一次。入院后遵医嘱给予布洛芬混悬液3mL口服,急查血常规、ESR、CRP、肝肾功能、电解质、血糖和肺炎支原体抗体,行胸部X线检查等。

【护理评估】

　　1. **健康史** 患儿既往体健,今晨在家中突然出现抽搐,持续1min左右后自行缓解;并伴有呕吐,呈非喷射性,呕吐为胃内容物;患儿精神状态差,遵医嘱给予布洛芬悬浮液3mL口服后体温有所下降,精神状态好转。

　　2. **身体状况** 患儿意识清醒,食欲缺乏;T 39.7℃,P 140次/min,R 42次/min,体重10kg,SaO$_2$ 97%。听诊双肺呼吸音粗,有阵发性咳嗽,喉头处可闻及痰鸣音。

　　3. **心理-社会状况** 患儿平时由父母照顾,家庭居住环境条件、经济状况和卫生状况、家长文化程度均为中上等水平,家长对高热惊厥的认知不足,当患儿出现抽搐现象时,表现出焦虑、紧张和恐惧情绪,希望医务人员能尽快给予指导。

【主要护理诊断/问题】

　　1. **体温过高** 与肺部炎症有关。

　　2. **气体交换受损** 与肺部炎症有关。

　　3. **清理呼吸道无效** 与呼吸道分泌物多、黏稠,患儿体弱、无力排痰有关。

Note:

【护理目标】

1. 患儿体温恢复正常。
2. 患儿能有效地咳嗽,顺利排出痰液,保持呼吸道通畅。

【护理措施】

1. **降温**　遵医嘱使用降温药物,密切监测生命体征的变化,并采取相应的辅助降温措施,如减少衣服或盖被、温水擦浴等。

2. **氧气吸入**　根据患儿呼吸情况及血氧饱和度结果,必要时给予氧气吸入。惊厥引起严重通气不良和呼吸暂停,导致低氧血症,氧需求量增加,应及时给予氧气吸入以提高动脉血氧分压,防止组织缺氧与脑损伤。

3. **保持呼吸道通畅**　遵医嘱行雾化治疗,给患儿多喂水,定时拍背,必要时行吸痰操作。注意监测患儿咳嗽、咳痰情况,观察痰液的颜色、性状及量。

4. **正确采集血标本**(详见小儿股静脉血标本采集技术操作流程)。

5. **健康教育**　指导保持患儿口腔清洁,皮肤清洁、干燥,出汗时及时更换衣服和被褥。注意被褥要轻便、暖和,穿衣厚度合适,保持患儿舒适。指导家长多怀抱、安抚患儿,减少患儿哭泣和活动。

小儿股静脉血标本采集技术操作流程

评估
(1) 双人核对医嘱与试管信息。
(2) 核对患儿信息,评估患儿的月龄(年龄)、意识、病情、配合程度。
(3) 评估患儿穿刺部位皮肤、血管情况及肢体活动度。
(4) 评估检查项目、取血量、有无特殊要求。

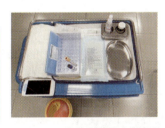
图 12-1-1　小儿股静脉穿刺用物

准备
(1) 患儿准备:助患儿取仰卧位。
(2) 环境准备:室温 18~22℃,相对湿度 55%~60%、安静、安全、光线适宜,关闭门窗。
(3) 护士准备:着装规范,洗手,戴口罩。
(4) 物品准备:治疗盘、无菌治疗巾、无菌棉签、无菌手套、无菌注射器、皮肤消毒液、弯盘、垫巾、利器盒、试管架、治疗车、标本容器等(图 12-1-1)。

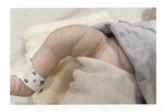
图 12-1-2　摆穿刺体位

摆体位
(1) 核对患儿信息:开放式询问家长患儿的姓名、住院号,家长回复与试管标签名字、住院号核对确认。核对患儿腕带信息,核对试管标签,确保正确并相符。
(2) 患儿取仰卧位,固定大腿使其外展成蛙形,暴露腹股沟穿刺部位,下垫小软枕,将治疗巾铺于小软枕上(图 12-1-2)。
(3) 用脱下的一侧裤腿或尿布遮盖会阴部。

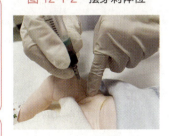
图 12-1-3　穿刺股静脉

穿刺抽血
(1) 定位股静脉穿刺部位:髂前上棘和耻骨结节之间连线的中点,动脉搏动明显处内侧 0.5cm。
(2) 消毒皮肤,范围至少 5cm×5cm,待干。再次核对患儿信息及试管信息。
(3) 戴无菌手套。左手示指触及动脉搏动最明显处,右手持注射器于股动脉搏动点内侧 0.5cm 垂直穿刺,边向上提注射器边抽回血(图 12-1-3)。见有暗红色回血后右手固定针头,左手抽取所需血液量(图 12-1-4)。
(4) 拔针,压迫穿刺点 5min 直至止血。
(5) 取下针头,将血液沿采血管壁缓慢注入。

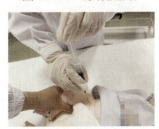
图 12-1-4　采取所需血量

Note:

整理记录 ——
(1) 再次核对患儿及试管信息。
(2) 整理用物,脱手套(图 12-1-5),洗手。
(3) 记录抽血时间及抽血量并签名,标本送检。

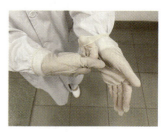

图 12-1-5　脱手套

【护理评价】

1. 患儿体温恢复正常。
2. 患儿能有效咳痰,呼吸道通畅。

【实训拓展】

1. **血标本采集注意事项**　注意采集血标本的时间、方法、采血量应准确,一般选择晨起安静状态时采集血标本。对时间、体位、进食有特殊要求的标本应提前告知病人;同时采集多种血标本时,应先将血液注入血培养瓶,再注入抗凝试管,最后注入干燥试管;严禁在留置针处和输液、输血的针处采血,最好在对侧肢体进行采集。

2. **股动脉血气分析标本采集方法**　在消毒范围内,左手触及穿刺动脉搏动最明显处,将该处固定于左手示指和中指中间,右手持注射器垂直进针见鲜红色回血后,右手固定穿刺针的方向和针头,左手快速抽血 0.5~1mL,采血完毕后迅速拔针,局部按压 5~10min 至无出血。立即将针尖刺入专用凝胶针帽,以隔绝空气,双手搓动一次性血气针,避免凝血,30min 内送检。

 实训二

情　境　二

　　给予患儿药物降温、卧床休息、减少活动、保持安静、补充水分、严密观察病情和心理护理等护理措施,1h 后测 T 39.5℃,P 138 次 /min,R 40 次 /min,呼吸较急促,仍有阵发性咳嗽和呕吐,咳出少量痰液,呕吐物为少量胃内容物。血常规结果示 WBC 24.8×10⁹/L,N 90.5%,L 7.8%,Hb 120g/L,PLT 458×10⁹/L;肺炎支原体抗体阴性;CRP 27mg/L;ESR 42mm/h;肝肾功能、电解质和血糖正常。X 线胸片示左肺下叶肺纹理增粗。诊断:支气管肺炎。遵医嘱给予患儿物理降温。

【护理评估】

1. **健康史**　患儿经药物降温、卧床休息、减少活动、保持安静、补充水分、严密观察病情和心理护理等护理措施,1h 后体温仍高,为 39.5℃;呼吸较急促,仍有阵发性咳嗽和呕吐,咳出少量痰液,呕吐物为少量胃内容物。

2. **身体状况**　患儿 T 39.5℃,P 138 次 /min,R 40 次 /min,面色潮红,口唇无发绀,四肢活动自如,肌张力正常,自主体位。

3. **辅助检查**　WBC 24.8×10⁹/L,N 90.5%,L 7.8%,Hb 120g/L,PLT 458×10⁹/L;肺炎支原体抗体阴性;CRP 27mg/L;ESR 42mm/h;肝肾功能、电解质和血糖正常。X 线胸片示左肺下叶肺纹理增粗。

4. **心理 - 社会状况**　患儿由父母亲陪护,家长仍表现为紧张和恐惧情绪及无助感,希望尽快采

Note:

取措施降低患儿体温。

【主要护理诊断/问题】

1. **体温过高**　与肺部感染有关。
2. **焦虑(家长)**　与患儿仍存在高热症状未缓解有关。

【护理目标】

1. 患儿体温恢复正常并保持。
2. 患儿家长紧张和恐惧及无助感减轻或消除,能放松心情、积极配合治疗。

【护理措施】

1. **发热护理**　遵医嘱立即给予物理降温(实施详见温水擦浴操作流程),密切监测体温变化,温水擦浴后 30min 复测体温 1 次,之后每 1~2h 测体温 1 次。
2. **补充水分**　鼓励患儿多饮水,补充因出汗丢失的水分,防止脱水,并使呼吸道黏膜湿润以利于痰液咳出。
3. **密切观察病情变化**　密切观察生命体征和意识状态的变化。
4. **口腔护理**　发热时患儿唾液分泌减少,易发生口腔炎症,同时由于发热时机体抵抗力降低及维生素缺乏易引起口腔溃疡,应注意口腔护理,保持口腔清洁。
5. **心理护理**　向家长解释温水擦浴的目的、方法和注意事项,取得患儿和家长的配合,减轻患儿家长的焦虑情绪。
6. **健康教育**　因患儿有高热惊厥史,故应使患儿卧床休息,多饮水,保持室内安静、温湿度适中、通风良好。适当减少衣服、被褥以免影响机体散热和患儿呼吸。及时更换汗湿的衣被,保持口腔清洁,密切观察有无新的症状出现以防再次惊厥或体温骤降。

温水擦浴操作流程

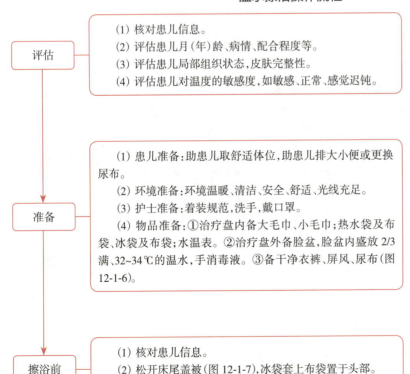

| 评估 | (1) 核对患儿信息。
(2) 评估患儿月(年)龄、病情、配合程度等。
(3) 评估患儿局部组织状态,皮肤完整性。
(4) 评估患儿对温度的敏感度,如敏感、正常、感觉迟钝。 |

| 准备 | (1) 患儿准备:助患儿取舒适体位,助患儿排大小便或更换尿布。
(2) 环境准备:环境温暖、清洁、安全、舒适、光线充足。
(3) 护士准备:着装规范,洗手,戴口罩。
(4) 物品准备:①治疗盘内备大毛巾、小毛巾;热水袋及布袋、冰袋及布袋;水温表。②治疗盘外备脸盆,脸盆内盛放 2/3 满、32~34℃的温水,手消毒液。③备干净衣裤、屏风、尿布(图12-1-6)。 |

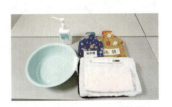

图 12-1-6　温水擦浴用物

| 擦浴前 | (1) 核对患儿信息。
(2) 松开床尾盖被(图12-1-7),冰袋套上布袋置于头部。
(3) 协助患儿脱去上衣,先近侧后对侧。 |

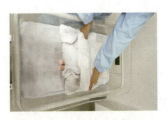

图 12-1-7　松开床尾盖被

擦浴

  (1) 擦拭方法:①大毛巾垫在擦拭部位下(图 12-1-8);②小毛巾浸入温水中,拧至半干,缠于手上成手套状;③沿离心方向每部位擦拭 2 遍;④擦拭毕,用大毛巾擦干皮肤。
  (2) 擦拭顺序先对侧后近侧:颈-肩-前臂外侧-手背;胸-腋窝-上臂内侧-前臂内侧-手心(图 12-1-9)。
  (3) 协助患儿侧卧,背向护士,采用相同的擦拭方法从第 7 颈椎擦拭到骶尾部;左/右肩部-腰部-臀部。用大毛巾拭干后协助患儿穿好上衣,取平卧位。
  (4) 协助患儿脱去裤子,尿不湿遮挡会阴部,按照先对侧后近侧顺序擦拭:髂骨部-大腿外侧-足背;腹股沟-大腿内侧-内踝;臀下-大腿后侧-腘窝-足跟。
  (5) 擦拭时间:每侧 3min,全过程 20min 以内完成。
  (6) 观察全身反应:观察有无出现寒战、面色苍白、脉搏、呼吸异常等不良反应。

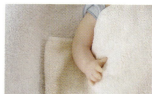
图 12-1-8 垫大毛巾

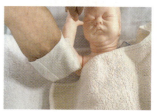
图 12-1-9 擦拭上肢

擦浴后

  (1) 擦浴毕,再次核对患儿信息。
  (2) 根据需要更换干净衣裤、尿布,协助患儿取舒适体位。
  (3) 观察降温效果:①擦浴后 30min 测量体温,若低于 39℃,取下头部冰袋;②降温后体温记录在体温单上。

整理记录

  (1) 整理用物,整理床单位,洗手。
  (2) 冰袋悬挂晾干备用(图 12-1-10)。
  (3) 记录擦浴的时间、效果、反应。

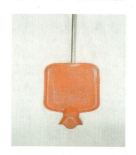
图 12-1-10 悬挂晾干

【护理评价】

1. 患儿体温恢复正常并保持。
2. 患儿家长的焦虑情绪消除,能积极有效地配合各项治疗及护理。

【实训拓展】

  1. 发热对患儿的影响　急性发热时易引起舌炎、牙龈炎、腹胀、食欲减退、恶心、呕吐等;体温上升期和高热持续期可致神经系统兴奋性增高(烦躁不安、头痛、头晕、失眠、幻觉、谵语)、心跳加快、呼吸加快、尿量减少及尿比重增加、分解代谢增强、血糖升高等,小儿高热者易出现惊厥;体温下降期大量水、电解质排出,易致电解质紊乱;患儿家属可出现焦虑甚至恐惧情绪。

  2. 高热惊厥是指小儿在呼吸道感染或其他感染性疾病早期,体温升高≥39℃时发生的惊厥,并排除颅内感染及其他导致惊厥的器质性或代谢性疾病。主要表现为突然发生的全身或局部肌群的强直性或阵挛性抽搐,双眼球凝视、斜视、发直或上翻,伴意识丧失。惊厥持续数十秒至数分钟,个别呈惊厥持续状态(惊厥持续时间 >30min)。惊厥过后意识恢复快,无中枢神经系统异常,脑电图多于惊厥后 2 周恢复正常,可有遗传因素。治疗原则为控制惊厥、降温、病因治疗和预防惊厥复发。

(徐玉兰)

第二节　腹泻患儿护理

案例导入

  患儿,男性,9 个月,因反复腹泻半月余,发热 1d 入院。患儿于半月前无明显诱因出现腹泻,粪便呈黄色稀水样,6~8 次/d,量较多,无异常气味;伴呕吐,呈非喷射状,4~6 次/d,呕吐物为胃内容物,量中等;无腹胀、腹痛、脓血便、嗜睡等症状;家长自行给予口服止泻药后稍微缓解。一周前再次出现腹泻,8~10 次/d,粪便性状同前。家长于当地医院就诊,给予蒙脱石散、胰酶散口服治疗,静脉补液治疗,腹泻呕吐症状好转。1d 前患儿出现发热,最高体温 39.3℃;无鼻塞、流涕、寒战、抽搐、咳嗽、咳痰、喘息等症状;腹泻加重,粪便性状和量同前,频次增加,每日 10 余次,伴有呕吐,3~5 次/d,呈非喷射状。转至我院就诊。起病以来患儿食欲减退,精神差,尿量减少,体重减轻。既往体健无特殊。

体格检查:T 38.9℃,P 123 次/min,R 38 次/min,体重 8.2kg;意识清醒,精神萎靡,面部表情淡漠,面色苍白,皮肤干燥、弹性较差,前囟凹陷,毛发、视力、听力未见异常,口唇干燥,口唇黏膜完整,心肺听诊未见明显异常;触诊腹部平软,无压痛、反跳痛,未触及包块,听诊肠鸣音活跃;四肢活动自如,肌张力正常,无畸形,指端发凉,生理反射存在,病理反射未引出。

辅助检查:血常规结果显示 WBC 8.5×10^9/L,N 68.9%,L 20.3%,Hb 123g/L;血生化结果显示 K^+ 2.7mmol/L,Na^+ 122mmol/L,HCO_3^- 16mmol/L;粪便 A 组轮状病毒抗体检测阳性。

诊断:腹泻合并中度脱水。

✚ 实训一

情 境 一

患儿由家长抱入病房。患儿意识清醒,精神萎靡,表情淡漠,面色苍白,口唇、皮肤干燥;T 38.9℃,P 123 次/min,R 38 次/min,处于中度脱水状态;粪便呈黄色稀水样,量较多;伴有呕吐,呈非喷射状,呕吐物为胃内容物,量中等;尿量减少。患儿父母表现出紧张焦虑情绪,不知所措。

【护理评估】

1. **健康史** 患儿意识清醒,精神萎靡;粪便呈黄色稀水样,量较多;伴有呕吐,呈非喷射状,呕吐物为胃内容物,量中等;口唇、皮肤干燥,弹性较差。既往体健无特殊。

2. **身体状况** 患儿 T 38.9℃,P 123 次/min,R 38 次/min,处于中度脱水状态;血钾 2.7mmol/L,血钠 122mmol/L,尿量减少。

3. **心理-社会状况** 患儿为独生子女,父母情绪紧张焦虑、不知所措,希望医务人员能提供相应指导。

【主要护理诊断/问题】

1. **腹泻** 与 A 组轮状病毒感染、喂养不当等因素导致胃肠道功能紊乱有关。
2. **体液不足** 与腹泻、呕吐导致体液丢失过多和摄入量不足有关。
3. **营养失调:低于机体需要量** 与腹泻、呕吐导致营养丢失过多和摄入量不足有关。
4. **体温过高** 与肠道病毒感染有关。

【护理目标】

1. 患儿腹泻、呕吐次数逐渐减少,至恢复正常。
2. 患儿尿量增加,脱水得以纠正。
3. 患儿体重恢复正常。

【护理措施】

1. **休息与活动** 患儿卧床休息,减少活动,指导家长陪护,注意安抚患儿。

Note: ✏

2. 补充液体,维持体液平衡

(1) 口服补液(呕吐症状未改善前不建议口服补液):口服补液盐(ORS)用于腹泻时预防脱水及纠正轻、中度脱水。轻度脱水需 50~80mL/kg,中度脱水需 80~100mL/kg,于 8~12h 内补足累积损失量。脱水纠正后,可将 ORS 用等量水稀释后按病情需要随时口服。

(2) 静脉补液(实施详见小儿头皮静脉操作流程):用于中、重度脱水、呕吐、腹泻严重或腹胀的患儿。根据患儿脱水的程度和性质,结合患儿年(月)龄、营养状况、自身调节功能,计算补液总量、种类和输液速度。输液速度主要取决于累积损失量(脱水程度)和继续损失量,遵循"先快后慢"的原则,及时观察输液是否通畅及补液效果。若腹泻、呕吐缓解,可酌情调整输液速度,减少补液量或改为口服补液。

3. 调整饮食

继续母乳喂养,但要减少哺乳次数,缩短每次哺乳时间,暂停添加新的辅食,可继续喂米汤、米糊等食物;随病情稳定和好转,逐渐过渡到正常饮食。腹泻停止后,继续给予含高热量、优质蛋白、营养丰富的饮食。

4. 控制感染

遵医嘱选用针对 A 组轮状病毒的药物控制感染。严格执行消毒隔离,与非感染性腹泻患儿分室居住,护理患儿前后认真执行手卫生,腹泻患儿使用过的尿布、便盆等应做好分类消毒,防止交叉感染。

5. 病情观察

(1) 监测患儿意识、体温、脉搏、呼吸,必要时测量血压等。由于患儿体温过高,须多饮水,及时擦汗并更换汗湿的衣物。

(2) 观察患儿排便情况:观察并记录排便次数,粪便颜色、气味、性状和量,必要时及时送检,应注意采集有黏液部分。观察并记录排尿次数,尿的性状和量等。

(3) 观察患儿有无全身中毒症状,如发热、精神萎靡、嗜睡、烦躁等,以及体液失衡状况,发现问题及时报告医生,调整治疗、护理措施。

(4) 观察水、电解质及酸碱平衡紊乱症状:如脱水情况及程度、代谢性酸中毒表现、低钾血症表现等。

(5) 观察患儿有无休克先兆,如患儿面色和皮肤发灰或发花、四肢发冷、出冷汗、精神极度萎靡、脉搏细速、尿量少等。

6. 健康指导

指导家长正确洗手,并做好污染尿布及衣物的消毒处理;指导监测出入量及脱水表现;讲解调整饮食的重要性;指导家长配制和使用 ORS 液,并强调应分少量多次饮用。做好腹泻预防:指导合理喂养,注意饮食卫生,加强体格锻炼。

小儿头皮静脉输液操作流程

评估	(1) 核对患儿信息。姓名,病历号,向患儿家长解释操作目的。 (2) 评估患儿年(月)龄、病情、配合程度等。 (3) 评估药物性质,患儿有无过敏史。 (4) 评估患儿局部皮肤情况及是否需要备皮。 (5) 评估患儿头皮静脉血管情况,做好解释工作。
准备	(1) 患儿准备:助患儿取舒适体位,助患儿排大小便或更换尿布。 (2) 环境准备:环境温暖、清洁、安静、安全、舒适、光线充足。 (3) 护士准备:着装规范,洗手,戴口罩。 (4) 物品准备:清洁治疗盘内放置输液器、小儿头皮针、输液贴、皮肤消毒液、注射器、砂轮、药物、棉签、纱布、止血带、治疗巾、无菌手套;治疗盘外放弯盘,输液卡、瓶签、速干手消毒剂,必要时准备备皮用具(图12-2-1)。

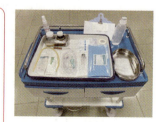

图 12-2-1　小儿头皮静脉输液用物

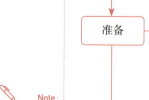

查对
(1) 双人核对医嘱、输液卡和患儿信息。
(2) 查对药液,并按医嘱配药(图 12-2-2)。
(3) 检查输液器等所有一次性物品包装、质量及有效期。
(4) 整理治疗台,洗手。

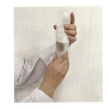

图 12-2-2 查对药液

摆体位
(1) 将用物推至患儿床旁。
(2) 再次核对药液、输液卡和患儿信息。
(3) 输液瓶挂于输液架上,排尽输液器内空气,备好胶布。
(4) 助手站在患儿足端,以两臂约束患儿身躯,两手固定患儿头部,并依据需要摆好体位(图 12-2-3);操作者立于患儿头端。

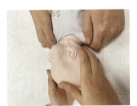

图 12-2-3 摆体位

穿刺
(1) 选择合适的头皮静脉,根据需要进行备皮(图 12-2-4)。
(2) 常规消毒皮肤 2 遍。
(3) 右手持针,左手绷紧皮肤以固定静脉。
(4) 持针沿静脉走行方向与皮肤成 20°~30° 角刺入(图 12-2-5)。
(5) 确认针头有回血(见回血后,可根据针梗进入情况,将针头再行推进少许)。
(6) 确认针头在血管内,且无异常情况,打开输液调节器。

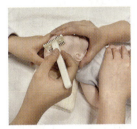

图 12-2-4 备皮

固定
(1) 用敷贴和胶布固定针头,并将输液管绕于合适位置妥善固定(图 12-2-6)(必要时约束患儿)。
(2) 调节输液速度,观察输液后反应。
(3) 再次核对患儿及药物信息。
(4) 协助患儿取舒适卧位。
(5) 向家长交代注意事项。

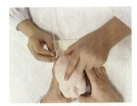

图 12-2-5 穿刺

整理记录
(1) 整理用物,洗手。
(2) 记录输液开始的时间、输液速度和药物信息、患儿全身和局部情况,并签名。

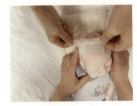

图 12-2-6 固定

【护理评价】

1. 患儿脱水情况明显改善,电解质及酸碱平衡紊乱得到纠正。
2. 患儿排便次数,粪便性状和量恢复正常。
3. 患儿呕吐停止,尿量增加,体温恢复正常。

【实训拓展】

1. 患儿脱水程度的判断(表 12-2-1)
2. 本病例患儿输液速度的调节要点 该患儿诊断为小儿腹泻合并中度脱水,如不及时补液,会因营养和水分丢失过多、摄入不足,而出现水、电解质紊乱。输液的速度主要取决于脱水程度和可能继续损失的量和速度。对重度脱水,有明显周围循环障碍者应先快速扩容,20mL/kg 等渗含钠液,

Note:

表 12-2-1　脱水程度判断

脱水程度	轻度	中度	重度
失水量占体重的比例 /%	<5	5~10	>10
精神状态	正常	烦躁或萎靡	昏睡或昏迷
前囟、眼窝下陷	不明显	较明显	明显
皮肤干燥	略有	明显	极明显
皮肤弹性	稍差	差	极差
眼泪	有	少	无
尿量	略少	少	极少或无

30~60min 内快速输入。累积损失量（扣除扩容液量）一般在 8~12h 内补完，每小时 8~10mL/kg；脱水纠正后，补充继续损失量和生理需要量时速度宜减慢，于 12~16h 内补完，约每小时 5mL/kg。输液过程中注意观察患儿的病情变化，避免在短时间内输入过多液体，造成其他并发症的发生。

3. 为脱水患儿实施静脉补液时的注意事项

（1）遵医嘱全面安排 24h 的液体总量，并遵循补液原则输注。

（2）使用输液泵严格掌控输液速度。

（3）密切观察病情变化，警惕心力衰竭和肺水肿的发生；观察静脉滴注是否通畅；观察皮肤、尿量情况及脱水是否改善，比较输液前后变化，判断输液效果；观察有无酸中毒表现，注意纠正酸中毒后，有无低钙血症引起的惊厥出现；补充碱性液体时切勿渗漏，以免引起局部组织坏死；观察低钾血症的表现，并按照补钾原则，严格掌握补钾的浓度和速度。

（4）准确记录 24h 出入量，液体入量包括口服液体量、静脉输液量和食物中的含水量，液体出量包括尿量、呕吐和粪便丢失的水量、汗液、不显性失水量等；婴幼儿大、小便不易收集，可用称尿布法计算液体排出量。

🏥 实训二

情　境　二

　　患儿能较好地配合护理和治疗，经补液治疗、调整饮食、控制感染等一系列治疗、护理措施后，病情明显好转。患儿尿量恢复正常，排便每日 3~4 次，呈黄色稀便，量较前减少，无异常气味。偶有哭闹，常用手挠抓臀部。检查示臀部皮肤潮红，肛周皮肤轻度糜烂，有少许液体渗出。

【护理评估】

1. **健康史**　患儿病情明显好转，继续母乳喂养，减少了哺乳次数，暂停了辅食。偶有哭闹，常有用手挠抓臀部的现象。患儿精神状态明显好转，面色微红，皮肤弹性恢复，脱水情况明显改善。

2. **身体状况**　患儿体温、尿量恢复正常，排便每日 3~4 次，呈黄色稀便，量较前减少，无异常气味。臀部皮肤潮红，肛周皮肤轻度糜烂，有少许液体渗出。血电解质结果显示血钾 4.6mmol/L，血钠 141mmol/L。

3. **心理 - 社会状况**　患儿家长对小儿腹泻病的认知较前改善，焦虑情绪减轻，掌握了一些婴儿喂养和护理知识。

【主要护理诊断 / 问题】

1. **皮肤完整性受损**　与腹泻引起的臀部皮肤潮湿、刺激有关。

2. **知识缺乏**：患儿家长缺乏臀部护理相关知识。

Note:

【护理目标】

1. 患儿臀红痊愈,臀部皮肤完整、无破损。
2. 患儿家长掌握正确的臀部护理方法。

【护理措施】

1. **控制感染**　遵医嘱应用针对 A 组轮状病毒的药物。

2. **预防交叉感染**　严格执行消毒隔离措施,与非感染性腹泻患儿分室居住,护理患儿前、后认真执行手卫生,患儿用过的尿布、衣物、便盆等应分类消毒处理。保持臀部清洁干燥,重度臀红患儿所用尿布应沸水煮、消毒液浸泡或阳光下暴晒消毒,有条件者建议使用纸质一次性尿布。

3. **做好臀部护理(实施详见臀红护理操作流程)**

(1) 注意观察患儿臀部皮肤潮红和糜烂情况。皮肤潮红,可采用暴露法或涂抹油类和护肤软膏(5% 鞣酸软膏或 40% 氧化锌油),按摩片刻,以促进局部血液循环;皮肤出现皮疹、轻度糜烂时,涂抹油类、护肤软膏和抗感染药膏,并密切观察皮肤转归。

(2) 患儿每次大、小便后用温水洗净臀部及会阴部皮肤(从前往后洗),并擦干,及时更换污湿的尿布,选用吸水性强、柔软亲肤的布质或纸质尿布,勤更换,保持皮肤的清洁干燥。

4. **健康指导**　指导患儿家长实施暴露法、氧气吹干臀部和灯光照射法进行臀部护理。臀部皮肤溃烂或糜烂时,禁用肥皂水清洗;必须清洗时,可以用手蘸水冲洗,避免用小毛巾直接擦洗,避免用力擦洗,改用轻轻拍洗。

臀红护理操作流程

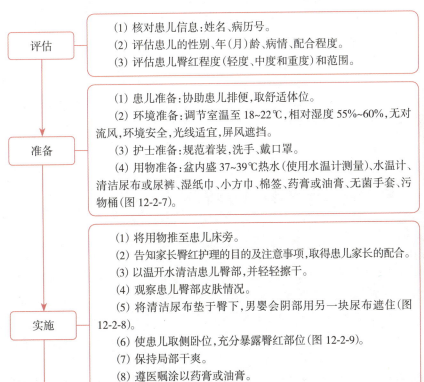

| 评估 | (1) 核对患儿信息:姓名、病历号。
(2) 评估患儿的性别、年(月)龄、病情、配合程度。
(3) 评估患儿臀红程度(轻度、中度和重度)和范围。 |

| 准备 | (1) 患儿准备:协助患儿排便,取舒适体位。
(2) 环境准备:调节室温至 18~22℃,相对湿度 55%~60%,无对流风,环境安全,光线适宜,屏风遮挡。
(3) 护士准备:规范着装,洗手,戴口罩。
(4) 用物准备:盆内盛 37~39℃ 热水(使用水温计测量)、水温计、清洁尿布或尿裤、湿纸巾、小方巾、棉签、药膏或油膏、无菌手套、污物桶(图 12-2-7)。 |

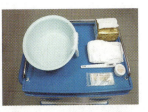

图 12-2-7　臀红护理用物

| 实施 | (1) 将用物推至患儿床旁。
(2) 告知家长臀红护理的目的及注意事项,取得患儿家长的配合。
(3) 以温开水清洁患儿臀部,并轻轻擦干。
(4) 观察患儿臀部皮肤情况。
(5) 将清洁尿布垫于臀下,男婴会阴部用另一块尿布遮住(图 12-2-8)。
(6) 使患儿取侧卧位,充分暴露臀红部位(图 12-2-9)。
(7) 保持局部干爽。
(8) 遵医嘱涂以药膏或油膏。
(9) 协助患儿系好尿布,穿好裤子,置患儿于安全、舒适卧位。
(10) 告知患儿家长臀红护理的注意事项。 |

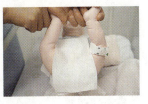

图 12-2-8　遮盖男婴会阴部

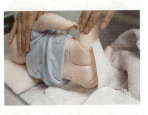

图 12-2-9　侧卧暴露臀红部位

| 整理、记录 | (1) 整理用物、洗手。
(2) 分类处理用物。
(3) 记录臀红护理的日期、时间、臀部皮肤情况等。 |

Note:

【护理评价】

1. 患儿臀红痊愈,臀部皮肤完整。
2. 患儿家长基本掌握臀部皮肤护理的相关知识。

【实训拓展】

1. **患儿实施烤灯照射后臀部皮肤的护理方法** 患儿实施烤灯照射后,还应适时采用暴露法等护理患儿的臀部皮肤。可在患儿臀下垫清洁尿布,不包扎,尽量使患儿皮肤暴露于空气中或阳光下;及时更换污湿的尿布;患儿每次排便后用温水清洗臀部皮肤,并轻轻擦干,必要时局部涂以油膏、护肤软膏或抗感染药膏;尽量保持患儿臀部皮肤的清洁、干燥。暴露时注意为患儿保暖。

2. **患儿臀红程度的判断** 臀红按皮肤损伤情况分为轻度、中度和重度。

(1) 轻度:表现为皮肤潮红,可伴有皮疹,无破损。

(2) 中度:除了轻度表现外,还有皮肤小面积糜烂、破溃、脱皮。

(3) 重度:表现为局部皮肤大片糜烂、破溃或表皮剥脱,有时可继发感染。根据该患儿臀红的皮肤损伤情况,判断该患儿的臀红为中度。

3. **臀红患儿油膏或药膏的选择** 根据患儿臀部皮肤受损程度选择油膏或药膏。

(1) 正常皮肤:每次更换纸尿裤清洁皮肤后涂抹滋润油(如滋润隔离霜、凡士林、鞣酸软膏等),不建议使用爽身粉。

(2) 轻度臀红:在皮肤发红处涂抹不含乙醇、有隔离作用的皮肤保护剂,将乳膏、软膏或糊剂形式等的外用屏障制剂作为轻度臀红的一线治疗药物,在皮肤表面形成保护膜,隔绝粪便、尿液对皮肤的刺激。

(3) 中/重度臀红:若有液体渗出应先处理渗出液,再涂吸收性粉状药物(羟甲基纤维素钠粉末或其他成分的造口护肤粉),最后涂抹不含乙醇的皮肤保护剂。

(4) 如合并真菌感染,可在涂抹抗真菌粉剂后使用皮肤保护剂覆盖或遵医嘱使用抗真菌药物,如外用 1% 克霉唑。

(5) 实施以上措施后,如皮肤状况在 72h 后无改善或迅速恶化,应联系多学科小组的专家成员(如皮肤科医生、伤口造口失禁专科护士)会诊处理。

(徐玉兰)

第三节　呼吸衰竭患儿护理

 案 例 导 入

患儿,男性,5 岁。3d 前由于天气骤冷出现发热、阵发性咳嗽、咳痰,痰液黏稠不易咳出等症状,体温 38.2~40.2℃,无寒战、抽搐。当地医院检查结果显示肺炎支原体抗体阳性,给予静脉滴注阿奇霉素、氨溴索等药物后症状无好转,继而出现呼吸困难、咳嗽加重、烦躁不安 1d,为寻求进一步治疗来院就诊,门诊以肺炎收入院。患儿出生后正规接种疫苗,有呼吸道感染病史,无麻疹、百日咳等传染病史,无食物和药物过敏史。

体格检查:T 39.1℃,P 120 次/min,R 34 次/min,体重 21kg,患儿烦躁不安,精神差,口唇发绀,咽部充血,咳嗽频繁,痰液黏稠不易咳出。听诊右侧肺部呼吸音增粗,左侧呼吸音减弱,双肺可闻及湿啰音和哮鸣音。

辅助检查:血常规结果显示 WBC 12.03×10^9/L,RBC 3.82×10^{12}/L,N 88.1%,L 11%,Hb 112g/L,PLT 287×10^9/L;血气分析结果显示 pH 7.35,BE −3mmol/L,PaO_2 50mmHg,$PaCO_2$ 40mmHg,HCO_3^- 19.2mmol/L,SaO_2 85%;血生化结果示红细胞沉降率 103mm/h;超敏 C 反应蛋白 114.5mg/L。肺炎支

原体抗体阳性。

X 线胸片示双侧肺门、双肺中下部大片均匀片状影伴左侧胸腔积液。

诊断:肺炎,Ⅰ型呼吸衰竭。

➕ 实训一

情 境 一

患儿由家属怀抱送入病房,护士协助其卧床,并通知医生。体格检查:T 39.1℃,P 120 次 /min,R 34 次 /min,体重 21kg。患儿烦躁不安,精神差,口唇发绀,咽部充血,咳嗽频繁,听诊右侧肺部呼吸音粗,左侧呼吸音减弱,双肺可闻及湿啰音和哮鸣音。遵医嘱立即给予面罩吸氧 4L/min,抽血进行血培养加药敏试验等,布洛芬混悬液 6mL 口服,30min 后测量 T 38.5℃,P 116 次 /min,R 28 次 /min,仍存在痰液黏稠,不易咳出。

【护理评估】

1. **健康史** 患儿 3d 前天气骤然变冷出现发热、阵发性咳嗽、咳痰,痰液黏稠不易咳出,体温 38.2~40.2℃,无寒战、抽搐,在当地医院接受治疗后症状无好转。入院后遵医嘱给予面罩吸氧 4L/min,布洛芬混悬液 6mL 口服后患儿体温下降至 38.5℃,既往体健。

2. **身体状况** T 39.1℃,P 120 次 /min,R 34 次 /min,体重 21kg。患儿烦躁不安,精神差,口唇发绀,咽部充血,咳嗽频繁,听诊右侧肺部呼吸音粗,左侧呼吸音减弱,双肺可闻及湿啰音和哮鸣音

3. **辅助检查** 血常规结果显示 WBC 12.03×10^9/L,RBC 3.82×10^{12}/L,N 88.1%,L 11%,Hb 112g/L,PLT 287×10^9/L;血气分析结果显示 pH 7.35,BE −3mmol/L,PaO_2 50mmHg,$PaCO_2$ 40mmHg,HCO_3^- 19.2mmol/L,SaO_2 85%;ESR 103mm/h;超敏 C 反应蛋白 114.5mg/L;肺炎支原体抗体阳性。X 线胸片示双侧肺门、双肺中下部大片均匀片状影伴左侧胸腔积液。

4. **心理 - 社会状况** 患儿初到陌生环境中感到恐惧。由于患儿病程较长,家属担心其预后,有焦虑和紧张情绪。

【主要护理诊断 / 问题】

1. **气体交换受损** 与呼吸道炎症导致气体交换面积减少、痰液堆积有关。
2. **体温过高** 与肺部感染有关。

【护理目标】

1. 患儿维持正常的呼吸功能,保持安静、平稳状态。
2. 患儿体温恢复至正常范围。

【护理措施】

1. **改善呼吸功能** 遵医嘱给予中、高流量吸氧,保持室内空气清新,定时开窗通风,室温保持在 22~24℃,相对湿度 50%~60%。嘱患儿卧床休息,取半卧位或端坐位,使膈肌位置下移,增大胸腔容量,改善通气情况。

2. **保持呼吸道通畅** 及时清除患儿口、鼻腔分泌物;指导患儿有效咳嗽、咳痰,排痰前给予患儿拍背,并给予其氧气雾化吸入(实施详见雾化吸入操作流程),以利于痰液排出。

3. **降低体温** 密切监测患儿体温变化,采取适合的物理降温方法,如温水拭浴等,若无明显效果

则可采用药物降温。同时注意被褥轻便、暖和,穿衣厚度适中。

4. **严密观察病情** 观察患儿的生命体征、意识、面色和肌张力等病情变化,观察有无腹胀、肠鸣音是否减弱或消失、有无呕吐与便血等症状。当患儿出现中毒性肠麻痹等并发症的先兆表现时,应及时报告医生,同时减慢输液速度,做好抢救准备。

5. **控制感染** 遵医嘱尽早使用敏感的抗生素,足量、全程治疗,控制感染。

6. **补充营养及水分** 患儿应进食足量的维生素和蛋白质,少量多餐。鼓励患儿多饮水,以利于保持呼吸道黏膜湿润,便于痰液咳出,同时可以预防发热导致的脱水。

7. **健康教育** 向患儿家属讲解疾病治疗、护理的相关知识,指导患儿用口吸气、用鼻呼气的方法及有效咳嗽的方法。

雾化吸入操作流程
(以氧气雾化吸入为例)

评估
(1) 核对患儿信息。
(2) 评估患儿意识、病情、自理能力、心理状况、配合程度等情况。
(3) 评估患儿过敏史、用药情况。
(4) 评估患儿面部及口腔黏膜有无感染、溃疡等。
(5) 征得患儿及父母同意并表示配合。

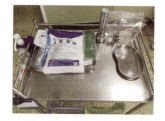
图 12-3-1　氧气雾化吸入用物

准备
(1) 患儿准备:取半坐卧位或坐位。
(2) 环境准备:环境清洁、安静、安全,无火险隐患及易燃易爆物品。
(3) 护士准备:着装规范,洗手,戴口罩。
(4) 物品准备:氧气雾化器、吸氧装置、根据医嘱准备药物、漱口液、弯盘、纱布、治疗巾(或毛巾)、手电筒、注射器、执行单及笔(图 12-3-1)。

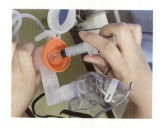
图 12-3-2　注药至雾化器药杯内

加药
(1) 检查氧气雾化器,确保各部件完好,无松动、脱落等异常情况。
(2) 核对医嘱,按无菌原则要求将药物抽吸好后注入雾化器药杯内(图 12-3-2)。
(3) 检查雾化器药杯无漏液。

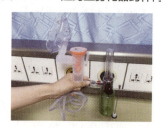
图 12-3-3　连接氧气装置

雾化吸入
(1) 核对患儿基本信息,确保周围环境安全。
(2) 协助患儿取合适体位。
(3) 铺治疗巾(或毛巾)于颌下。
(4) 连接吸氧装置及氧气雾化器(图 12-3-3)。
(5) 打开氧气流量开关,再次检查氧气装置和雾化装置功能是否完好,调节氧气流量至 6~8L/min(图 12-3-4)。
(6) 协助患儿固定好面罩或口含嘴,指导患儿用口吸气用鼻呼气(图 12-3-5)。
(7) 注意观察患儿反应,发现异常及时处理。

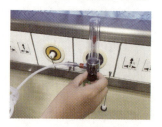
图 12-3-4　调节氧气流量

结束雾化
(1) 雾化吸入治疗完毕后,取下面罩或口含嘴。
(2) 关闭氧气流量开关。
(3) 清洁口腔及面部。

整理、记录
(1) 整理床单位,感谢患儿及家属配合。
(2) 观察治疗效果与反应,洗手。
(3) 再次核对,记录雾化吸入的时间并签名。
(4) 处理用物,洗手。

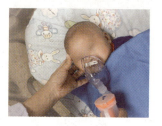
图 12-3-5　雾化吸入治疗

Note:

【护理评价】

1. 患儿呼吸平稳,血气分析:pH 7.39,PaCO$_2$ 38mmHg,PaO$_2$ 85mmHg,SaO$_2$ 92%,动脉血氧分压恢复正常。
2. 患儿体温 36.8℃,恢复正常。

【实训拓展】

1. **超声雾化吸入与氧气雾化吸入的区别**　超声雾化吸入法是应用超声波,将药液变成直径 <5μm 的气雾颗粒,随病人吸气到达支气管、终末细支气管和肺泡,达到预防及治疗疾病的目的。其优点是雾量大小可随时调节,雾滴小而均匀,让人感觉温暖、舒适。缺点是雾化容器容积大,液体量大,但浓度低,雾化时间长,吸入气体含氧量低于正常空气中的氧含量,病人可能感到胸闷、气促等。

氧气雾化吸入是借助高速氧气气流,冲击药液使之形成直径 <5μm 的雾状颗粒随吸气进入呼吸道,最终到达下呼吸道及肺泡,而达到消炎、祛痰、解痉等作用。氧气雾化吸入局部药物浓度高,治疗时间较短,不容易发生刺激性呛咳等不良反应,同时在雾化过程中,高浓度氧气可使肺泡塌陷和肺不张情况的发生率降到最低,是目前广泛推荐用于儿童的雾化吸入方法。

2. **氧气雾化吸入的注意事项**

(1) 正确使用供氧装置,注意用氧安全,切实做好"四防",即防火、防热、防震、防油。

(2) 湿化瓶内保持干燥,不能盛水,以免水进入雾化器内将药物稀释影响药物的疗效。

(3) 此外根据患儿年龄、病情、配合程度使用面罩或口含嘴进行雾化,同时应观察患儿排痰情况,雾化后如痰液仍不能咳出,可以予以拍背、体位引流、吸痰等操作。

(4) 雾化吸入操作完成后,记录雾化开始时间、持续时间和患儿的反应及效果。

⊕ 实训二

情　境　二

通过消炎、止咳、祛痰、氧疗等对症支持治疗后,患儿病情好转,但仍有阵发性咳嗽、咳痰,痰液黏稠不易咳出等症状。体格检查:T 36.9℃,P 98 次/min,R 24 次/min,听诊右侧肺部呼吸音稍粗,左侧呼吸音减弱,双肺仍可闻及散在湿啰音。血培养结果显示肺炎链球菌阳性,肺炎支原体阳性。希望得到医务人员治疗和护理指导,帮助患儿摆脱痛苦。

【护理评估】

1. **健康史**　患儿无喘息和呼吸困难,睡眠正常,但仍有阵发性咳嗽、咳痰,痰液黏稠不易咳出等症状。

2. **身体状况**　患儿意识清醒,无烦躁不安,T 36.9℃,P 98 次/min,R 24 次/min,听诊右侧肺部呼吸音稍粗,左侧呼吸音减弱,双肺仍可闻及散在湿啰音。血培养结果显示肺炎链球菌阳性,肺炎支原体阳性。

3. **心理 - 社会状况**　患儿全身症状有所改善,逐渐适应病房环境。患儿家属因患儿痰液黏稠不能有效咳出,未能掌握相关知识和技术,存在焦虑和紧张情绪。

【主要护理诊断/问题】

1. **清理呼吸道无效**　与呼吸道分泌物过多、痰液黏稠不易咳出有关。

2. **知识缺乏**:患儿家属缺乏协助排痰的相关知识与技能。

【护理目标】

1. 患儿能顺利、有效地咳出痰液,保持呼吸道通畅。

Note:

2. 患儿父母熟悉排痰的相关知识与技能。

【护理措施】

1. **保持呼吸道通畅**　及时清除患儿口、鼻腔分泌物，经常改变体位，促进炎症吸收，同时指导患儿进行有效地咳嗽、咳痰，排痰前协助患儿变换体位。当采取上述排痰方法效果欠佳时，可使患儿取右侧卧位行体位引流，有利于左侧肺部扩张及排出呼吸道分泌物，此外可以继续给予患儿雾化吸入，以利于稀释痰液、抗感染和缓解咽喉部黏膜充血水肿。

2. **病情观察**　观察患儿病情及生命体征变化，预防并发症的发生，一旦发现并发症的先兆表现，立即报告医生，并准备用物、积极配合治疗。

3. **健康指导**　指导患儿家属进行胸、背部叩击辅助排痰（实施详见胸、背部叩击排痰操作流程），有效清除呼吸道分泌物。向家属宣教有效排痰的护理知识，促使患儿和家属积极配合治疗和护理。

胸、背部叩击排痰操作流程

评估
（1）核对患儿信息。
（2）评估患儿意识、病情、自理能力、心理状况、配合程度。
（3）评估患儿过敏史和治疗情况。
（4）评估患儿胸背部皮肤有无瘀斑、伤口或感染，肋骨有无骨折等。
（5）评估患儿肺部呼吸音情况，确定肺部有痰，并判断痰液所在的部位（与体位、卧位的关系）。
（6）评估患儿痰液的颜色、性质、黏稠度、量等。

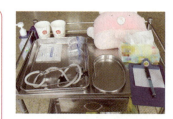
图 12-3-6　用物准备

准备
（1）患儿准备：胸背部叩击在餐前 30min 或餐后 2h 进行，并协助患儿取合适体位。
（2）环境准备：室温 22~24℃，拉上床帘或屏风遮挡。
（3）护士准备：着装规范，洗手，戴口罩。
（4）用物准备：治疗盘、听诊器、卫生纸、盛痰容器、软枕、吸水管、一次性水杯（内盛温开水）、弯盘、执行单及笔、必要时备屏风（图 12-3-6）。

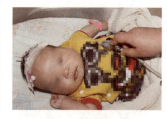
图 12-3-7　确定痰液滞留部位

确定痰液潴留部位
（1）告知患儿及家属胸、背部叩击的目的、方法、注意事项及配合方法。
（2）询问患儿进食时间，有无其他需求并协助解决。
（3）听诊两侧肺部呼吸音，确定痰液潴留部位（图 12-3-7）。
（4）根据患儿的病情及痰液情况，协助其取合适体位，该患儿取头低足高略向右侧卧位。（图 12-3-8）

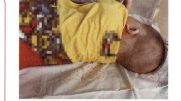
图 12-3-8　头低足高略向右侧卧位

叩击排痰
（1）掌指关节屈曲 120°，五指并拢，指腹与大、小鱼际肌边缘共同形成杯状口。利用腕关节力量，有节律地叩击患儿胸背部，力度适中。
（2）叩击时间：持续 5~10min，每日 2~3 次或根据病情决定次数。
（3）叩击频率：约 60 次 /min（可选用机械叩击器）。
（4）叩击顺序：从下至上，从外向内，背部从第十肋间隙，胸部从第 6 肋间隙开始。重点叩击需要引流的部位，避开脊柱、肩胛骨、乳房、心脏和骨隆突处（图 12-3-9）。
（5）叩击过程中密切观察患儿反应，若出现异常情况，马上停止叩击，做好对症处理。
（6）根据病情指导并协助患儿进行有效咳嗽（图 12-3-10）。

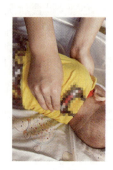
图 12-3-9　背部叩击

	(1) 协助患儿漱口。 (2) 询问患儿排痰效果,听诊肺部判断排痰效果(必要时协助患儿再次排痰)。 (3) 关心患儿,协助患儿取舒适体位,整理床单位,清理用物。 (4) 观察患儿痰液的颜色、性质、气味,量及痰液聚集位置与体位的关系。
排痰后	

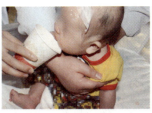

图 12-3-10　协助咳痰

	(1) 整理用物及床单位,垃圾分类处理。 (2) 洗手,记录痰液颜色、性质、气味、量及与体位的关系并签名。
整理、记录	

【护理评价】

1. 患儿顺利有效的咳出痰液,呼吸平稳。
2. 患儿家属熟悉有效排痰的护理知识和相关技能。

【实训拓展】

1. 胸、背部叩击排痰的注意事项

(1) 叩击排痰应在餐前 30min 或餐后 2h、饮水 30min 后进行。

(2) 叩击时应以不产生疼痛为宜,不能在裸露的皮肤、接近伤口处或胸腔引流管处叩击,亦不可在脊柱、乳房及肋骨以下部位叩击。

(3) 存在凝血功能异常、心脏疾病、肋骨骨折和气胸未进行胸腔引流的患儿禁止叩击。

(4) 叩击与振动排痰时,依据患儿的体型、营养状况、身体耐受能力,合理选择叩击的方式、持续时间和叩击频率。

(5) 严密观察患儿的反应,注意观察患儿呼吸频率、脉搏变化。患儿呼吸费力时须评估是否需要吸氧,如出现咯血、头晕、倦怠疲惫、血压、呼吸或脉搏不稳等情况时,应立即停止。

2. 呼吸衰竭患儿的气道管理

(1) 合理氧疗和湿化气道:氧疗应维持 PaO_2 在 65~85mmHg,采用加温湿化器湿化呼吸道,必要时雾化吸入治疗。

(2) 物理治疗:包括体位引流、翻身、叩击拍背、吸痰等。

(3) 对于气管插管患儿应根据吸痰指征及时吸痰,吸痰前 30~60s 提供浓度为 100% 的氧气,婴儿采用高于基线 10%~20% 浓度的氧气,避免低氧血症的发生。吸痰时应先吸口、鼻咽部,后吸气道内分泌物,吸引时负压 <40kPa,新生儿 <13.3kPa,吸引时间 <15s,同时注意观察患儿咳嗽情况、痰液性状、呼吸音等。

(曾冬阳)

思政小课堂

大医精诚普神州——医学大家诸福棠

医学教育的一代宗师诸福棠教授(1899 年 11 月—1994 年 4 月),是我国现代儿科学的奠基人之一,曾担任北京儿童医院的首任院长,1956 年当选为中国科学院学部委员。曾任中国人民保卫儿童全国委员会副主席、中国医学科学院儿科研究所所长。他一生严谨治学、无私奉献、奋斗不息,他的作风、品德及精神影响着几代人,成为无形的精神力量,并将流芳百世。

Note:

1. 事业有成，无私奉献　1942年初协和医学院被日军关闭，诸福棠与吴瑞萍、邓金鋆教授合力创建北平市私立儿童医院。中华人民共和国成立后，他主动将医院献给国家，改为北京市第二儿童医院。20世纪60年代，诸福棠教授又带领全国7个单位的儿童保健工作者共同研制麻疹减毒活疫苗，并推广至全国，使这一危害儿童健康的主要传染病在我国得到有效控制。

诸福棠教授早在1943年编写了《实用儿科学》，成为我国第一部儿科专著。几十年来，他和同事们先后多次修订这本数百万字的巨著，受到国内外的高度评价。

2. 倾心教育，桃李满园　在医学教育中，诸福棠教授非常重视对下一代的医德教育。现已花甲之年的学生们至今仍记得老院长的谆谆教诲："要把病人当作自己的弟弟、妹妹，看作亲人""冬天给孩子们作叩诊或触诊的时候，要先在热水里或暖气上温温手。"在门诊看病时，只要一看到患儿骨瘦如柴，家长衣衫褴褛，便在处方笺上写上"Free"字样，患儿即可免费接受一切治疗。

3. 高风亮节，道德楷模　诸福棠教授是中国儿科医学的奠基人之一，名扬海外的医学家，同时他具有远远超出一般人的优秀品格及道德情操。他为人温厚谦和，待人平等，从不居功自傲，自视尊贵。1975年诸福棠教授参加第四届全国人民代表大会，听到周恩来总理发出要在20世纪内实现四个现代化的号召，爱国激情油然而生，征得老伴儿同意，把几十年积攒下来的十万元钱，以交党费的形式全部献给了国家。

【启示】

1. 公慈勤和，乐于奉献　诸福棠像流水般平静从容，波澜不惊，"公慈勤和"就是他散发出来的特质，能这样不记苦难、从容应对，还时刻以自己的精神和物质财富兼济天下，是真正的精神贵族。作为一名白衣天使，应该学习这种爱与奉献、春风化雨的精神，在平凡的工作中，能够始终微笑着为病人服务，急病人之所急，想病人之所想，尽最大努力把每项护理工作做好。

2. 爱国情、强国志、报国行　诸福棠教授在任北平私立儿童医院院长期间帮助无数贫困病人就医。中华人民共和国成立后，他又主动把医院上交给国家。作为名享海外的医学家，不仅医术精湛，廉洁行医，而且艰苦朴素，淡泊名利，晚年将自己几十年的积蓄无私捐给国家。其为国为民无私奉献的精神，为我们护理工作者所敬仰和学习。近年来护理工作者的身影无数次出现在新冠肺炎疫情防控、抗震救灾、抗洪抢险的现场，她们义无反顾、逆行出征，生动地诠释了新时代护理工作者的光辉形象。

3. 人文关怀，见微知著　诸福棠教授医疗技术精湛，对待患儿更是一片慈心柔肠，深得人们称赞。什么是人文关怀，这就是人文关怀。人文关怀藏在为病人服务的每一个细节里。心怀仁爱之心，亦会有仁爱之举。每一位护理同仁都应学习诸老前辈这种细节中的仁爱之举，贯穿在日常工作当中，让病人感受到我们的专业和温暖。

（徐玉兰）

URSING

第十三章

老年人护理实训

13章 数字内容

─── 学 习 目 标 ───

- 知识目标：
  1. 能复述老年人常见疾病的护理要点。
  2. 能列举常见的老年人综合评估指标。
  3. 能阐述老年人常见疾病的护理相关进展。
- 能力目标：
  1. 能根据病人的实际情况提供正确有效的护理措施。
  2. 能根据老年人的需求实施轮椅、助行器、床上擦浴 / 洗头、吞咽功能训练等技术操作及跌倒 / 坠床的预防措施。
  3. 能够对特殊老年人开展老年综合评估。
- 素质目标：
  1. 能将人文关怀、职业道德体现在老年人照护及技术操作的全过程。
  2. 能根据不同老年病特征为病人及其照顾者提供个性化的心理护理。

第一节 肌少症病人护理

案 例 导 入

病人,女性,61岁。因间断乏力5余年,加重3个月,昨日摔倒后就诊入院。病人自述5年来,自觉间断虚弱、乏力,劳累后加重,休息可缓解,无明显活动受限。近3个月病人严重乏力、步态缓慢、行走困难、四肢明显纤细无力,拧瓶盖废力,咀嚼无力,洗漱、做饭时摔倒过2次。病人平素户外活动少,饮食以素食为主,饮用奶制品后腹泻,平时大便正常,发病以来体重减轻。病人育有两儿两女,均已成家,现与其中一个儿子共住。病人性格内向,坚强独立。

体格检查:T 36.5℃,P 69次/min,R 17次/min,BP 130/80mmHg。身高159cm,体重43kg,体重指数(BMI)17.0kg/m²。步态缓慢,行走不便,意识清醒,四肢明显纤细。

辅助检查:双能X射线吸收法(DEXA)示相对骨骼肌指数(RSMI)为4.0kg/m²。肌肉力量测定:握力为13kg。体能测定:6m。正常步速为0.5m/s。肌量和肌质评估:DEXA评估四肢骨骼肌质量(ASM)为14kg。骨骼肌质量参数(SMI)为5kg/m²。

诊断:肌少症。

实训一

情 境 一

病人入院后,遵医嘱予以肌肉运动训练、营养支持、生长激素等治疗。住院第2天仍自觉乏力、无法独立行走。T 36.3℃,P 66次/min,R 16次/min,BP 122/70mmHg。医生建议加强功能锻炼,达到5min内步行200m的目标。

【护理评估】

1. 健康史 病人自觉乏力、无法独立行走。
2. 身体状况 全身乏力、意识清醒、步态缓慢、行走不便、四肢明显纤细。
3. 心理-社会状况 病人育有两儿两女,均已成家,现与其中一儿共住。病人性格内向,坚强独立。

【主要护理诊断/问题】

1. 活动无耐力 与肌力减退、肢体乏力有关。
2. 营养失调:低于机体需要量 与长期饮食不均衡、蛋白质摄入过少等有关。
3. 有跌倒的危险 与肌肉减少导致无力有关。
4. 知识缺乏:缺乏肌少症疾病及其康复的相关知识。

【护理目标】

1. 病人能进行适度活动。
2. 病人营养状况得到改善,体重增加。
3. 病人能理解并识别跌倒的危险因素,预防跌倒。
4. 病人能够掌握肌少症疾病及其康复的相关知识。

Note:

【护理措施】

1. **活动无耐力护理** 卧床期间,护士鼓励病人做四肢功能训练,指导病人进行抗阻运动,协助病人使用助行器或腋杖进行功能训练(实施详见助行器、腋杖使用操作流程)。

2. **饮食护理** 适当补充营养。蛋白质和能量供给平衡作为多模式治疗方案的一部分有助于预防或逆转肌少症。因此,肌少症病人的饮食护理有:

(1) 给予高蛋白、高热量、高维生素,富含钾、钙的饮食,如鸡蛋、肝、鱼肝油,多吃一些深颜色的蔬菜、水果和豆类等。

(2) 为病人安排充足的进餐时间,告知病人进餐时如感到咀嚼无力,应适当休息后再继续进食。

(3) 教会病人和家属自我观察营养状况的方法,出现食物摄入量明显减少、体重减轻或消瘦、精神不振、皮肤弹性减退等营养不良表现时,应及时就诊。

3. **安全护理** 病人存在全身乏力、步态稳定性下降、肌肉量减少等引发跌倒的危险因素,故应保持病室环境整洁、宽敞、安全、光线充足、无障碍物和地面干燥;嘱病人穿防滑的平底鞋;病人在活动时须有人陪同,初次下床应在床边坐 5~10min,如无头部不适即可下床,以预防直立性低血压,卧床休息时拉起床档避免发生坠床。

4. **心理护理** 肌少症病人的跌倒风险增加,机体功能和生活质量下降,应鼓励家属进行陪伴式照顾,加强沟通交流,创造温馨的生活环境,以缓解病人的紧张情绪。同时,鼓励并辅助病人进行循序渐进地运动以改善症状,从而帮助病人树立战胜疾病的信心。

5. **健康教育**

(1) 疾病知识指导:帮助病人认识肌少症,告知病人肌少症的诱因、临床表现、治疗及预后,介绍治疗目的是缓解和逆转肌肉质量和力量的下降,减少并发症,提高生活质量。因此,嘱咐病人避免过度劳累、情绪激动等诱发因素;遵医嘱给予维生素 D_3、生长激素等药物,并注意观察药物的不良反应。若使用不当,会对泌尿系统、呼吸系统及内分泌系统造成不同程度的影响。病人在服用上述药物时应定期进行血生化指标的监测,如有异常情况及时就诊。

(2) 活动与休息指导:鼓励病人坚持适当的运动和体育锻炼,采取适当的抗阻训练可提高肌肉力量,有利于保持肌肉的整体功能并延缓衰老,从而提高生活质量;坚持每日户外晒太阳 30min 以上,促进维生素 D_3 的吸收,维持骨骼肌量和功能。

助行器使用操作流程

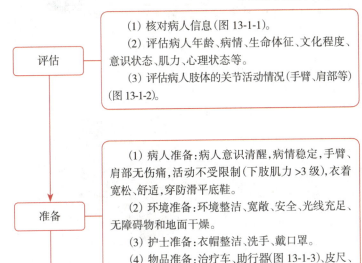

| 评估 | (1) 核对病人信息(图 13-1-1)。
(2) 评估病人年龄、病情、生命体征、文化程度、意识状态、肌力、心理状态等。
(3) 评估病人肢体的关节活动情况(手臂、肩部等)(图 13-1-2)。 |

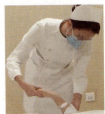
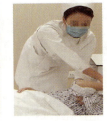

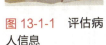

图 13-1-1 评估病人信息　　**图 13-1-2** 评估病人肢体活动情况

| 准备 | (1) 病人准备:病人意识清醒,病情稳定,手臂、肩部无伤痛,活动不受限制(下肢肌力 >3 级),衣着宽松、舒适,穿防滑平底鞋。
(2) 环境准备:环境整洁、宽敞、安全、光线充足、无障碍物和地面干燥。
(3) 护士准备:衣帽整洁、洗手、戴口罩。
(4) 物品准备:治疗车、助行器(图 13-1-3)、皮尺、速干手消毒剂、生活垃圾桶、医疗垃圾桶。 |

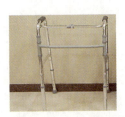

图 13-1-3 助行器

Note:

助行器准备

（1）助行器高度调节：助行器的高度与病人穿鞋站立时鞋底到股骨大转子的高度一致。若病人取平卧位时，助行器的高度则为足底到股骨大转子的距离加鞋底厚度（图13-1-4）。

（2）再次核对病人信息。

（3）向病人及其家属说明使用助行器的目的、方法，消除其紧张情绪，取得理解和配合。

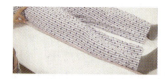

图 13-1-4　助行器高度

使用助行器

（1）扶病人坐起，初次下床者应在床边坐5~10min，无头晕者可下床，以防发生直立性低血压（图13-1-5）。

（2）将助行器置于身前，嘱病人两手臂放松。

（3）肘部微屈，助行器的顶部与病人手腕齐平后站立（图13-1-6）。

（4）病人站在助行器中间，双手持助行器，向前移动约一步距离（图13-1-7）。

（5）病人迈步：病人站在助行器中间，先迈患侧肢体，患侧肢体向前一步，重心前移，稳定后，移动健侧肢体向前一步，落在助行器后架连线的中央水平区域附近（图13-1-8）。重复这些步骤，稳定后向前行走。注意：迈步时腿部不要迈得太靠近助行器，以免向后倾倒。

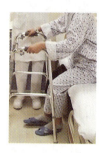 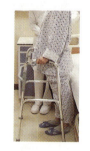

图 13-1-5　协助坐位　　图 13-1-6　协助站立

 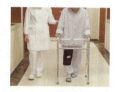

图 13-1-7　协助步行　　图 13-1-8　助行器的使用

整理、记录

（1）整理用物。

（2）核对信息，洗手。

（3）记录，签名。

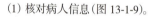

腋杖使用操作流程
（以双腋杖为例）

评估

（1）核对病人信息（图13-1-9）。

（2）评估病人年龄、文化程度、意识状态、肌力、心理状态等。

（3）评估病人肢体的关节活动情况（手臂、肩部等）（图13-1-10）。

 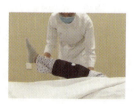

图 13-1-9　核对病人信息　　图 13-1-10　评估病人肢体活动情况

准备

（1）病人准备：病人意识清醒，病情稳定，手臂、肩部无伤痛，活动不受限制（下肢肌力>3级），衣着宽松、舒适，穿防滑平底鞋。

（2）环境准备：环境整洁、宽敞、安全、光线充足，地面干燥。

（3）护士准备：衣帽整洁，洗手，戴口罩。

（4）物品准备：腋杖（图13-1-11）、皮尺、速干手消毒剂、生活垃圾桶、医疗垃圾桶、治疗车。

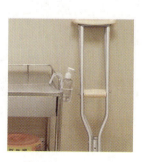

图 13-1-11　腋杖

腋杖准备

根据病人身高选择腋杖高度，通常腋杖高度（cm）=身高（cm）-40cm。

协助病人使用腋杖

（1）扶病人坐起。初次下床者应在床边坐 5~10min，无头晕再下床，以防发生直立性低血压（图 13-1-12）。

（2）将腋杖放于病人腋窝处，病人将双腋杖支撑在双脚两侧的前上方，保持身体平衡。

（3）伸直肘部，用双手支撑身体，腋窝有重要的血管、神经丛通过，避免受压后损伤。

（4）将腋杖置于病人两侧腋下，腋窝与腋杖软垫间相距 2~3 指（图 13-1-13）；两个腋杖的顶部尽量压在胸侧壁上，避免病人的腋窝直接顶在腋杖上；腋杖脚距离病人脚约 15cm。

（5）腋杖步态的选择：①两点步态：左杖与右脚，右杖与左脚，向前行走。②三点步态：双杖前移 30cm 左右，迈患侧肢体，前移至双拐之间，足尖与双杖头齐平，健侧肢体向前一步，不超过患肢。③四点步态：依次使用左杖，右脚，右杖，左脚，向前行走（图 13-1-14）。

（6）上楼梯：健侧肢体先上，患侧肢体与双杖一起上楼梯（图 13-1-15）。下楼梯：双杖先下，患侧肢体下楼梯，后健侧肢体下楼梯（图 13-1-16）。行走过程中注意观察病人反应，如出现头晕、面色苍白、心悸等不适症状，应马上停止行走，指导病人取坐位或平卧位。

整理、记录

（1）整理用物。
（2）核对信息、洗手。
（3）记录并签名。

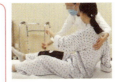
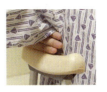

图 13-1-12 预防直立性低血压　　图 13-1-13 腋窝与腋杖软垫间的距离

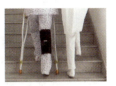

图 13-1-14 腋杖的使用　　图 13-1-15 上楼步态

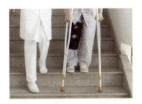

图 13-1-16 下楼步态

【护理评价】

1. 病人能进行适度活动。
2. 病人营养状况得到改善，体重增加。
3. 病人未出现跌倒的情况。
4. 病人能够掌握肌少症疾病及其康复的相关知识。

【实训拓展】

1. **肌少症病人主要的运动治疗方式**　运动是获得和保持肌肉量和肌力最有效的手段之一，是肌少症治疗的主要方法。此方法拥有成本低、效果显著的优点。通过早期的有效干预，能够预防、推迟、治疗，甚至逆转肌少症。肌少症病人主要的运动治疗方式包括抗阻运动和有氧运动。

（1）抗阻运动：是指肌肉在克服外来阻力时进行的被动运动。目前，大多数研究表明抗阻训练对老年人来讲是安全的。美国运动医学会（ACSM）建议，要提高肌力和肌耐力，可通过弹力带、板凳深蹲等方式进行训练，每周完成 2~3 组力量训练，每组至少 8~12 次最大重复运动。50~60 岁才开始力量训练的人和虚弱的个体可以采用较低负荷，以最大重复次数为 10~15 次的负荷量为宜。对老年人或体弱者，易引起关节损伤，避免进行大强度训练，以免发生血压升高等不良反应。

（2）有氧运动：是指人体在氧气充分供应的情况下进行体育锻炼。步行是最适合老年人的一项运动，日行 8 000 步以上，每分钟 650 步左右。快走或慢跑每周进行 1~3 次，距离约为 1 200m（10min 内），可以快走、慢跑相交替。此外，可根据身体状况和个人喜好选择医疗保健操、太极拳、游泳、打乒乓球、瑜伽、骑自行车等运动。老年人在运动时，心率应控制在最大心率的 60%~80% 为宜，一个人的最大心率为 220 减去年龄，因此老年人在运动时心率应以（220– 年龄）× 60% 为下限、（220– 年龄）× 80%

Note：

为上限为宜。

2. 病人出现肌少症的早期判断方法

（1）根据外观判断

1）观察虎口、锁骨上窝及太阳穴处：一般的老年人应该都是饱满、有肌肉的，但有些肌少症病人，这3处都可能出现凹陷或肌肉流失的问题。①手背虎口：示指与拇指靠拢时，拇指前后移动时骨骼间的肌肉应该为平坦或隆起的。②锁骨：当肌肉放松、手臂放下时，女性可微微看到锁骨，男性则不应看到。③太阳穴：肌肉量足够时，太阳穴应是饱满状态；若呈现凹陷，则有肌肉流失。

2）测量小腿的周长：老年人用自己左右两手的拇指及示指一起将小腿圈起来，如果出现很轻易就能把自己的小腿圈起，或呈现空隙很大的情况时要注意，可能有肌少症的风险。

（2）根据活动能力判断：观察老年人日常的活动能力，也能判断出是否有肌少症的风险。

1）走路迟缓：在室内平地行走时，是否会越走越慢，或出现行走困难的现象。

2）握力下降：在平时拿取物品或是日常购物时，是否可以轻易拿起大约5kg的重物；另外，毛巾总是拧不干、水杯总是拿不稳等现象都可能是握力下降的表现。

3）行动吃力：从椅子上起身变得困难，无法马上站立起来，必须用手撑住桌面或扶手，才能从椅子站立起来。爬楼梯出现困难，爬两三台阶就需要休息，都可能是因肌肉流失而影响行动能力。

4）跌倒概率增加：若在过去1年里，有连续跌倒2次以上，就须特别留意。

5）体重减轻：如果过去6个月内，在非刻意减重的情况下，体重减轻5%，例如原本体重60kg的老年人，半年内没有特别原因体重掉了3kg（原本体重的5%），这时也需特别注意。

（3）根据自我感受判断：当老年人自己感觉到有以下现象时，家人要特别注意。

1）自觉与亲人或朋友握手时，握力变弱。

2）过马路时，以往一个绿灯时间内就可以一次性地过完马路，但现在可能走到一半，就变成红灯。

3）过去上、下楼梯可以不用借扶手使力，现在需要扶手辅助，才能顺利地上、下楼梯。

除上述用观察的方式评估之外，2013年学者莫利（Morley）开发出包括肌肉强度（strength）、行走是否需要辅助（assistant in walking）、从椅子上起身（rise from a chair）、爬楼梯（climb stair）、跌倒（fall）5项判断标准的肌少症快速筛查工具——老年肌少症筛查问卷（SARC-F）。该问卷可以评估个体的5项功能状况，可轻易筛检出是否有患肌少症的可能。SARC-F筛查问卷内容见表13-1-1。

表 13-1-1　SARC-F 筛查问卷内容

SARC-F 筛查问卷内容		
S（strength，肌肉强度）	提起5kg的重物是否有困难	没有困难0分 有点困难1分 非常困难或提不起来2分
A（assistant in walking，行走是否需要辅助）	走一个房间的距离是否有困难	没有困难0分 有点困难1分 非常困难，要协助2分
R（rise from a chair，从椅子上起身）	从椅子或床上起身是否有困难	没有困难0分 有点困难1分 非常困难或需要帮助2分
C（climb stair，爬楼梯）	一次爬10阶楼梯是否有困难	没有困难0分 有点困难1分 非常困难或无法完成2分
F（fall，跌倒）	过去一年中跌倒的次数	没有跌倒0分 1~3次1分 4次以上2分

注：将以上5个问题评估的分数相加，若大于4分，则表示可能已有肌少症，要特别注意。

Note：

➕ **实训二**

情　境　二

入院 5d 后,病人意识清醒,自觉乏力症状减轻,能借助辅助工具安全行走,但不能长距离行走。外面天气晴朗,护士和病人交流中发现病人想外出晒太阳,但使用腋杖不能长时间行走,测量生命体征:T 36.5℃,P 70 次 /min,R 16 次 /min,BP 125/80mmHg,体重增加 1kg。病人肌肉力量测定:握力增加至 18kg。

【护理评估】

1. **健康史**　病人肌肉力量测定:握力增加至 18kg。
2. **身体状况**　病人意识清醒,自觉乏力症状减轻,能借助辅助工具安全行走。T 36.5℃,P 70 次 /min,R 16 次 /min,BP 125/80mmHg,体重增加 1kg。
3. **心理 - 社会状况**　病人平时独立坚强,老伴儿是主要照顾者,病人想要学会使用轮椅。
4. **辅助检查**　肌肉力量测定:握力为 18kg。

【主要护理诊断 / 问题】

1. **有跌倒的危险**　与肌肉减少导致无力有关。
2. **知识缺乏**:缺乏轮椅使用的相关知识。

【护理目标】

1. 病人未出现跌倒状况。
2. 病人能够灵活使用轮椅。

【护理措施】

1. **跌倒的预防护理**　护士做好轮椅应用指导训练,教会病人轮椅的使用方法(实施详见轮椅使用操作流程);病情轻微者在医务人员指导下可自行使用;病情严重者需在家属及照顾者的陪同下使用。床边设置床档以防止病人跌倒从而坠床,轮椅使用过程中要密切观察病人意识变化。

2. **心理护理**　肌少症病人因肌肉减少导致无力,甚至会产生焦虑。护士与家属应多陪伴、多关心病人,鼓励病人进行适当的运动来增加肌力,减轻他们的无力感及焦虑情绪。在生活中注意倾听病人的感受,尽可能满足病人的合理需求。

3. **健康教育**

(1) 活动指导:告知病人功能锻炼的重要性以及进行训练时的注意事项。老年人须选择适合自己的抗阻训练来增加肌肉,如使用哑铃、握力器,打太极拳或者八段锦等运动。运动量因人而异,量力而行,应以病人运动时无头晕等不适为宜。若出现任何不适,应向医生咨询过后再继续。建议 30min/d 或 6 000 步 /d 有氧运动(快走、慢跑)每周 3~5 次,或 2 次 / 周抗阻力运动(坐位抬腿、举哑铃)。

(2) 轮椅使用相关知识指导:向病人讲解轮椅使用的相关知识及注意事项,保证病人安全、舒适。指导病人及家属在使用前首先检查轮椅性能是否完好;推轮椅时,注意双手用力均匀、平稳,避免颠簸,嘱病人手扶轮椅扶手,尽量靠后坐,勿向前倾身或自行下车,以免跌倒,必要时加用约束带;乘坐电梯时注意观察楼层电梯门处是否平稳,以免发生意外,如遇到障碍物,勿用轮椅撞门或障碍物;病人若出现下肢浮肿、溃疡或关节疼痛等表现,可将脚踏板抬起,垫以软枕;病人下轮椅时将轮椅推至床边,固定轮椅,抬起踏脚板,扶病人下轮椅;天气寒冷时双腿应遮盖毛毯,注意保暖;须定期检查轮椅的功能及添加润滑油,保持其处于完好备用状态。

Note:

轮椅使用的操作流程

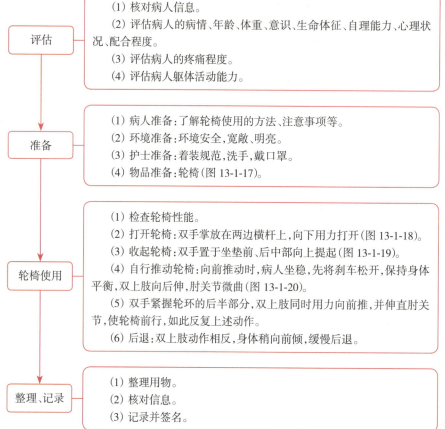

评估
(1) 核对病人信息。
(2) 评估病人的病情、年龄、体重、意识、生命体征、自理能力、心理状况、配合程度。
(3) 评估病人的疼痛程度。
(4) 评估病人躯体活动能力。

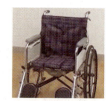
图 13-1-17　轮椅

准备
(1) 病人准备:了解轮椅使用的方法、注意事项等。
(2) 环境准备:环境安全,宽敞、明亮。
(3) 护士准备:着装规范,洗手,戴口罩。
(4) 物品准备:轮椅(图 13-1-17)。

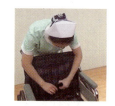
图 13-1-18　轮椅打开

轮椅使用
(1) 检查轮椅性能。
(2) 打开轮椅:双手掌放在两边横杆上,向下用力打开(图 13-1-18)。
(3) 收起轮椅:双手置于坐垫前、后中部向上提起(图 13-1-19)。
(4) 自行推动轮椅:向前推动时,病人坐稳,先将刹车松开,保持身体平衡,双上肢向后伸,肘关节微曲(图 13-1-20)。
(5) 双手紧握轮环的后半部分,双上肢同时用力向前推,并伸直肘关节,使轮椅前行,如此反复上述动作。
(6) 后退:双上肢动作相反,身体稍向前倾,缓慢后退。

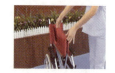
图 13-1-19　轮椅收起

整理、记录
(1) 整理用物。
(2) 核对信息。
(3) 记录并签名。

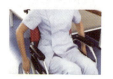
图 13-1-20　向前推动轮椅

【护理评价】

1. 病人未出现跌倒情况。
2. 病人可以灵活地使用轮椅。

【实训拓展】

1. 轮椅的种类　轮椅种类较多,可供不同类型的病人进行选择、使用。一方面,可以在最大程度上帮助病人进行日常生活;另一方面,可以帮助病人进行康复训练。目前,轮椅的种类主要有以下几种:

(1) 手推型轮椅:由他人推动的轮椅,扶手可用开放式、固定式、拆卸式,手推式轮椅主要作为护理用椅。

(2) 电动轮椅:可供成人或儿童使用,重量约为标准轮椅的一倍,可满足不同病人的需求。有多种控制方式,可选用手或前臂进行操作,此种轮椅的遥控杆非常灵敏,利用手指或前臂即可进行操作。对于手和前臂完全丧失功能的病人,可选用下颌进行操控的电动轮椅。现在已经有了应用呼吸和眼睛进行操作控制的电动轮椅。

(3) 运动型轮椅:根据比赛需要而设计的一种特殊轮椅。质量轻,运行较快。选用高强度的轻型材料,能将扶手和搁脚板拆除,还可将靠背把手的部分进行拆除。

(4) 躺式轮椅:靠背能从垂直状态向后倾斜直至水平位。搁脚板也能自由变换角度。

(5) 折叠式轮椅:车架等可折叠,便于携带和运输。这是目前国内外应用最为广泛的一种。根据不同的椅坐宽度和轮椅的高度,可供成人、少年和儿童使用,还可根据需要换用较大的椅背和靠背,以适应儿童不断生长的需要。折叠式轮椅的扶手或搁脚板均为拆卸式的。

(6) 其他特殊轮椅:如单侧受动型轮椅、上厕所专用轮椅、附有升降装置的轮椅等。

2. 肌少症病人的坐姿训练方法

(1) 病人坐稳,后背紧贴轮椅靠背,双眼平视,坐姿端正。

(2) 上身稍前倾,双上肢扶住扶手,肘关节微曲,双下肢屈曲。

(3) 髋与膝处于同一高度,双足平行与骨盆同宽。

3. 肌少症病人的减压训练方法

(1) 病人用双上肢支撑身体,抬起臀部减压,片刻后放下臀部,反复进行练习,每次练习 15~20min。

(2) 不能用双上肢支撑身体者,可使躯干侧倾,一侧臀部离开坐垫并抬起。

(金瑞华)

第二节　帕金森病病人护理

案例导入

病人,女性,71 岁。因颈部僵硬、四肢震颤伴运动迟缓 10 余年,近 2 个月活动不便加重、吞咽功能障碍入院。病人自述 10 年前出现颈部僵硬、左上肢不自主抖动,生活可以自理;近 2 个月上肢抖动加重,系鞋带、夹菜等动作迟缓,下肢行动不便,吞咽困难,饮水呛咳,坚持服用多巴丝肼片。平素户外活动少,近 2 个月一直卧床,食量减少,体重减轻 2kg,有焦虑情绪,既往有高血压史。育有一儿一女,均已成家。病人性格内向,坚强独立,儿子是主要照顾者。

体格检查:T 36.4℃,P 80 次 /min,R 16 次 /min,BP 160/80mmHg;意识清醒,面具脸,流涎较多、颜面、躯干皮脂腺分泌增多;四肢肌力 5 级,肌肉无明显萎缩,肱二头肌、膝跳反射无明显亢进;四肢肌张力增高,呈齿轮样强直,左侧重于右侧。血常规、尿常规、血脂、血糖、肝肾功能、心电图、脑电图均未见异常。

诊断:帕金森病。

实训一

情　境　一

病人入院后给予一级护理,遵医嘱予以多巴丝肼片、金刚烷胺等药物治疗。住院第 1 天,进食评估问卷调查工具 -10(EAT-10)筛查 30 分;饮水试验 3 级,存在吞咽功能障碍,进食量少,焦虑自评量表(SAS)评分 59 分,轻度焦虑。

【护理评估】

1. **健康史**　病人自觉吞咽困难,进食量减少。病人诉颈部僵硬、四肢震颤伴运动迟缓 10 余年,近 2 个月上肢抖动加重、系鞋带、夹菜等动作迟缓,下肢行动不便,吞咽困难。

2. **身体状况**　意识清醒,面具脸,活动不便,四肢肌张力严重增高,吞咽障碍。

3. **心理 - 社会状况**　病人育有一儿一女,均已成家。病人性格内向,坚强独立,儿子是主要照顾者。焦虑自评量表(SAS)评分 59 分,轻度焦虑。

【主要护理诊断 / 问题】

1. **吞咽障碍**　与咀嚼肌无力有关。

2. 焦虑　与病情加重、长期卧床等有关。

【护理目标】

1. 病人及家属掌握进食方法。
2. 病人情绪良好,焦虑情绪好转。

【护理措施】

1. 病人吞咽功能的训练　进食时让病人尽量保持直立体位或上身前倾15°。发生咳嗽时停止喂食,让其休息至少30min后再试。若发生误吸、呛咳等情况,立即将食物排出:用手挖出、拍背或用吸痰管吸出。告知病人及家属吞咽功能训练方法及注意事项(实施详见吞咽功能训练操作流程)。

2. 用药护理　遵医嘱用药,从小剂量开始,逐步、缓慢加量直至维持有效剂量。服药期间避免使用维生素 B_6、氯氮䓬、利血平、氯丙嗪、奋乃静等药物,以免降低药物疗效或导致直立性低血压。以下是帕金森病病人常用药物的用法、不良反应和注意事项:

(1)金刚烷胺:50~100mg 口服,2~3 次/d,对少动、强直、震颤均有改善作用,但是可引起恶心、呕吐、失眠、眩晕、水肿、惊厥、玫瑰斑等不良反应,尽量在黄昏前服用,避免失眠。

(2)多巴丝肼:口服治疗自 62.5mg 开始,2~3 次/d,依据症状控制情况,缓慢增加其剂量和服药次数,最大剂量不应超过250mg,3~4 次/d。服药时,避免嚼碎药片;避免与含高蛋白的食物一起服用;避免突然停药;服药期间可引起恶心、呕吐、便秘、眩晕、幻觉、异动症、"开 - 关现象"等不良反应,当出现"开 - 关现象"时最佳服药时间为饭前 30min 或饭后 1h。

服药过程中要注意观察震颤、肌强直和其他运动功能、语言功能的改善程度,观察病人坐起的速度、步行的姿态、讲话的音调与流利程度、写字、梳头、扣纽扣、系鞋带以及进食动作等,以确定药物疗效。

3. 心理护理　病人因吞咽功能障碍导致进食量少,日常生活受到影响而心情烦躁、痛苦、焦虑。教会病人及家属掌握进食的方法,指导家属多与病人一起进食,为病人创造良好的亲情氛围。并与家属一起安慰、鼓励病人,帮助病人树立战胜疾病的信心。

4. 饮食健康教育

(1)食物种类的选择:给予含高热量、高维生素、高纤维素、低盐、低脂、适量优质蛋白的易消化饮食,并根据病情变化及时调整和补充各种营养素,同时戒烟、戒酒。由于高蛋白饮食会降低左旋多巴类药物的疗效,故不宜盲目给予过多的蛋白质;槟榔为拟胆碱能食物,可降低抗胆碱能药物的疗效,应避免食用。主食以谷类为主,多选粗粮,多食新鲜蔬菜、水果,多喝水(每日饮水量 2L 以上),以防止便秘,减轻腹胀。

(2)食物形态的选择:建议选择糊状食物,避免流质饮食,以免引起呛咳等。

(3)进食的方法:进食或饮水时保持坐位或半卧位,注意力集中,给予病人充足的进餐时间和安静的进食环境,不催促、不打扰病人进食;少量多餐,选用稀粥、面片、蒸蛋等精细制作的小块食物或黏稠不易反流的食物,并指导病人少量分次吞咽,做好相应护理,防止经口进食引起的误吸、窒息或吸入性肺炎等。

吞咽功能训练操作流程

| 评估 | (1)核对病人信息(图 13-2-1)。
(2)评估病人意识状态和头部抬高的姿势(图 13-2-2)。
(3)评估吞咽功能,使用 EAT-10 量表筛查(图 13-2-3)。 |

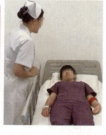
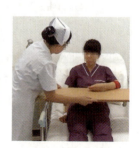

图 13-2-1　核对病人信息　　图 13-2-2　评估病人意识状态和头部抬高的姿势

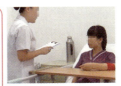

图 13-2-3　使用 EAT-10 量表筛查　　图 13-2-4　饮水试验体位

饮水试验

(1) 病人准备:取坐位(图 13-2-4)。

(2) 环境准备:带餐板的病床或轮椅,周围环境清洁、安静。

(3) 护士准备:衣帽整洁,修剪指甲,洗手,戴口罩。

(4) 用物准备:水杯、弯盘、听诊器、50mL 凉开水或矿泉水、1~10mL 注射器、长柄小勺、擦手纸和垃圾袋。

(5) 试验:先让病人一次喝下 1~3 汤匙水。如无问题,再让病人像平常一样喝下水 30mL。然后观察和记录饮水时间,有无呛咳、饮水状况等观察,包括啜饮、含饮水从嘴角流出、呛咳、饮后声音改变及听诊情况等。

颈部听诊

(1) 将听诊器放置于喉部的外侧缘,听正常呼吸、吞咽和讲话时的气流声(图 13-2-5)。

(2) 对比吞咽前、后的呼吸音,分辨呼吸道是否有分泌物或残留物。

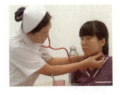

图 13-2-5　颈部听诊　　图 13-2-6　直接训练的体位

直接训练

(1) 病人准备:进食的体位为坐位或取躯干呈 30° 仰卧位,头部前屈(图 13-2-6)。

(2) 环境准备:带餐板的病床或轮椅,周围环境清洁、安静。

(3) 护士准备:衣帽整洁,修剪指甲,洗手,戴口罩。

(4) 用物准备:根据病情准备合适的 300~400mL 食物,300mL 温开水,长柄小勺、手电筒、擦手纸和垃圾袋。

图 13-2-7　糊状食物

吞咽训练

(1) 糊状食物(图 13-2-7)。

(2) 偏瘫侧肩部垫高,喂食者位于病人健侧处。

(3) 食物放于健侧舌后部或健侧颊部,有利于食物的吞咽。先以少量试吃(3~4mL),然后酌情增加(3mL、5mL、10mL……)。

(4) 调整合适的进食速度,前一口吞咽完成后再进食下一口,避免出现 2 次食物重叠入口。

代偿性训练

(1) 侧方吞咽:让病人分别进行左、右侧转头做侧方吞咽,以去除梨状隐窝部的残留食物(图 13-2-8)。

(2) 空吞咽与交替吞咽:每次进食吞咽后反复进行几次空吞咽,使食团全部咽下,然后再进食,可除去残留食物,防止误吸。亦可每次进食吞咽后饮少量的水(1~2mL),既利于刺激诱发吞咽反射,又能达到去除咽部残留食物的目的。

(3) 用力吞咽:嘱病人将舌用力向后移动,将食物推进咽腔,增大口腔吞咽时的压力,减少食物残留。

(4) 点头样吞咽:嘱病人颈部尽量前屈,形状似点头,同时做吞咽动作,可去除会厌谷残留食物(图 13-2-9)。

(5) 低头吞咽:嘱病人颈部尽量前屈做吞咽动作,使会厌谷的空间扩大,并让会厌向后移位。避免食物溢漏入喉前庭,更有利于保护气道。收窄气管入口,咽后壁后移,使食物尽量离开气管入口处(图 13-2-10)。

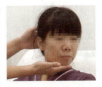 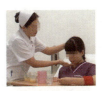

图 13-2-8　侧方吞咽　　图 13-2-9　点头样吞咽

检查

(1) 检查病人口中有无残留物。

(2) 对比吞咽前、后呼吸音,分辨呼吸道是否有分泌物或残留物(图 13-2-11)。

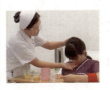

图 13-2-10　低头吞咽　　图 13-2-11　听诊呼吸音

整理、记录

(1) 协助病人取舒适体位,整理床单位。

(2) 分类处理用物。

(3) 记录并签名。

【护理评价】

1. 病人及家属掌握进食方法。
2. 病人焦虑情绪缓解。

【实训拓展】

1. **帕金森病病人的 EAT-10 量表** EAT-10 量表是由吞咽困难专家等多学科团队开发的主观评估工具,具有良好的内部一致性和较高的重测信度(表 13-2-1)。EAT-10 量表能发现早期吞咽障碍和监测治疗效果,临床上广泛用于多种疾病所致吞咽障碍的评估。该量表包含 10 项与吞咽相关的问题,每项评分:0 分,没有;1 分,轻度;2 分,中度;3 分,重度;4 分,严重。总分≥3 分为存在吞咽功能障碍。

表 13-2-1 EAT-10 量表

条目	评分				
1. 我的吞咽问题已经使我体重减轻	0	1	2	3	4
2. 我的吞咽问题影响到我在外就餐	0	1	2	3	4
3. 吞咽液体费力	0	1	2	3	4
4. 吞咽固体费力	0	1	2	3	4
5. 吞咽药片(丸)费力	0	1	2	3	4
6. 吞咽时有疼痛感	0	1	2	3	4
7. 我的吞咽问题影响到我享用食物的快感	0	1	2	3	4
8. 我吞咽时有食物卡在喉咙	0	1	2	3	4
9. 我吃东西有时会咳嗽	0	1	2	3	4
10. 我吞咽时感到紧张	0	1	2	3	4

2. **帕金森病病人的饮水试验及唾液吞咽试验方法**

(1) 饮水试验是日本学者洼田俊夫提出的评定吞咽障碍的试验方法,分级明确、清楚,操作简单,利于选择有治疗适应证的病人(表 13-2-2)。试验方法:病人端坐,喝下 30mL 温开水,观察所需时间和呛咳情况。饮水试验的注意事项:①要求病人意识清醒并能够按照指令完成试验;②不需要告诉病人正在测试,防止紧张;③饮水量要准确。

表 13-2-2 饮水试验评分表

分级	判断
1 级:可一次喝完,无呛咳	正常:1 级,在 5S 内完成
2 级:分两次以上喝完,但无呛咳	可疑:1 级,在 5S 以上完成;2 级
3 级:能一次喝完,有呛咳	异常:3 级;4 级;5 级
4 级:分两次以上喝完,有呛咳	
5 级:屡屡呛咳,难以全部喝完	

Note:

(2) 反复唾液吞咽测试方法:由日本学者才藤荣一于 1996 年提出的一种通过触诊喉结及舌骨上

下运动水平,评估随意性吞咽反射引发功能的方法。操作时,检查者将手指置于被检查者的喉结及舌骨处,嘱其尽量快速、反复吞咽。随着吞咽运动,可触及喉结和舌骨越过手指,向前上方移位,然后复位。确认这种上下运动,下降时刻即为吞咽完成时刻。触诊 30s,确认吞咽次数。高龄病人 30s 内完成吞咽动作应不少于 3 次。一般有吞咽困难的病人,即使第 1 次吞咽动作能顺利完成,但接下来的吞咽动作会变得困难,或者喉头尚未充分上举就已下降。

📋 实训二

> ### 情　境　二
>
> 　　病人入院 2d 后,继续用药治疗,躯体活动仍存在障碍,持续卧床,病人自述全身酸痛,出汗后身体有异味,日常生活活动(ADL)评分 38 分。

【护理评估】

1. **健康史**　病人躯体活动障碍,身体有异味。
2. **身体状况**　病人意识清醒,生命体征正常。
3. **心理 - 社会状况**　病人平时注意卫生、爱干净,儿子是主要照顾者。

【主要护理诊断 / 问题】

1. **进食、沐浴、穿着、如厕自理缺陷**　与活动不便、卧床有关。
2. **舒适度减弱**　与汗液刺激皮肤有关。

【护理目标】

1. 病人能下地进行轻微活动。
2. 病人保持皮肤清洁,身心舒适。

【护理措施】

1. **生活护理**　加强巡视,协助病人进行洗漱、进食、大小便等生活活动。个人卫生方面,指导病人穿柔软、宽松的棉布衣服,勤换被褥、衣服,预防压力性损伤。协助病人床上擦浴(实施详见床上擦浴操作流程)。

2. **床上运动**　告知病人床上运动的目的在于防止和缓解关节强直与肢体挛缩,其有助于维持身体的灵活性,增加肺活量,防止便秘,保持并增强自我照护能力。与病人一起制订可行的锻炼计划,指导病人进行床上运动。

3. **安全护理**　擦浴过程中使用床挡,避免病人坠床;密切观察病人生命体征变化,如有不适立即停止擦浴。

4. **健康教育**　病人因震颤和不自主运动,出汗较多,易造成皮肤刺激和不舒适感,降低皮肤抵抗力,还可导致皮肤破损和继发性皮肤感染。指导病人保持皮肤清洁,勤翻身、勤擦洗,防止局部皮肤受压,改善全身血液循环,预防压力性损伤。

床上擦浴操作流程

评估	(1) 核对病人信息。 (2) 评估病人的病情、年龄、意识、生命体征、心理状态、自理能力及配合程度、皮肤完整性及清洁度。

准备

（1）病人准备：了解床上擦浴的目的、方法及注意事项。

（2）环境准备：调节室温至 22℃ 以上，水温以皮肤温度为准，夏季可略低于体温，冬季可略高于体温。

（3）护士准备：衣帽整洁，修剪指甲，洗手，戴口罩。

（4）用物准备：护理篮（篮内放置含 50% 乙醇溶液润滑油，浴皂，棉签，指甲刀，小剪刀，梳子，床刷及床刷套），水杯，治疗巾，浴巾，小毛巾，清洁的衣裤，两个脸盆，盛有热水的水桶和污水桶。根据需要准备床单、被套、枕套（图 13-2-12）。

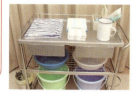 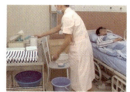

图 13-2-12　用物准备　　图 13-2-13　用物准备

擦洗步骤

1. 携用物至病人床旁，关闭门窗，拉上隔帘。

2. 放平床头及膝下支架，拉起对侧床挡防止病人坠床，移开床旁桌、床旁椅，使其距床约 20cm。

3. 将洗脸盆和香皂盒放在床旁椅上，水桶和污水桶放于方便操作的地方，盆中倒入适宜温度的热水（图 13-2-13）。

4. 擦洗面部和颈部

（1）把浴巾铺在病人颌下，将小毛巾拧干叠成手套状包于手上（图 13-2-14）。

（2）擦洗面部时，先擦洗眼睑，由内眦向外眦进行擦洗，再擦洗额部、鼻翼、面颊、耳郭、耳后、颌下及颈部，注意洗净耳郭、耳后以及颈部皮肤皱褶处（图 13-2-15）。

（3）清洗毛巾，用较干的毛巾再擦洗一遍。

5. 擦洗上肢和手

（1）协助病人脱去上衣，先脱近侧，再脱对侧。如果病人肢体有外伤或其他疾患，则应先脱健侧再脱患侧（图 13-2-16）。

（2）将浴巾铺于病人右上肢下，从近心端向远心端分段擦洗。先擦洗肩和上臂的上 1/2，注意擦洗腋窝皮肤皱褶处，再擦洗上臂的下 1/2 和前臂的上 1/2，注意洗净肘窝，最后擦洗前臂下 1/2（图 13-2-17）。

（3）协助病人面向护士侧卧，把浴巾铺于左上肢下。同法擦洗左上肢（图 13-2-18）。

（4）将浴巾铺在床边，把脸盆置于浴巾上，将病人手部放置于热水中，用毛巾包住病人的手轻轻搓洗后擦干。同法擦洗另一只手（图 13-2-19）。

6. 擦洗胸、腹部

（1）协助病人取仰卧位，将浴巾盖于病人胸部。

（2）擦洗胸部时应分两段纵向擦洗，先从肩部擦洗到乳头，再从乳头擦洗到膈肌处，女病人注意擦洗乳房下面的皮肤皱褶处（图 13-2-20）。

（3）将浴巾盖于病人腹部，从膈肌处擦洗到会阴部，擦洗完腹部的一侧，同法擦洗腹部另一侧，注意擦洗脐部（图 13-2-21）。

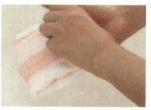

图 13-2-14　手上裹小毛巾　　图 13-2-15　擦洗面部

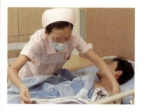 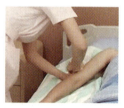

图 13-2-16　协助病人脱衣　　图 13-2-17　擦洗右上肢

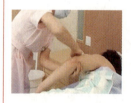 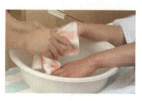

图 13-2-18　擦洗左上肢　　图 13-2-19　擦洗双手

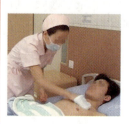 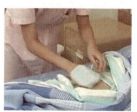

图 13-2-20　擦洗胸部　　图 13-2-21　擦洗腹部

Note:

擦洗步骤

7. 擦洗背部

(1) 协助病人翻身,背向护士侧卧,操作者从上到下,由后颈部到背部再到臀部依次进行擦洗(图13-2-22)。

(2) 用适量含50%乙醇溶液润滑油按摩病人背部。用手掌的大、小鱼际肌紧贴皮肤做压力均匀的环形按摩,由轻到重,再由重到轻,按摩脊柱体表隆突处、两侧肩胛部、髋部,每次按摩3~5min(图13-2-23)。

(3) 按摩完毕,协助病人平卧。为病人穿好清洁的上衣,穿衣服时先穿对侧,再穿近侧。如果病人有肢体的疾患则应该先穿患侧,再穿健侧(图13-2-24)。

8. 擦洗会阴、下肢及足部

(1) 协助病人脱去裤子,先脱近侧,再脱对侧。取出新毛巾,用热水浸湿,女病人冲洗会阴,男病人擦洗会阴(图13-2-25)。

(2) 取出另外一个洗脸盆,放置于床旁椅上,倒入温度适宜的热水为病人擦洗下肢。

(3) 将浴巾铺于右下肢下面,为病人擦洗右下肢(图13-2-26)。从腹股沟开始擦洗大腿上1/2,再擦洗大腿下1/2,然后擦洗小腿上1/2和下1/2的各面。擦洗时,特别要注意清洁腹股沟、腘窝的皮肤皱褶处和大腿的各面。用同样的擦洗顺序和方法为病人擦洗左下肢(图13-2-27)。

(4) 为病人洗脚。将浴巾铺于床尾,将病人的双脚放入热水中,用小毛巾包住病人的脚,轻轻搓洗。同法擦洗另一只脚(图13-2-28)。

(5) 擦洗完毕,协助病人穿好清洁的裤子,先穿对侧再穿近侧(图13-2-29)。

9. 梳理头发　将治疗巾铺在病人的枕头上,为病人梳理头发,先梳对侧,再梳近侧(图13-2-30)。

操作后处理

(1) 移回床旁桌、床旁椅。

(2) 根据病人需要,摇起床头和膝下支架,帮助病人取舒适卧位,拉开隔帘,打开窗户。

整理、记录

(1) 询问病人感受,协助取舒适卧位,整理床单位(图13-2-31)。

(2) 分类处理用物。

(3) 记录并签名。

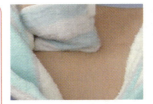
图 13-2-22　擦洗背部

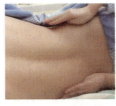
图 13-2-23　按摩背部

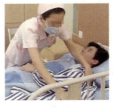
图 13-2-24　协助病人穿衣

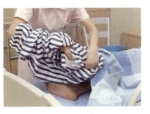
图 13-2-25　协助病人脱裤子

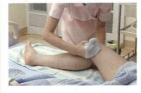
图 13-2-26　擦洗右下肢

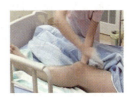
图 13-2-27　擦洗左下肢

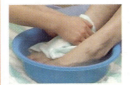
图 13-2-28　洗脚

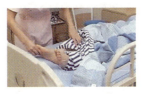
图 13-2-29　协助病人穿裤子

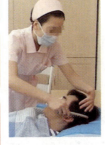
图 13-2-30　梳理头发

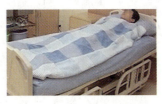
图 13-2-31　整理床单位

【护理评价】

1. 病人自理能力有所提高。

2. 病人舒适度有所提高。

【实训拓展】

1. 关于新型老年护理全身清洗装置

(1) 清洗装置的优势:通过流动水沐浴能够冲洗皮肤细菌、污物、脱落的皮质等,保持皮肤新陈代

Note:

谢和正常的免疫功能。操作方法省力、省时,在机构护理和居家护理中对长期卧床病人有效实施沐浴,进而提高皮肤清洁度,尤其是提高长期卧床老年人皮肤清洁度,降低相关并发症有重要意义。新型老年护理全身清洗装置避免了反复换水和更换毛巾,减少操作人员的反复弯腰动作,有利于降低操作人员腰、背伤的发生率;同时,操作过程简单、快捷,提高了护理的效率和满意度。

(2)清洗装置的使用方法:在征得老年人同意和配合的状态下,直接将充气垫垫于身下,然后充气,接好出水管,水箱中装满水,插上电源,调节水温,为老年人进行床上全身清洁冲洗。冲洗完毕后擦干,穿好干净衣裤。在操作过程中密切观察病情,如出现心率、意识、血压、呼吸等变化或者老年人主述不适时,立即停止操作。

2. 关于无盆擦浴

(1)无盆擦浴的优势:浴盆和水可能含有与医院获得性感染有关的病原体。特别是水源性污染所引起的感染在医院感染中占重要地位,水源性病原体主要通过直接接触方式(如病人淋浴)、间接接触方式(如污染环境或仪器设备)及形成气溶胶等途径在院内传播。使用肥皂和干燥的毛巾都会破坏皮肤屏障功能。新型无盆擦浴采用洁肤液湿巾擦浴,洁肤液为弱酸性配方,能维护皮肤屏障功能;其中含有非离子型表面活性剂更易清洗尿液、粪便,有利于保护皮肤的生理功效。

(2)无盆擦浴的方法:使用干洗洁肤液与一次性湿巾进行擦浴。首先评估病人病情及皮肤情况;准备用物:干洗洁肤液、湿巾各一个;提前将湿巾、干洗洁肤液加温至 40~44℃;取湿巾,铺开对折,干洗洁肤液喷 4 下(约 3.1mL)于湿纸巾上,然后用湿巾进行擦浴。一般一个部位一片湿巾,顺序依次是头、颈、面、左前胸、左上肢、右前胸、右上肢、左下肢、右下肢、会阴部、背部、臀部。如体型较胖、油脂分泌较多可增加湿巾个数反复擦拭。

➕ 实训三

情 境 三

病人入院 4d 后,继续用药治疗,仍存在躯体活动障碍,持续卧床,病人自述疼痛稍缓解,头皮痒,头发有异味,ADL 评分 42 分。

【护理评估】

1. **健康史** 病人躯体活动障碍,头发有异味。
2. **身体状况** 病人意识清醒,生命体征正常。
3. **心理 - 社会状况** 病人平时注意卫生、爱干净,儿子是主要照顾者。

【主要护理诊断 / 问题】

1. **进食、沐浴、穿着、如厕自理缺陷** 与活动不便、卧床有关。
2. **舒适度减弱** 与长时间未清洁头发有关。

【护理目标】

1. 病人能部分生活自理。
2. 病人舒适度提升。

【护理措施】

1. **生活护理** 加强巡视,协助病人进行洗漱、进食、大小便等。个人卫生方面,护士协助病人进行床上洗头(详见床上洗头操作流程)。

2. **预防便秘**　对于顽固性便秘者,应指导病人多喝水,每日双手顺时针按摩腹部,促进肠蠕动;适量服食蜂蜜、麻油等帮助通便;必要时遵医嘱口服液状石蜡、番泻叶等缓泻药,或给予开塞露、灌肠、人工排便等。

3. **安全护理**　洗头过程中注意调节水温与室温,密切观察病人的病情变化,如有异常及时停止。

4. **健康教育**　①帕金森病为一种无法根治的疾病,病程长达数年或数十年,家庭成员身心疲惫,经济负担加重,容易产生无助感。医务人员应关心病人及照顾者,倾听他们的感受,理解他们的处境,尽力帮他们解决困难、走出困境,以便病人获得更好的家庭支持。②照顾者应关心、体贴病人,协助其进食、服药和日常活动。③督促病人遵医嘱正确、按时服药,防止错服、漏服。④预防并发症,及时识别病情变化。⑤病人如出现发热、外伤、骨折、吞咽困难或运动障碍、精神智能障碍加重时应及时就诊。

床上洗头法操作流程

评估
- (1) 核对病人信息。
- (2) 评估病人的年龄、病情、生命体征、意识状态、自理能力、心理状况等。
- (3) 评估病人头发卫生情况。

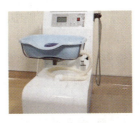

图 13-2-32　洗头车

准备
- (1) 病人准备:取合适体位。
- (2) 环境准备:环境清洁、安静、光线充足、温、湿度适宜。
- (3) 护士准备:着装规范,剪指甲,洗手,戴口罩。
- (4) 用物准备:洗头车(图 13-2-32)、毛巾、隔水垫、梳子、洗发液、眼罩或纱布、耳塞或棉球、手套、吹风机、手消毒液、医疗垃圾桶、生活垃圾桶。

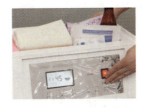

图 13-2-33　水温调节

洗头
- (1) 再次核对病人信息。
- (2) 使用围帘或屏风遮挡,保护病人隐私。
- (3) 移开床头桌,卸掉床头挡板,调节水温(图 13-2-33)。
- (4) 将枕头放于一侧,铺隔水垫巾。
- (5) 护士将病人衣领松开,折向内侧,毛巾置于颈下并固定。
- (6) 调节洗头车高度使其与床同高,协助病人枕于洗头盆中央垫枕上(图 13-2-34)。
- (7) 用棉球塞好双耳,用纱布遮盖双眼。
- (8) 松解头发,用 43~45℃温水充分湿润病人头发。
- (9) 取适量洗发液于掌心,后均匀涂抹在患者头发上,方向由发际至脑后,反复揉搓,同时用指腹轻轻按摩头皮(图 13-2-35)。
- (10) 将病人的头发用清水冲洗干净。

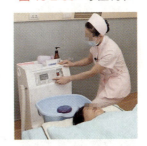

图 13-2-34　调节洗头车高度

擦干头发
- (1) 嘱病人抬头,取下纱布和棉球,解下颈部毛巾。
- (2) 先擦净病人眼、耳部,再擦干头发。
- (3) 撤去洗发用物。
- (4) 协助病人用电吹风吹干头发和梳理头发。可自行梳头者,鼓励病人自行梳头,可以锻炼病人上肢的肌肉力量(图 13-2-36)。

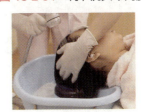

图 13-2-35　洗头

整理、记录
- (1) 整理用物,脱手套,将枕头移回床头中央,协助病人取舒适卧位,整理床单位。
- (2) 分类处理用物。
- (3) 记录并签全名。

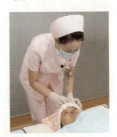

图 13-2-36　吹干头发

Note:

【护理评价】

1. 病人自理能力有所改善。
2. 病人舒适度有所提高。

【实训拓展】

1. **介绍一种实用型开关控制出水式床上洗头装置** 该装置由挂袋和洗头盆两部分组成。挂袋上设有挂袋孔、相互独立的左右容腔（左容腔容积约 100mL，右容腔容积约 2 500mL，左容腔容积比右容腔小），左容腔和右容腔底部分别设有短管，短管末端相连，呈 Y 形，短管上有能够打开或者关闭水流的开关，两条短管相连部位末端连接可拆卸的花洒，花洒软管上有流量调节器。洗头盆上有颈枕和头枕。洗头时，往左容腔中注入洗发水和清水的混合溶液，往右容腔注入清水，将密封好的挂袋吊挂在床沿边上，将病人颈部垫在颈枕上，头垫在头枕上，往头发上淋洗发水和清水的混合溶液，再进行搓洗，搓洗完成后，往头部淋洒清水，将泡沫和污垢冲去即可。

2. **介绍一种卧床老年人专用吹风机** 该装置背部环绕新型蜂窝状的吸风口，智能控温、控速。顶部有开关键、风力控制键、冷风键和加热键，附有蓝灯、红灯及加、减号指示牌，内侧有 180° 环形、细长状出风口，内含可充电电池，侧面设 USB 充电口，正面两侧及底部装有橡胶材质防滑垫。其质地轻盈、操作简单，即使是失能老年人也能无须辅助轻松使用。

（金瑞华）

第三节　阿尔茨海默病病人护理

案 例 导 入

病人，男性，72 岁。主诉记忆力减退 3 年，加重 3 个月，来医院就诊。经家属回忆，病人曾于 3 年前出现性格改变，无故与家人吵架，表现固执，不听劝说。

体格检查：T 37.1℃，P 78 次/min，R 16 次/min，BP 145/80mmHg；心、肺、腹部未见明显异常，意识清醒，语言表达可，定向力、计算、回忆能力、视空间觉和执行能力明显减退。脑 CT 检查未见异常。四肢肌力 5 级，肌张力正常，四肢反射（++），病理征未引出，感觉检查及共济运动检查正常，脑膜刺激征阴性。血、尿常规、生化检查均正常。

既往史：3 年前起，病人老伴儿发现其经常重复问一些问题并总在找东西，经常忘记钱放在哪里，有时觉得他人欠了自己的钱；睡眠较差，饮食不规律；曾于外院诊断为"记忆障碍""老年性精神障碍""焦虑"，使用过多奈哌齐、舍曲林、舒必利、阿普唑仑等药物治疗，病人症状未见明显好转。语言理解能力减退及语速减慢，经常把儿媳和女儿混淆。

诊断：阿尔茨海默病（AD）。

➕ 实训一

情 境 一

近日，病人进行性记忆力障碍、定向力、视空间觉和执行能力减退，睡眠差，饮食不规律，前期药物治疗效果差，家属感到负担重，为进一步诊治入院，进行系统评估及治疗。

Note:

【护理评估】

1. **健康史**　曾有记忆障碍、老年性精神障碍及焦虑病史。睡眠较差,饮食不规律;语言理解能力下降及语速减慢。
2. **身体状况**　四肢肌力5级,肌张力正常;血、尿常规、生化检查均正常;脑神经检查未见异常。
3. **心理-社会状况**　性格改变,无故与家人吵架,表现固执,不听劝说;家属感到负担重,积极寻求治疗。

【主要护理诊断】

1. **睡眠剥夺**　与认知功能障碍、定向力改变有关。
2. **有照顾者角色紧张的危险**　与病人病程和家属照料知识缺乏、身心疲惫有关。

【护理目标】

1. 病人住院期间睡眠改善。
2. 照顾者不发生角色紧张的情况。

【护理措施】

1. **综合评估**　对病人躯体功能状态、精神心理状态进行客观地综合评估(实施详见老年人功能状态、精神心理状态综合评估操作流程)。
2. **改善睡眠**　创造良好的睡眠环境;协助病人入睡,给予其轻声安慰。
3. **日常生活护理**　注意病人饮食安全,监督其规律进食;协助病人穿衣及个人卫生处置。
4. **防走失**　住院期间需有家人陪护,家人有事离开时,须与医务人员联系,尽量减少病人单独行动,为病人佩戴腕带,便于核对病人身份信息。必要时为病人佩戴黄色手环(AD病人的标识,内有家人填写的有关信息)标识,或携带身份证明,家属联系方式,以防走失。
5. **健康教育**　鼓励家属多陪伴病人,多与病人进行沟通交流,沟通时应放慢语速,采用简单、直接的语言。沟通过程中病人出现过激情绪时,应立即停止,避免与病人发生争执;鼓励家属与病人一起面对疾病,指导其调节情绪的技巧、合理休息;指导家属学习和掌握必要的知识和照顾技能。

老年人功能状态、精神心理状态综合评估操作流程

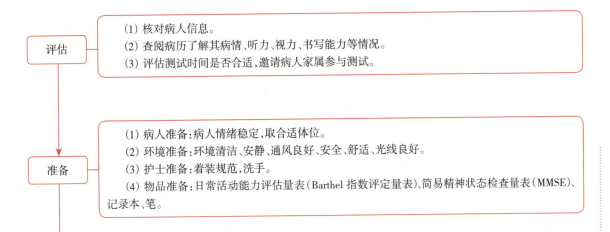

评估
(1) 核对病人信息。
(2) 查阅病历了解其病情、听力、视力、书写能力等情况。
(3) 评估测试时间是否合适,邀请病人家属参与测试。

准备
(1) 病人准备:病人情绪稳定,取合适体位。
(2) 环境准备:环境清洁、安静、通风良好、安全、舒适、光线良好。
(3) 护士准备:着装规范,洗手。
(4) 物品准备:日常活动能力评估量表(Barthel指数评定量表)、简易精神状态检查量表(MMSE)、记录本、笔。

综合测评

（1）解释测评的目的，量表填写方式及注意事项，取得病人及家属的配合。

（2）评估病人功能状态：按照 Barthel 指数评定量表（图 13-3-1）对病人进食、床椅转移、修饰、上厕所、洗澡、行走（平地 45cm）、上下楼梯、穿脱衣服、大便控制、小便控制等 10 项内容进行日常活动能力测评，并记录得分。Barthel 指数评定量表得分 0~20 分记为"极严重功能障碍"，20~45 分记为"严重功能障碍"，50~70 分记为"中度功能障碍"，75~95 分记为"轻度功能障碍"，100 分记为"日常生活活动自理"。

（3）评估病人精神心理状态：依据 MMSE 评估病人的定向力、记忆力、注意力和计算力、回忆能力、语言能力五个方面的认知功能，并记录得分。MMSE 总分在 27~30 分为正常，<27 分为认知障碍，其中，痴呆严重程度得分等级为：≥21 分为轻度，10~20 分为中度，≤10 分为重度。

（4）测评时以病人为主要测评对象（图 13-3-2），在评估一些不便完成或较难控制的动作时，可询问家属。

（5）对病人的测评，不限制时间。

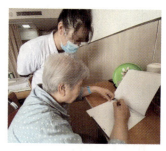

图 13-3-1　Barthel 指数评定量表

图 13-3-2　病人测评场景

整理

（1）评估结束，协助整理病人床单位，致谢病人及家属。

（2）洗手，记录评估结果，根据结果判断病人日常活动能力和认知功能障碍严重程度。

【护理评价】

1. 病人睡眠改善。
2. 照顾者未发生角色紧张的情况。

【实训拓展】

1. **预防 AD 的生活方式指导**　生活方式因素是影响 AD 患病风险的重要因素之一，因此，调整生活方式可在一定程度上预防 AD 的发生。《阿尔茨海默病循证预防》作为首个 AD 循证预防指南，强烈建议 65 岁以下人群应保持或减轻体重，通过合理、均衡地体育锻炼、热量摄入及正规行为计划以期使体重指数达到并保持在 18.5~24.9kg/m² 范围内，而 65 岁以上人群不宜太瘦，若出现体重减轻的趋势，则应密切监测其认知功能状态，并坚持定期体育锻炼；鼓励老年人多从事认知活动，如阅读、下棋等刺激性脑力活动；指导老年人不要吸烟，同时也要避免接触环境中的烟草烟雾；对于吸烟人群应向其提供咨询服务、尼古丁替代治疗及其他药物治疗来配合行为计划或正规戒烟计划。65 岁以下人群应保持健康的生活方式、保持良好的心理健康状态，避免罹患高血压、糖尿病等，避免造成认知功能减退。此外，保证充足、良好的睡眠也是预防 AD 的关键，当老年人出现睡眠障碍时要咨询医生或及时治疗。

2. **老年人综合评估常用测量工具**　老年综合评估是指采用多学科方法评估老年人的躯体情况、功能状态、心理健康和社会环境状况等，并据此制订以维持及改善老年人健康和功能状态为目的的治疗计划，最大限度地提高老年人的生活质量。老年综合评估是现代老年医学的核心技术之一，是筛查老年综合征的有效手段。专家建议综合医院或老年病专科医院应开展全面、详细的老年综合评估工作，从老年人一般情况、躯体功能状态评估（日常生活活动能力、平衡能力和步态、跌倒风险等评估）、营养状态，精神心理状态（认知功能、谵妄、焦虑、抑郁等评估），衰弱评估，肌少症评估，疼痛评估，共病状态评估，多重用药评估，睡眠障碍评估，视力、听力障碍，口腔问题评估，尿失禁评估，压力性损伤评

Note:

估,社会支持评估以及居家环境评估等方面全面评估(常用评估量表工具见表 13-3-1)。

表 13-3-1　老年综合评估常用测量工具

综合评估方面	评估内容	常用工具
躯体功能状态	日常生活活动(ADL)评估: 　基本日常生活活动(BADL) 　工具性日常生活活动(IADL)	Barthel 指数评定量表 Katz 日常生活功能指数 Pfeffer 功能活动调查表 SPICES 量表 PULSES 量表 Lawton IADL 指数量表
	平衡和步态评估	起立 - 行走计时测试法 Tinetti 平衡与步态量表 老年人平衡能力测试
	跌倒风险评估	Morse 跌倒评估量表
营养状态	老年人营养状况	营养风险筛查 简易营养评价法 微型营养评定
精神、心理状态	认知功能障碍评估	简易精神状态检查(MMSE) 简易智力状态评估量表
	谵妄评估	意识状态评估法
	焦虑评估	汉密尔顿焦虑量表 状态 - 特质焦虑量表
	抑郁评估	汉密尔顿抑郁量表 抑郁自评量表 90 项症状自评量表 老年抑郁量表
衰弱	衰弱评估	Fried 衰弱表型量表(FP) 衰弱量表(FRAIL) FRAIL-NH 量表 共享型衰弱筛查工具(SHARE-FI) 衰弱指数(FI) 蒂尔堡衰弱指标量表(TFI) 格列宁根衰弱指标量表(GFI) 衰弱综合评估工具(CFAI)
肌少症	肌力评估 肌功能评估	双能 X 射线吸收法(DXA) 生物电阻抗分析 等速肌力评定 手持测力计(HHD)
疼痛	疼痛评估	视觉模拟评分法(VAS) 数字分级评分法(NRS)
共病状态评估	各系统疾病类型和级别评估	老年累积疾病评估量表
多重用药	多重用药诊断 潜在不当用药	老年人潜在不恰当用药 Beers 标准 中国老年人潜在不适当用药目录
睡眠障碍	睡眠障碍	匹兹堡睡眠质量指数量表 阿森斯失眠量表
视力障碍	视觉功能	斯内伦视力表 简便筛查法(询问病史、阅读文字等)

Note:

续表

综合评估方面	评估内容	常用工具
听力障碍	听觉功能	简易方法(于受试者后方 15cm 用气嗓音说出几个字,以受试者复述情况判定)
口腔问题	牙齿脱落、义齿等情况	专业口腔检查
尿失禁	尿失禁评估	国际尿失禁咨询委员会问卷(ICIQ)
压疮 / 压力性损伤	局部皮肤或黏膜组织情况温度觉	Braden 量表 皮肤情况评估(指压变白反应,局部温度觉、水肿和硬结、局部疼痛情况等)
社会支持	社会支持评估	社会支持评定量表
居家环境	居家环境评估	居家环境评估量表

🏥 实训二

情　境　二

　　入院当日,病人意识清醒,自行下床如厕,因失去平衡险些跌倒,家属在场及时搀扶,未发生跌倒。后家属报告,病人有高血压病史,入院前曾经有过一次跌倒,但未发生严重不良后果。

【护理评估】

1. **健康史**　有跌倒史;有高血压病史。
2. **身体状况**　意识清醒,四肢肌力 5 级,肌张力正常。
3. **心理 - 社会状况**　病人认知功能障碍、定向力、视空间能力减退,存在距离与深度知觉障碍。

【主要护理诊断 / 问题】

1. **有受伤的危险**　与跌倒 / 坠床有关。
2. **知识缺乏**:缺乏预防跌倒 / 坠床的知识。

【护理目标】

1. 病人住院期间不发生跌倒 / 坠床。
2. 病人和 / 或家属能够掌握预防跌倒 / 坠床的知识。

【护理措施】

1. 预防跌倒 / 坠床

（1）跌倒 / 坠床风险评估:协助病人进行跌倒 / 坠床风险评估,采用 Morse 跌倒危险因素评估表评估(表 13-3-2)。将跌倒 / 坠床危险因素告知病人及其家属,做好防跌倒 / 坠床相关知识宣教。

（2）悬挂警示标识:床头悬挂"防跌倒 / 坠床"警示标识,引起医务人员、病人及家属的重视(详见老年人预防跌倒 / 坠床的操作流程)。

（3）日常生活指导:指导病人穿合适的衣裤和防滑鞋;避免睡前饮水过多以致夜间如厕次数增加,必要时考虑设置床旁坐便器。

（4）起床方式指导:教会病人及家属"三步"起床法,第一步,平卧 3min,完全清醒后再坐起;第二步,半卧 3min,双眼正视前方或者头颈稍做转动,持续 2~3min,再将双脚移动至床沿,睁眼静坐 3min;

第三步,床边静坐 3min,缓慢起床站立,行走时尽量有专人陪护。

(5) 确保环境安全:保证病室光线充足,照明开关易触及,夜间开地灯;保证地面清洁、干燥、防滑;指导病人及家属熟悉病室环境,能正确使用呼叫器;合理摆放家具和生活必需品,方便病人取放;必要时升起病床两侧床挡;调节床面高度,并使病床处于制动状态。

2. 高血压护理　指导病人严格遵医嘱按时、按量服药;遵医嘱定时为病人测血压;指导病人合理服用降压药,服药后注意卧床休息,加强用药后观察,预防药物作用导致的跌倒 / 坠床。

3. 健康教育　指导病人及家属认识高血压等可能导致跌倒 / 坠床的危险因素及防范的重要性,增强病人及家属跌倒 / 坠床防范意识;指导病人配合定期进行跌倒 / 坠床的风险评估,以便及时发现跌倒 / 坠床的危险因素;建议在专业理疗师指导下进行肌力训练,如缓慢上下台阶训练、路障训练等,以有效预防跌倒的发生。

老年人预防跌倒 / 坠床的操作流程

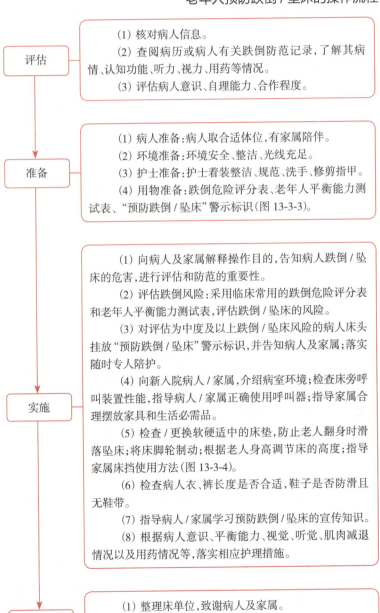

| 评估 | (1) 核对病人信息。
(2) 查阅病历或病人有关跌倒防范记录,了解其病情、认知功能、听力、视力、用药等情况。
(3) 评估病人意识、自理能力、合作程度。 |

| 准备 | (1) 病人准备:病人取合适体位,有家属陪伴。
(2) 环境准备:环境安全、整洁、光线充足。
(3) 护士准备:护士着装整洁、规范、洗手、修剪指甲。
(4) 用物准备:跌倒危险评分表、老年人平衡能力测试表、"预防跌倒 / 坠床"警示标识(图 13-3-3)。 |

| 实施 | (1) 向病人及家属解释操作目的,告知病人跌倒 / 坠床的危害,进行评估和防范的重要性。
(2) 评估跌倒风险:采用临床常用的跌倒危险评分表和老年人平衡能力测试表,评估跌倒 / 坠床的风险。
(3) 对评估为中度及以上跌倒 / 坠床风险的病人床头挂放"预防跌倒 / 坠床"警示标识,并告知病人及家属;落实随时专人陪护。
(4) 向新入院病人 / 家属,介绍病室环境;检查床旁呼叫装置性能,指导病人 / 家属正确使用呼叫器;指导家属合理摆放家具和生活必需品。
(5) 检查 / 更换软硬适中的床垫,防止老人翻身时滑落坠床;将床脚轮制动;根据老人身高调节床的高度;指导家属床挡使用方法(图 13-3-4)。
(6) 检查病人衣、裤长度是否合适,鞋子是否防滑且无鞋带。
(7) 指导病人 / 家属学习预防跌倒 / 坠床的宣传知识。
(8) 根据病人意识、平衡能力、视觉、听觉、肌肉减退情况以及用药情况等,落实相应护理措施。 |

| 整理、记录 | (1) 整理床单位,致谢病人及家属。
(2) 洗手,记录评估结果、采取的措施、指导的内容。
(3) 做好交接班记录。 |

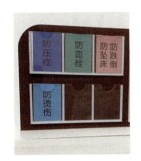

图 13-3-3　"预防跌倒 / 坠床"警示标识

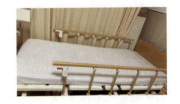

图 13-3-4　床挡

Note:

表 13-3-2　Morse 跌倒评估量表（MFS）

项目	评分标准		MFS 分值
近 3 个月有无跌倒	无：0	有：25	
多于 1 个疾病诊断	无：0	有：15	
接受药物治疗	否：0	有：20	
步行需要帮助	否：0		
	拐杖、助步器、手杖：15		
	轮椅、平车：0		
步态 / 移动	正常、卧床不能移动：0		
	虚弱：10		
	严重虚弱：20		
精神状态	有自主行为能力：0		
	无自控能力：15		
总分			
危险程度判断	MFS 分值	措施	
零危险	0~24	一般措施	
低度危险	24~45	标准防止跌倒措施	
高度危险	>45	高危防止跌倒措施	

【护理评价】

1. 病人住院期间未发生跌倒 / 坠床。
2. 病人和 / 或家属掌握了预防跌倒 / 坠床的有关知识。

【实训拓展】

1. 住院病人跌倒的紧急处理方法

（1）他人急救：家属发现病人跌倒后，原则上不轻易搬动，须紧急呼叫医务人员前来处置；医务人员到达后须快速判断跌倒的原因、身体着地的部位、意识状态、瞳孔，测量生命体征，检查有无受伤、受伤部位及严重程度，尤其注意有无颅脑损伤、骨折、内出血等。

对于意识不清者，医生初步评估后，采取外科止血、包扎处理；有呕吐者，将其头偏向一侧，并清理呕吐物及口、鼻分泌物，保证呼吸道通畅；如呼吸、心跳停止，应立即实施心肺复苏（CPR）；如需搬动，应保证病情平稳，根据受伤情况采取合适的搬运体位。

对于意识清醒者，询问跌倒情况及跌倒过程，据此判断是否为晕厥或脑血管意外，以便采取紧急处理措施；若病人有剧烈头痛或口角歪斜、言语不利、手脚无力等提示脑卒中危险的症状时，应避免立即扶起病人，以免加重其脑出血或脑缺血；若有外伤、出血，应立即予以止血、包扎；查看有无肢体疼痛、畸形、关节异常、肢体位置异常等提示骨折的情形，在医生指导下转运病人做进一步处理；询问病人有无腰、背部疼痛，双腿活动或感觉异常及大小便失禁等腰椎损害问题，采取正确的搬运方式转运病人并做相应处置；若排除上述问题，老年人试图自行站起，可协助老人缓慢起立，移至床上休息并观察，确认病人安全后方可离开。

（2）自我急救：以背部着地跌倒为例，病人跌倒后应弯曲双腿，休息片刻后，尽力使自己向椅子或支撑物方向翻转身体，使自己变成俯卧位；双手支撑地面，抬起臀部，弯曲膝关节，然后尽力使自己面向椅子或支撑物跪立,双手扶住椅面或支撑物,以此为支撑站立起来;休息片刻,部分恢复体力后,使用呼叫器呼叫医务人员,报告自己跌倒。

2. **老年人跌倒风险评估的工具及内容**　采用跌倒风险评估工具进行有效评估和跌倒预见性判断是目前最普遍的风险评估方法。目前国内跌倒风险评估工具大致分为四类(表13-3-3):以测量平衡功能为主的量表、以测量体能为主的量表、以测量跌倒自我效能为主的量表和以跌倒风险综合评估为主的量表。

表 13-3-3　常用跌倒风险评估工具及适应人群和场景

评估分类	工具名称	评估内容或目的
以测量平衡功能为主的量表	Berg 平衡量表(Berg Balance Scale,BBS)	侧重评估平衡和移动功能
	多方向伸展测试(Multi-Directional Reach Test,MDRT)	用于评估前、后、左、右 4 个方向的稳定性
	动态步态指数(the Dynamic Gait Index,DGI)	用于评估受测者调整步态的能力
	改良的步态异常等级量表(Modified Gait Abnormality Rating Scale,GARS-M)	用于评价步态和预测社区老年人跌倒风险
	功能性伸展测试(Functional Reach Test)	用于测试体位控制与静态平衡功能
	单腿平衡测试(One-Leg Balance Test)	评估受测者能否在没有帮助的情况下,分别在睁眼和闭眼时单腿站立并保持平衡持续 5s
	Tinetti 平衡与步态量表(Tinetti Gait and Balance Test)	评估受测者的步态和平衡来预测跌倒的风险性
	Tetrax 跌倒指数测定	采用 Tetrax 平衡测试系统测得并由系统自动计算得出数值
以测量体能为主的量表	Barthel 指数	用于评估日常生活活动能力
	身体能力测试(Physical Performance Test,PPT)	对受测者躯体多方面功能直接测评
以测量跌倒自我效能为主的量表	跌倒效能量表(Fall Efficacy Scale,FES)	以室内活动为测评内容,评估跌倒效能或无跌倒情况下执行日常活动的信心
	国际跌倒效能感量表(Fall Efficacy Scale-International,FES-I)	对社会活动相关且需要更强平衡能力的户外活动方面进行测评,评估人群害怕跌倒的情况
以跌倒风险综合评估为主的量表	Morse 跌倒量表(Morse Fall Scale,MFS)	对跌倒史、其他疾病诊断、使用行走辅助用具、静脉输液或使用肝素钠的情况、步态、认知状态等 6 个方面进行评估,广泛运用于医疗机构的住院病人
	跌倒危险评估表(Falls Risk Assessment Tool,FRAT)	对年龄、跌倒史、平衡能力、精神状态、营养及睡眠、视力、表达能力、药物治疗、慢性病和尿失禁等 10 个方面评估
	美国约翰霍普金斯跌倒风险评估量表(The Johns Hopkins Fall Risk Assessment Tool,JHFRAT)	对医疗机构的住院病人进行跌倒风险评估,简单实用,但不适用养老机构和社区老年人的跌倒风险评估
	社区老年人跌倒危险评估工具(Falls Risk for Older People in the Community Screening Tool,FROP-Com)	主要应用于社区老年人跌倒危险的评估

(李玉丽)

Note:

思政小课堂

"只有临床没有家"——百岁军医牟善初

牟善初教授(1917年9月—2017年8月),是我国老年医学的奠基人之一,著名内科学及老年医学专家,中国医用超声波早期应用的倡导者,中国血吸虫病防治工作的开拓者之一。20世纪70年代,牟善初教授率先创建了全军第一个老年医学研究所,在复杂心血管疾病诊治、严重肺部感染的抗生素应用、老年多器官功能衰竭救治等方面都有很深的造诣。

牟老前辈治学严谨,谦虚谨慎,淡泊名利,默默奉献,是一位经验丰富的临床医学专家。耄耋之年的他还在为医疗保健工作不停地奔波操劳,在医疗一线辛勤地工作,参加抢救、会诊、查房、开展课题研究,为素不相识的病人诊治疾病。他说:"人贵有志,奋力前行。不畏艰险,莫相攀比。一心报国,服务为民。"牟善初教授是医林参天树,却说自己离不开病人:"我与病人就像大树对泥土的情谊。"牟老前辈坚守初心,时刻践行"有时,去治愈;常常,去帮助;总是,去安慰"的医学理念。

【启示】

1. 孜孜不倦,一生求知 学习,贯穿着牟老前辈的一生。他的办公室里有两样东西最显眼,桌面上翻旧了的医学词典和满满三书柜的图书。他女儿说:"父亲对吃、穿都没什么要求,就只是买书,中、外文的都有。"90多岁研读医学杂志,为的是了解医疗前沿成果。医学知识与技能地不断进步与更新要求我们始终走在学习的路上。护理学作为医学领域中的一门独立的学科,其发展经历了"以疾病为中心"到"以病人为中心"再到"以人的健康为中心"三个阶段,需要护理人员的思想观念及时转变和更新。因此,护理人员不仅要牢牢掌握基本护理技能,还要不断探索护理前沿知识,持续提高护理质量,更好地适应新形势下医疗事业的发展。

2. 躬身临床,视患如亲 "只有临床没有家"的牟善初教授把时间都给了病人,耄耋之年依旧在医疗一线辛勤地工作。脚穿布鞋,巡诊查房悄然无声;听诊器在手里焐热,再轻轻放到病人胸前;碰到身体虚弱说话无力的病人,他躬下身子,把耳朵贴近病人细心倾听……成大医者,必有大爱,无数个日夜的陪伴与守护,践行了"医者仁心,仁术爱人"的职业使命。作为护理工作者,应该以病人为中心,急病人之所急,想病人之所想,视病人的生命和减轻其痛苦的使命高于一切。将爱心、耐心、细心、同情心贯穿到护理工作中,树立优质护理服务理念,改变以往"自己实施什么护理,病人就接受什么护理",转变为"病人需要什么,我就护理什么"。充分了解病人的心理,掌握病人的动态需求,为每一位病人提供个性化服务,让病人及家属感受到被重视、被关爱。

3. 默默奉献,服务人民 百岁老军医牟善初教授在回忆文章《暮年忆旧》里谈到:"治病救人不是索取,更不是交易,知识和技能是人民培养的,解除病人的痛苦是我应尽的责任。"牟老前辈无私奉献的精神始终影响着一代又一代的医护工作者们。护士的使命是保障人民健康、预防疾病、护理病人、恢复病人健康、救死扶伤,全心全意为病人解除痛苦。因此,需要不断地学习新的医学知识,不断改进和提高护理质量,为病人提供更好的医疗护理服务。发扬医者救死扶伤、身先士卒的大无畏精神和无私奉献的精神,为"健康中国"贡献自己的光和热。

(金瑞华)

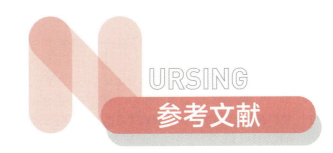

[1] 汪海燕,曹艳佩,郭志勇,等.国际腹膜透析协会腹膜透析相关指南对腹膜透析护理工作的启示[J].中国血液净化杂志,2021,20(6):398-400,404.

[2] 中国医师协会肾脏内科医师分会,中国中西医结合学会肾脏疾病专业委员会,国家肾病专业医疗质量管理与控制中心.自动化腹膜透析中国专家共识[J].中华医学杂志,2021,101(6):388-399.

[3] 倪兆慧,周懿君,陆任华,等.居家血液透析治疗中国终末期肾病病人的初步临床研究[J].中国血液净化杂志,2021,20(4):224-228.

[4] 儿童静脉输液治疗临床实践循证指南工作组.儿童静脉输液治疗临床实践循证指南[J].中国循证儿科杂志,2021,16(1):1-42.

[5] 黄健.2019版中国泌尿外科和男科疾病诊断治疗指南[M].北京:科学出版社,2020.

[6] 中华医学会肾脏病学分会专家组.中国慢性肾脏病病人血钾管理实践专家共识[J].中华肾脏病杂志,2020,36(10):781-792.

[7] 马铮铮,钮美娥.经尿道前列腺电切术后持续膀胱冲洗的研究进展[J].护理学杂志,2020,35(6):98-100.

[8] 赵林芳,胡红杰.静脉输液港的植入与管理[M].北京:人民卫生出版社,2020.

[9] 黄金.老年护理学[M].3版.北京:人民卫生出版社,2020.

[10] 史博慧,吕爱莉,王恋,等.乳腺癌术后上肢淋巴水肿预防策略的证据总结[J].护理学报,2020,27(22):32-38.

[11] 李尊柱,孙红,崔文博,等.新型冠状病毒肺炎重症、危重症病人院内转运专家共识[J].协和医学杂志,2020,11(6):676-681.

[12] 中国研究型医院学会神经再生与修复专业委员会心脏重症脑保护学组,中国研究型医院学会神经再生与修复专业委员会神经重症护理与康复学组.亚低温脑保护中国专家共识[J].中华危重病急救医学杂志,2020,32(4):385-391.

[13] 张琳琪,李杨,宋楠,等.婴幼儿尿布性皮炎护理实践专家共识[J].中华护理杂志,2020,55(8):1-6.

[14] 陈晓丹,章立新.老年人跌倒风险评估的研究进展[J].全科护理,2020,18(27):3619-3623.

[15] 蒋红,高秋韵,顾妙娟.临床护理技术操作规范[M].2版.上海:上海复旦大学出版社,2012.

[16] 李冠琼,陆清华.不同体位食醋保留灌肠对肝性脑病的效果影响[J].现代医药卫生杂志,2019,35(5):671-673.

[17] 中国抗癌协会乳腺癌专业委员会.中国抗癌协会乳腺癌诊治指南与规范(2019年版)[J].中国癌症杂志,2019,29(8):609-680.

[18] 陈孝平.外科学[M].9版.北京:人民卫生出版社,2018.

[19] 向晶,马志芳.血液透析专科护理操作指南[M].北京:人民卫生出版社,2014.

[20] 蔡虻,高凤莉.导管相关感染防控最佳护理实践专家共识[M].北京:人民卫生出版社,2018.

[21] 姚洁,王欣,姚远,等.临床用血闭环式管理模式的建立与运行实效[J].中国输血杂志,2018,31(2):208-

211.

[22] 中华护理学会护理管理专业委员会.针刺伤防护的护理专家共识[J].中华护理杂志,2018,53(12):1434-
1438.

[23] 李春霞,温梦玲,岳利群,等.气管切开病人切口保护护理循证实践[J].循证护理,2018,4(11):1012-1015.

[24] 米文杰,陈迹,李林.静脉用药集中调配基础操作指南[M].北京:人民卫生出版社,2017.

[25] 中华医学会老年医学分会肾病学组国家老年疾病临床医学研究中心.老年人慢性肾脏病诊治中国专家共
识(2018)[J].中华老年医学杂志,2018,7:725-731.

[26] 谢幸,孔北华,段涛.妇产科学[M].9版.北京:人民卫生出版社,2018.

[27] 尤黎明,吴瑛.内科护理学[M].6版.北京:人民卫生出版社,2017.

[28] 李乐之,路潜.外科护理学[M].6版.北京:人民卫生出版社,2017.

[29] 李小寒,尚少梅.基础护理学[M].6版.北京:人民卫生出版社,2017.

[30] 安力彬,陆虹.妇产科护理学[M].6版.北京:人民卫生出版社,2017.

[31] 中华医学会神经病学分会,中华医学会神经病学分会神经康复学组,中华医学会神经病学分会脑血管病学
组.中国脑卒中早期康复治疗指南[J].中华神经科杂志,2017,50(6):405-412.

[32] 崔焱,仰曙芬.儿科护理学[M].6版.北京:人民卫生出版社,2017.

[33] 陈旭娇,严静,王建业,等.中国老年综合评估技术应用专家共识[J].中华老年病研究电子杂志,2017,4(2):
1-6.

[34] 林惠凤.实用血液净化护理[M].2版.上海:上海科学技术出版社,2016.

[35] 美国静脉输液护理学会.输液治疗实践标准(2016年修订版)[J].输液治疗护理杂志,2016,39(1s):s1-
s122.

[36] 宿英英,黄旭升,潘速跃,等.神经重症低温治疗中国专家共识[J].中华神经科杂志,2015,48(6):453-458.

[37] 王兰,曹立云.肾脏内科护理工作指南[M].北京:人民卫生出版社,2015.

[38] 王爱平.现代临床护理学[M].北京:人民卫生出版社,2015.

[39] 胡明明,沈小芳,顾平,等.外周静脉中等长度导管的临床应用研究现状[J].护理研究杂志,2015,29(31):
3845-3848.

[40] 章稼,王晓臣.运动治疗技术[M].2版.北京:人民卫生出版社,2014.

[41] 尚红.全国临床检验操作规程[M].4版.北京:人民卫生出版社,2014.

[42] 陈香美.实用腹膜透析操作教程[M].北京:人民军医出版社,2013.

[43] 葛均波,徐永健.内科学[M].8版.北京:人民卫生出版社,2013.

[44] HODGKIN J E,CELLI B R,CONNORS G L.肺康复:成功指南[M].4版.袁月华,解立新,葛慧青,等译.北京:
人民卫生出版社,2019.

[45] 袁野."万婴之母"林巧稚[J].今日科苑,2016,11:27-38.